MELANIE WENZEL

NATUR-HEILMITTEL

SELBST GEMACHT

DAS GOLDENE VON GU

HEILPFLANZENREZEPTE AUS DER NATURAPOTHEKE

THEORIE

Selbst ist der Arzt 4
Hilfe aus der Natur 5
Nur die beste Qualität 5
Nachhaltig und preiswert 6
Fürsorge fördert die Gesundheit 6
Was man sonst so braucht 7

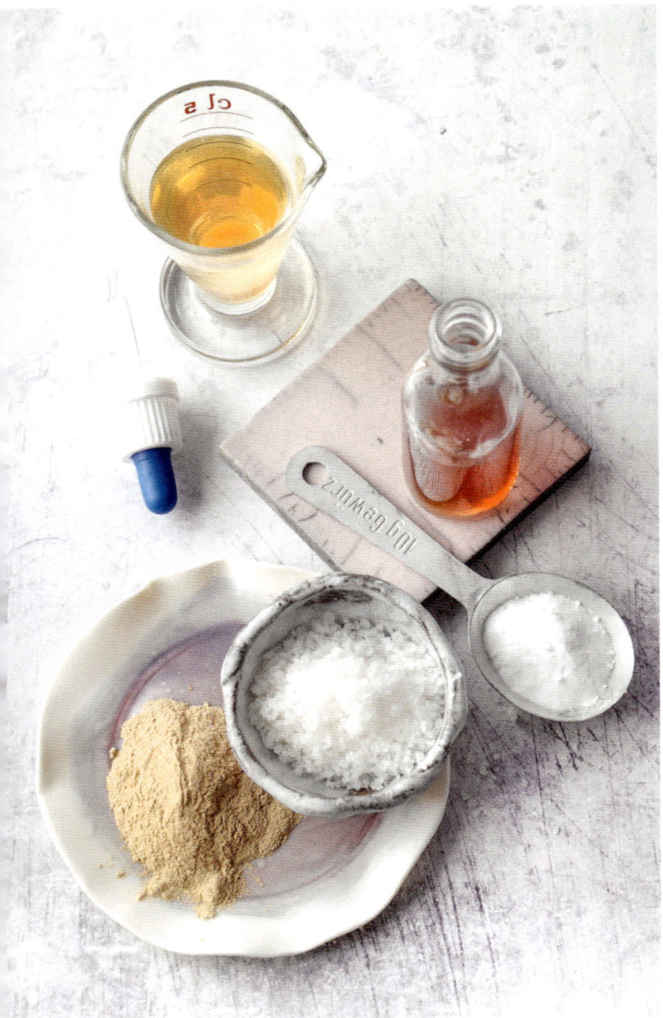

PRAXIS

ERKÄLTUNGSKRANKHEITEN 11

Schluss mit Schnupfen und Co. 12
Salz – ein tolles Anti-Schnupfen-Mittel 13
Kolloidales Silber 14
Achten Sie auf sich 15

Rezepte 16

FRAUEN 51

Speziell für Sie 52
Typisch Frau 53
Wechseljahre 54
Bin ich schlank? 54

Rezepte 56

MÄNNER 71

Extra für ihn 72
Natürliche Aphrodisiaka 72
Andere Männerprobleme 73

Rezepte 74

SCHLECHTE STIMMUNG 85

Was die Laune wieder hebt 86
Für alle »leichten« Fälle 87
Raus aus dem Tief 88

Rezepte 90

KINDER 113

»Zwergen«-Apotheke 114
Kindgerechte Medizin 115
Sanfte Pflege für zarte Kinderhaut 116
Ich bin doch schon groß 116
Kein Appetit? 117

Rezepte 118

HAUT 147

Schutz und Pflege 148
Unterschiedliche Hauttypen 149
Nährstoffe von innen und außen 150

Rezepte 152

SCHWANGERSCHAFT 175

Ein Baby kommt ... 176
Das hat sich bewährt 177
Das Baby ist da! 179

Rezepte 180

MAGEN UND DARM 195

Wenn's im Bauch zwickt 196
Wunderwelt Darm 196
Probleme mit dem Stuhlgang? 197
Magenfreundliche Kost 199

Rezepte 200

SCHMERZEN 219

Das hilft, wenn's wehtut 220

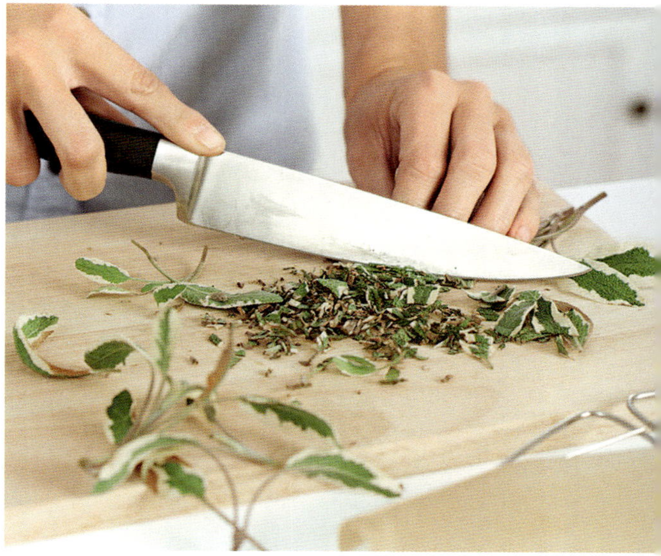

Muskelschmerzen 221
Gelenkschmerzen 222
Schluss mit Kopfweh 223

Rezepte 224

NATURKOSMETIK 245

Natürlicher Glow 246
Schönheit kommt nicht nur von innen 247
Rundum schön 249

Rezepte 250

ANHANG

Bezugsquellen 266
Bücher, die weiterhelfen 267
Impressum 272

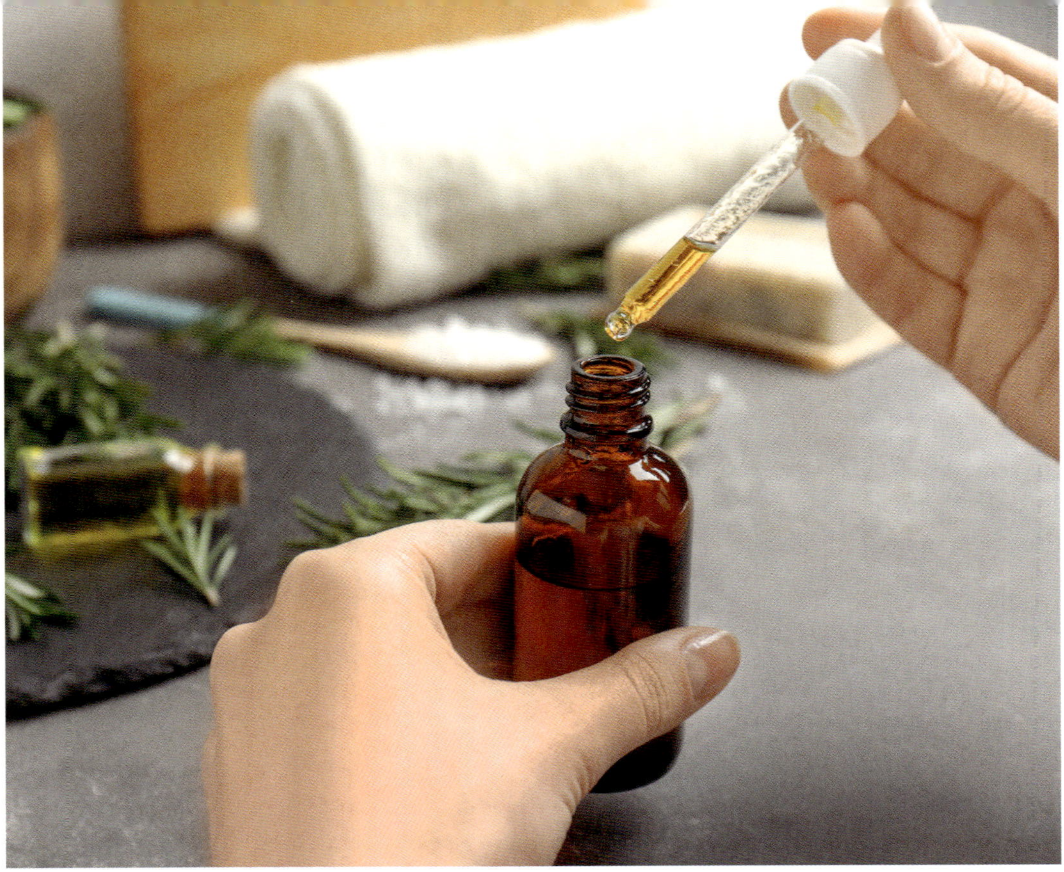

SELBST IST DER ARZT

Dass unser Körper die Kraft besitzt, sich selbst zu helfen, wenn wir krank sind, ist kein esoterischer Humbug, sondern längst wissenschaftlich bewiesen und ärztlich anerkannt. Rund um die Uhr laufen in ihm Prozesse ab, die dafür sorgen, dass es uns möglichst gut geht. Zellen werden repariert oder erneuern sich, körperfremde Eindringlinge wie Viren oder Bakterien werden unschädlich gemacht und Giftstoffe werden ausgeschieden, zum Beispiel über den Urin, den Schweiß und sogar mit jedem einzelnen Atemzug.

Sicher, bei schweren Erkrankungen wie Diabetes, Alzheimer oder Krebs stoßen die Selbstheilungskräfte des Körpers an ihre Grenzen. Doch die meisten Erkrankungen heilen von alleine ab: Wunden schließen sich, Infekte klingen ab … Das bedeutet nicht, dass Sie von nun an nie mehr zum Arzt gehen sollten, wenn Sie sich schlecht fühlen. Und es bedeutet auch nicht das

Ende der Medikamentenmedizin – nicht zuletzt, weil sich mit der richtigen Behandlung die Selbstheilungskräfte des Körpers sehr gut unterstützen lassen. Aber Sie können auch selbst viel dazu beitragen, dass Sie gesund bleiben oder es möglichst schnell wieder werden. Auf ganz besonders sanfte Art können Sie die körpereigenen Abwehr- und Schutzkräfte dabei mit Naturheilmitteln anregen.

HILFE AUS DER NATUR

Bis vor wenigen Jahrzehnten war es völlig normal, sich ganz einfach der Wirkstoffe aus der Natur zu bedienen, um Krankheiten vorzubeugen und ihre Symptome zu lindern. Noch einige unserer Großmütter und Mütter trockneten Kräuter für Tees, rührten Salben, setzten Mazerate und Ölauszüge an oder konservierten die wertvollen Inhaltsstoffe von Heilpflanzen auf andere Art. Heute dagegen greifen die meisten von uns auf fertige Präparate zurück. Dabei würden viele Menschen Beschwerden nach wie vor gerne auf natürliche Art bekämpfen und statt Chemie sanfte Naturheilmittel verwenden. Sie wissen aber leider nicht mehr, wie das geht. Auf den folgenden Seiten erfahren Sie daher, wie Sie die Heilkraft von Pflanzen und anderen natürlichen Substanzen ohne viel Aufwand nutzen und selbst »Arzneimittel« herstellen können. Ab **Seite 11** finden Sie über 150 Rezepte für ganz verschiedene Beschwerdefelder – von Atembeschwerden aufgrund von Erkältungskrankheiten bis hin zu Zahnweh – für jedes Alter und jeden Lebensabschnitt. Bei jeder Rezeptur erfahren Sie dabei Schritt für Schritt, was Sie genau machen müssen. So können Sie auch ohne Vorkenntnisse leicht selbst ein passendes Mittel herstellen.

NUR DIE BESTE QUALITÄT

Viele der Mittel, die Sie in diesem Buch kennenlernen, werden auch im Handel angeboten – in unterschiedlichster Qualität und Ausführung. Einige sind durchaus hervorragende Qualitätserzeugnisse. Und mancher mag denken, dass gekaufte Produkte wegen der gesetzlichen Vorschriften und Kontrollen besser wären. Das stimmt aber so allgemein nicht. Denn wenn Sie sich selbst in die Küche stellen, entscheiden Sie, was in ein Präparat hineinkommt. Wenn Sie beispielsweise die reinsten ätherischen Öle und frischesten Kräuter in Bioqualität verwenden, wissen Sie genau, dass diese Qualität auch im Produkt landet. Sie brauchen nicht »vertrauen«, Sie können »wissen«.
Die für die Rezepte in diesem Buch benötigten Heilpflanzen werden heute zum Teil in großen Kulturen angebaut (wie zum Beispiel Lavendel), andere werden aber auch nach wie vor noch in freier Natur gesammelt wie Holunderblüten. Kräuter aus Wildsammlung sind sogar meist von besonders hoher Qualität. Denn sie können von Menschenhand unberührt reichlich Sonne und somit Energie tanken, ehe sie geerntet werden. Wenn Sie selbst Heilkräuter sammeln wollen, sollten Sie sich jedoch gut in der Pflanzenwelt auskennen.

Manche Heilkräuter können Sie problemlos auch im Garten, auf dem Balkon oder der Fensterbank ziehen und nach der Ernte in Öl oder Alkohol ansetzen oder sie schonend an der frischen Luft oder im Backofen (maximal 80°) trocknen. In einer Dose luftdicht, kühl und lichtgeschützt aufbewahrt lassen sie sich so über den Winter lagern. Allen, die dazu keine Zeit haben oder auf Nummer sicher gehen wollen, können sich Heilkräuter in der Apotheke kaufen. Das europäische Arzneibuch schreibt ganz genau vor, welche Qualitätskriterien eine Pflanze erfüllen und wie hoch der Wirkstoffgehalt sein muss (sogenannte Arzneibuchqualität). Somit ist die bestmögliche Wirkung garantiert.

Sie brauchen für die Rezepturen in diesem Buch übrigens weder medizinische Vorkenntnisse noch viel Zeit oder Unmengen von ungewöhnlichen Zutaten und Hilfsmitteln. Im Gegenteil: Wer sich mit alten Heil- und Hausmitteln beschäftigt, sieht bald, dass es ein paar Zutaten gibt, die immer wieder darin auftauchen. Sie enthalten offensichtlich eine große Zahl an »Gesundstoffen« und können daher gegen sehr viele unterschiedliche Bechwerden helfen. Und diese Mittel sind noch dazu weder selten noch teuer.

NACHHALTIG UND PREISWERT

Nachhaltigkeit ist heute sehr wichtig. Da passt es gut, dass viele Zutaten für die Naturapotheke bio sind. Aber auch, dass sich die meisten gut (und lange) aufbewahren lassen, um sie bei Bedarf schnell anzurühren – im Gegensatz zu Medikamenten, die, mal geöffnet, oft nach wenigen Tagen oder Wochen schon wieder nicht mehr verwendet werden sollen und daher aussortiert werden müssen. Das wenigste lässt sich, wie zum Beispiel Hals- oder Kopfschmerztabletten, einfach bis zum nächsten Mal aufheben und dann wiederverwenden. Werfen Sie ruhig einmal einen Blick in Ihr Arzneischränkchen: Wetten, dass Sie dort zig Tuben, Fläschchen und Schachteln finden, deren Inhalt längst abgelaufen ist und die Sie gleich entsorgen können? Im Prinzip wandert so bares Geld in die Abfalltonne.

FÜRSORGE FÖRDERT DIE GESUNDHEIT

Wenn Sie Kinder haben, wissen Sie vermutlich, dass liebevolle Zuwendung im Krankheitsfall mindestens genauso wichtig ist wie Medikamente. Das gilt nicht nur fürs Rückenkraulen, Vorlesen oder Geschichtenerzählen, sondern auch für die Zeit, die man sich nimmt, um beispielsweise einen Umschlag anzulegen, die Brust einzureiben oder gemeinsam eine Dampfinhalation zu machen. Der kleine Patient fühlt sich dadurch mit seinen Sorgen wahrgenommen und geliebt – und das hilft beim Wieder-Gesundwerden fast genauso viel wie Medizin.

Als Erwachsene vergessen wir leider oft, dass dies nicht nur für den Nachwuchs, sondern auch für uns selbst gilt. Dabei befriedigt es ungemein, wenn man selbst et-

was dazu beigetragen hat, gesund zu werden. Das gibt ein gutes Gefühl und diese positive Einstellung hilft uns dabei, mehr auf die Signale unseres Körpers zu achten, uns selbst immer besser kennenzulernen und gut für uns zu sorgen.
Das wiederum hat auf lange Sicht Auswirkung auf die Gesundheit, weil man sich diese Feinfühligkeit auch nach der Genesung bewahrt und schneller einen Gang runterschaltet, wenn man merkt, dass es dem Körper (mal wieder) zu viel wird. Mit mehr Schlaf, einer Extraportion Obst und Gemüse, ausreichend Bewegung an der frischen Luft und der ein oder anderen Tasse heißem Kräutertee lässt sich dann tatsächlich so manche Krankheit umgehen. Vorsorge ist eben immer noch die beste Medizin!

WAS MAN SONST SO BRAUCHT

Die Rezepte in diesem Buch sind alle superschnell gemacht. Das meiste wird zudem gleich verbraucht, sodass Sie sich keine großen Gedanken machen müssen, wie und worin Sie die Reste aufheben.
Manchmal lohnt es sich aber durchaus mal, gleich ein bisschen mehr anzurühren, so wie zum Beispiel beim Anti-Arthrose-Trunk (siehe **Seite 227**). Aber keine Sorge, auch dann brauchen Sie Ihre Küche nicht zum Pharmazielabor umbauen. Sie benötigen nämlich selbst in diesem Fall kein Spezialequipment. Alles, was Sie tatsächlich brauchen und worauf Sie achten sollten, erfahren Sie hier.

Gläser, Döschen, Tiegel, Fläschchen

Für Salben aller Art, je nach Menge in unterschiedlichen Größen. Für die Rezepte in diesem Buch genügen eher die kleineren. Sie können alte Marmeladengläser verwenden oder ein leeres Cremedöschen. Oder Sie besorgen sich im Drogeriemarkt die durchsichtigen Töpfchen, die heutzutage beim Fliegen fürs Handgepäck vorgeschrieben sind. Kleine Flaschen erhalten Sie auch in der Apotheke – zum Schrauben oder mit Pipette.
Wichtig ist, dass Sie die Gefäße vor dem Befüllen gründlich reinigen, auch die neu gekauften. Das heißt: gründlich mit Spülmittel ausreiben und anschließend genauso gründlich ausspülen. Danach füllen Sie das Gefäß mit kochendem Wasser, schütten dieses wieder aus und lassen das Glas oder das Töpfchen kopfüber auf einem Geschirrtuch trocknen. Auch den Deckel nicht vergessen!

Schüsseln und Töpfe

Zum Anrühren und Erwärmen über dem heißen Wasserbad. Darin wird nämlich alles viel sanfter erwärmt und zum Schmelzen gebracht, als wenn Sie es direkt in den Topf geben würden. Und anbrennen kann auch nichts. So funktioniert's: Sie füllen einen Topf ein paar Zentimeter hoch mit Wasser und bringen dieses zum Kochen. Dann drehen Sie die Temperatur herunter, sodass das Wasser gerade noch leicht siedet. Die Zutaten, die Sie erwärmen wollen, geben Sie in eine kleine Schüssel und stellen diese ins heiße Wasser. Vorsicht: Das Wasser darf nicht ins Gefäß laufen (auch

wenn das Wasser kocht, darf nichts hineinspritzen). Lassen Sie alles unter Rühren schme zen und nehmen Sie das Schälchen dann sofort heraus. Die wertvollen Inhaltsstoffe sind oft hitzeempfindlich und gehen, wenn es zu heiß wird, schnell verloren.
Was das Material angeht: Schüsseln aus Keramik, Porzellan oder Edelstahl haben sich besser bewährt als solche aus Kunststoff. Sie verfärben nicht, halten heißem Wasserdampf stand und sind auf jeden Fall frei von möglicherweise ungesunden Stoffen. Gerade Mixturen mit Heilerde ziehen diese nämlich gerne an.
Meist genügen wieder kleine Formate. Gut, für eine Dampfinhalation brauchen Sie eher eine Salatschüssel. Und für das Fußbad von **Seite 155** vielleicht gleich eine Babybadewanne. Sie können sich dafür aber auch einfach auf den Rand Ihrer Badewanne setzen.

SICHER IST SICHER

Auch wenn alles superschnell geht und wenig Zutaten enthält: Selbst angerührte Hausmittel sind Heil- und somit in gewisser Weise Arzneimittel – und dürfen daher nicht unbegrenzt eingenommen werden. Bei akuten Beschwerden wie zum Beispiel einer Erkältung sollte die Besserung innerhalb einiger Stunden eintreten. Bei chronischen Beschwerden, etwa einem Reizdarm, sollte man zwei bis drei Wochen einplanen, bis man erste Erfolge sieht. Wenn sich keine Besserung einstellt oder die Beschwerden schlimmer werden, sollten Sie einen Termin bei Ihrem Arzt ausmachen. Genauso gilt: Selbst gemachte Kosmetik ist zwar in der Regel besonders hautfreundlich. Wenn sie aber Stoffe enthält, die Sie nicht vertragen, kann es trotzdem zu Irritationen oder sogar Allergien kommen. Wenn Sie unsicher sind, testen Sie die Verträglichkeit zunächst an einer kleinen Partie, zum Beispiel in der Armbeuge.

Löffel, Siebe, Trichter

Zum Umrühren und Abfüllen. Auch hier eher die kleinen Modelle, also Teelöffel, Teesieb aus Baumwolle oder Kunststoff und die Minis aus dem Trichterset. Ob Sie sich dabei für einen Glas- oder Kunststofftrichter entscheiden, ist Geschmackssache. Wenn sehr kleine Partikel abgefiltert werden sollen, können Sie auch einen Kaffeefilter aus Papier benutzen.

Tücher und Kompressen

Für Auflagen und Packungen aller Art. Ideal sind ausgemusterte (Küchen-)Handtücher, da macht es nichts, wenn mal Spuren von Heilerde, Kräutertinktur oder Propolis zurückbleiben. Kompressen in verschiedenen Größen gibt es im Drogeriemarkt und in der Apotheke. Man kann sie nach Gebrauch waschen und so ebenfalls mehrmals verwenden.

Waage und Messbecher

Das meiste wird löffelweise abgewogen. Für alles andere tun es eine normale digitale Küchenwaage und ein Messbecher.

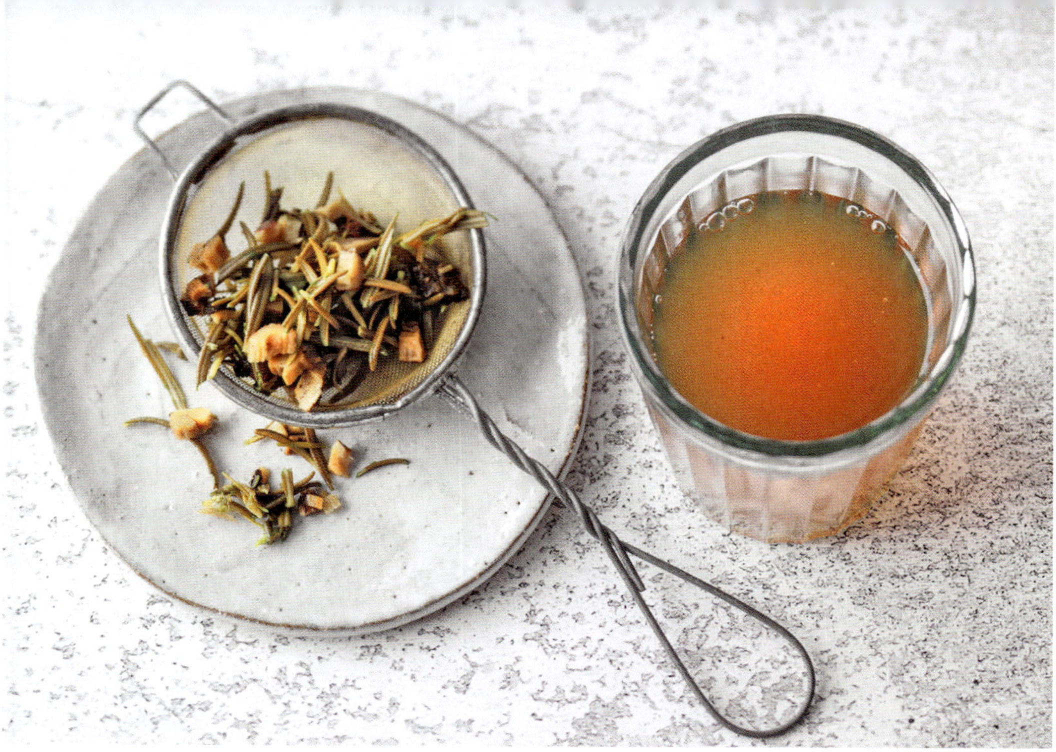

Um selbst Naturheilmittel herzustellen, brauchen Sie kein großartiges Equipment. Die meisten benötigten Hilfsmittel finden sich vielmehr ohnehin in der Küche.

Mixer und Mörser

Weil manches püriert werden muss, wie zum Beispiel der Trunk für die Darmreinigungs-Kur auf **Seite 216**. Ein Mörser ist unentbehrlich, wenn zum Beispiel Samen zerstoßen werden müssen, um an ihre ätherischen Öle heranzukommen.

Teetasse mit Deckel

Für Aufgüsse, die eine Weile ziehen müssen. Der Deckel verhindert, dass sich die Inhaltsstoffe beim Durchziehen wortwörtlich in Luft auflösen.

Trägersubstanzen

Manchmal braucht es als Träger für die Wirkstoffe ein hochwertiges Öl oder Wachs, damit sich alles besser verteilen lässt. In der Wundsalbe von **Seite 128** zum Beispiel mischen gleich drei davon mit: Kokosöl, Sheabutter und Bienenwachs. Für andere Rezepte brauchen Sie Johanniskrautöl, Hanföl, Moringaöl, Sesamöl oder Olivenöl. Hier kommt es wie in der Küche auf gute Qualität an, also möglichst bio und immer kalt gepresst. Kaufen Sie die kleinste Flasche, die Sie finden, denn die Öle halten meist nicht lang (Ausnahme: Moringaöl, das wird nicht ranzig). Nur beim Olivenöl brauchen Sie es mengenmäßig nicht so genau nehmen, das können Sie schließlich in der Küche verbrauchen – wenn Sie es sich nicht ohnehin einfach von dort holen. Die anderen Öle (bis aufs Johanniskrautöl) können Sie übrigens auch zum Kochen verwenden – am besten in Salaten, Quark und Dips, denn Hitze schadet den wertvollen Omega-3-Fettsäuren.

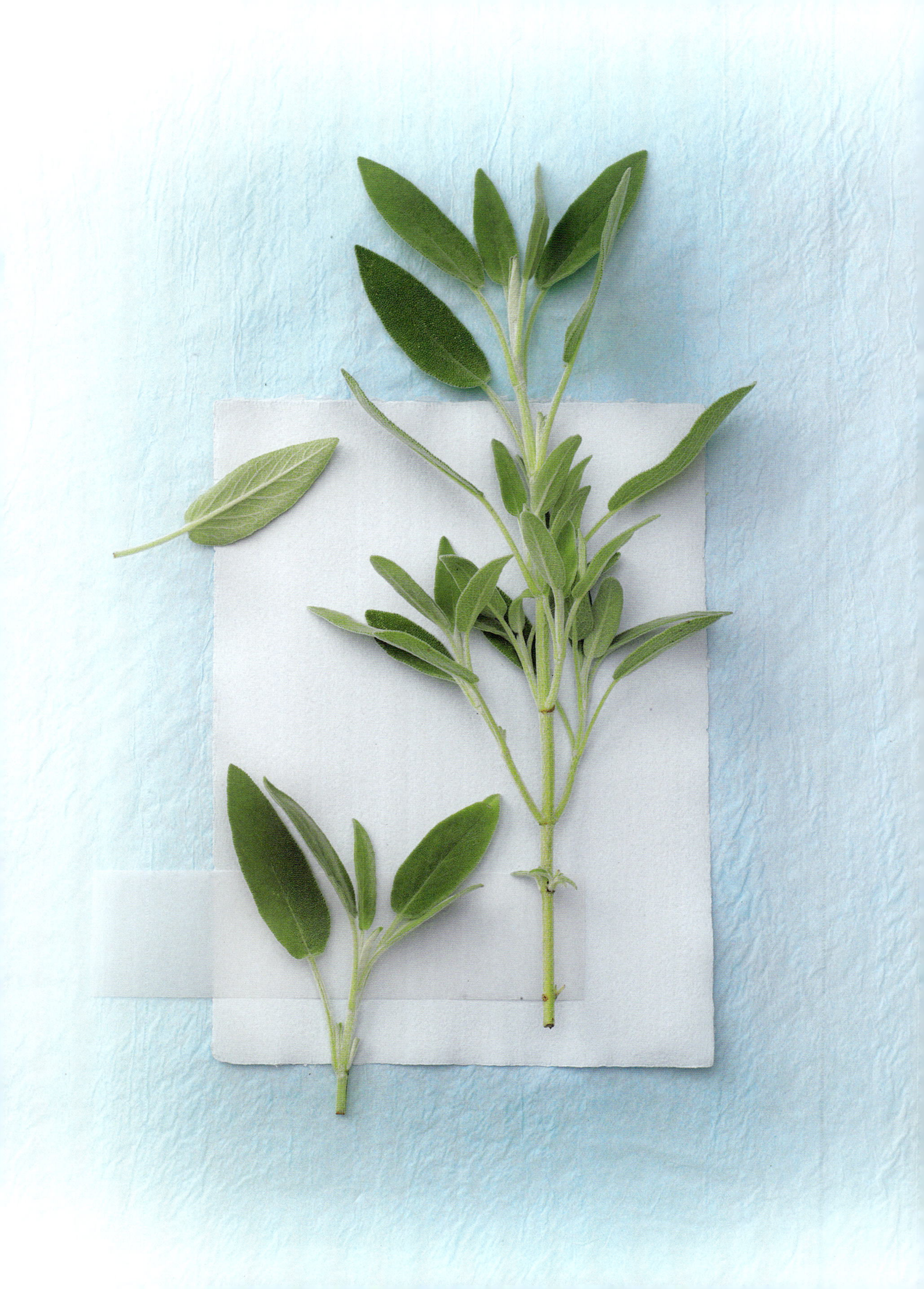

ERKÄLTUNGS-KRANKHEITEN

Wir können tun, was wir wollen: Irgendwann erwischen uns die Erkältungsviren doch. Und haben sie sich erst einmal in den Schleimhäuten eingenistet, verfolgen sie keinen anderen Plan mehr, als sich zu vermehren. Hier erfahren Sie, wie Sie ihnen sanft, aber wirksam den Garaus machen können.

SCHLUSS MIT SCHNUPFEN UND CO.
12

REZEPTE
16

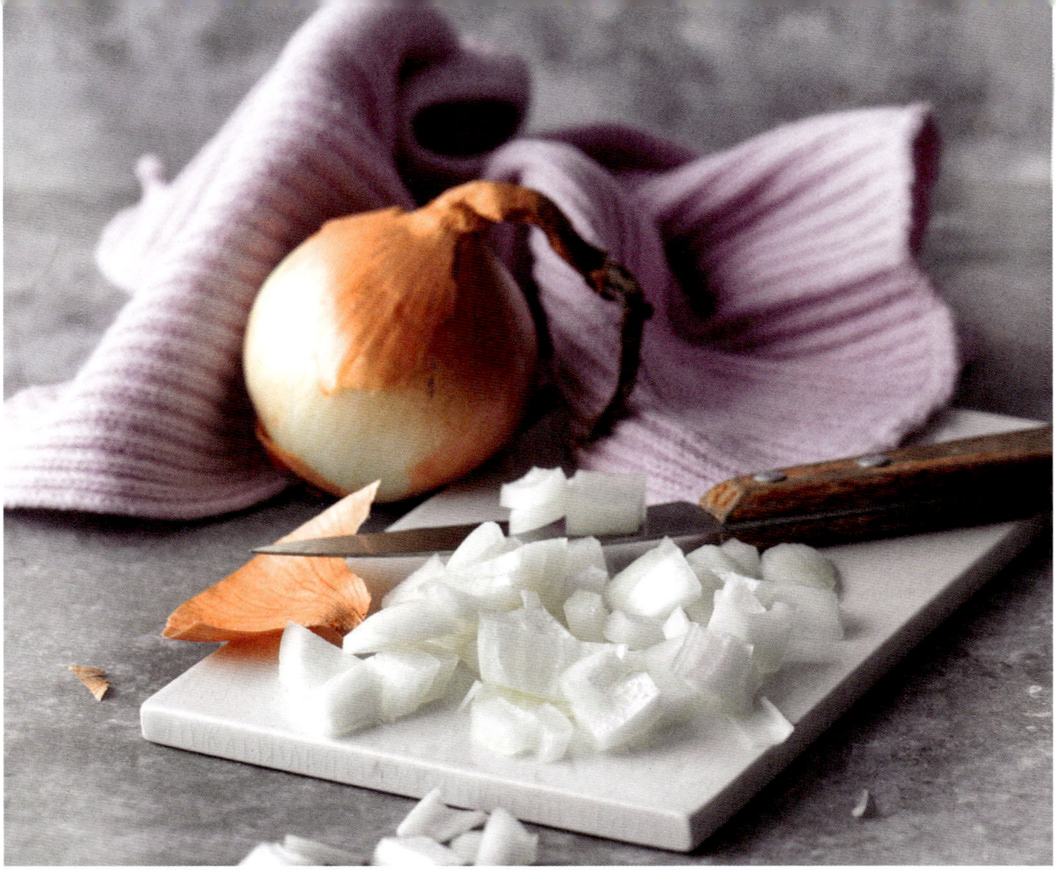

SCHLUSS MIT SCHNUPFEN UND CO.

Die Nase läuft, der Hals kratzt, ständig muss man husten, Schüttelfrost, Rücken- und Muskelschmerzen, Atemnot und Erschöpfung lassen uns kaputt darniedersinken: Erkältungskrankheiten können einem ganz schön zusetzen. Leider gibt es aber vor allem in den klassischen »Schnupfenzeiten« kaum ein Entrinnen. Die verantwortlichen Viren verbreiten sich durch Tröpfcheninfektion schließlich nahezu unbemerkt und kaltes Schmuddelwetter begünstigt einen grippalen Infekt zusätzlich. Normalerweise verschwinden die Beschwerden innerhalb von ein bis zwei Wochen von allein. Aber wer nicht so lange warten will oder kann, braucht einfach schnelle Hilfe.

Die Natur hält gegen die akute Entzündung der oberen Atemwege eine Fülle an Heilpflanzen bereit. Und so lassen sich Schnupfen, Halsweh, Husten und Co. auf ebenso sanfte wie wirkungsvolle Art bekämpfen. »Trotzdem«, werden Sie jetzt vielleicht sagen, »wenn es mich erwischt, geh ich in die Apotheke oder in die Drogerie.« Dabei finden Sie Zutaten für Hustensaft und Schnupfenspray genauso in der eigenen Küche: Meerrettich zum Beispiel schmeckt nicht nur zu Tafelspitz und Räucherlachs. Er ist auch ein wahrer Bakterien- und Virenkiller. Salbei und Apfelessig helfen gegen Halsschmerzen und Schluckbeschwerden. Und Thymian darf in der Erkältungskräuter-Hitliste wegen seiner schleim- und krampflösenden Wirkung natürlich auch nicht fehlen. Und noch eins der bewährtesten Mittel gegen verstopfte Nasen und Co. haben Sie vermutlich immer im Haus: Salz.

SALZ – EIN TOLLES ANTI-SCHNUPFEN-MITTEL

Salz hat leider einen ziemlich schlechten Ruf, denn zu viel davon erhöht den Blutdruck – und damit indirekt auch die Gefahr für einen Infarkt oder Schlaganfall. Allerdings haben Wissenschaftler jetzt herausgefunden, dass man mehr als das Doppelte der hierzulande empfohlenen sechs Gramm Salz am Tag zu sich nehmen müsste, damit dieser Ernstfall tatsächlich eintritt. Mehr noch: Sie entdeckten sogar, dass Salz in »normalen« Mengen das Risiko für Herzinfarkt und Schlaganfall senkt. Salz an sich scheint also gar nicht gesundheitsschädlich zu sein. Im Gegenteil, es kann sogar viel dazu beitragen, dass wir gesund bleiben. Der Körper braucht es genauso wie die Luft zum Atmen. Ob Wasserhaushalt, Gewebespannung, Knochenbau, Regulierung des Blutdrucks, Verdauung oder Kommunikation zwischen Nerven und Muskeln: Ohne Salz läuft nichts richtig rund. Deswegen schüttet unser Gehirn nach dem Konsum von Salz genauso wie bei Zucker das »Glückshormon« Dopamin aus.

Wie wirkt es?

Neben Natrium und Chlorid enthält naturbelassenes Salz auch noch viele andere Mineralstoffe und Spurenelemente, wie Magnesium, Kalzium, Kalium, Jod oder Schwefel. Die braucht unser Körper. Salz stärkt die Abwehrkräfte, kurbelt den Kreislauf an, kann bei Stoffwechselstörungen und Verdauungsproblemen helfen. Auch zum Entgiften ist es überaus hilfreich. Am meisten aber profitieren wohl die Atemwege von Salzanwendungen. Denn Salz wirkt antibakteriell, entzündungshemmend, lässt die Schleimhäute abschwellen und verhindert, dass Viren und Bakterien es sich im Gewebe bequem machen.

Das sollten Sie noch wissen

Das ganz »normale» Kochsalz (Tafelsalz, Markensalz) sollten Sie als Heilmittel allerdings nicht verwenden. Denn es wird industriell bearbeitet (raffiniert) und enthält deswegen oft Chemikalien wie Rieselhilfe. Naturbelassene Salze dagegen enthalten wirklich nur die gesunden Mineralstoffe und Spurenelemente.
Nachdem man in einigen Meersalzen Mikroplastik entdeckt hat, empfiehlt sich für Küche und Naturapotheke vor allem Stein-

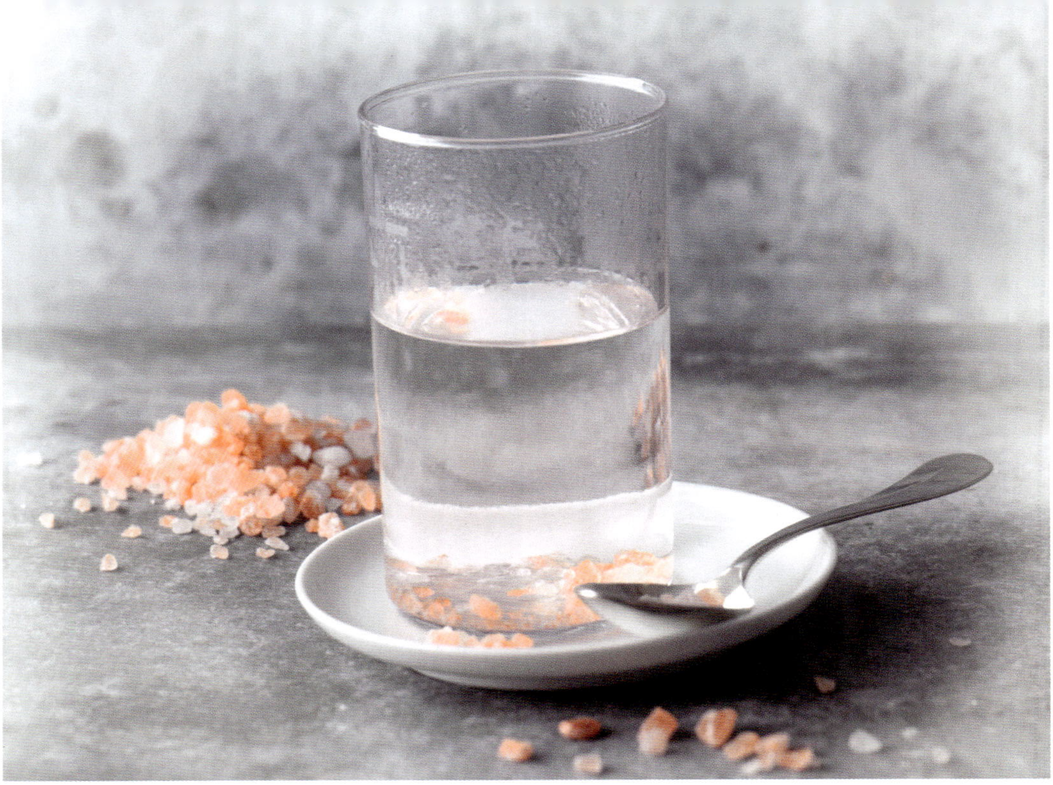

Salz, hier das rosafarbene Himalajasalz, ist ein wertvolles Naturheilmittel, das gerade bei Schnupfen und Halsweh schnell Linderung bringen kann.

salz. Es stammt aus urzeitlichem Meerwasser, das über Jahrmillionen zu Stein erstarrt und deswegen frei von Umweltgiften ist. Ein ganz besonderes Steinsalz ist das leicht rosafarbene Kristallsalz. Es kommt vor allem aus Zentral-Pakistan vor, wird auch Himalajasalz genannt und der Körper nimmt es besonders gut auf (Kosten pro Kilo: ca. 5 Euro).

In den seltensten Fällen wird Salz übrigens »pur« verwendet. Stattdessen kommt fast immer Sole zum Einsatz, das Salz wird also erst in Wasser gelöst. Durch das Wasser zerfällt das Salz nämlich in seine Ionen und kann dadurch vom Körper direkt aufgenommen werden, ohne dass es vorher verstoffwechselt werden muss. Das heißt: Sole wirkt einfach schneller als »normales« Salz. Im Tipp auf **Seite 44** erfahren Sie, wie Sie sie ganz einfach selbst zu Hause herstellen könnnen.

KOLLOIDALES SILBER

Wenn der Hals schmerzt oder die Stimme belegt ist, sind meist Bakterien daran schuld. Am schnellsten hilft dann eine Gurgellösung mit »Bakterien-Killern«. Neben verschiedenen Heilkräutern zählt dazu auch kolloidales Silber. Das hat nichts mit Esoterik zu tun, sondern ist reine Chemie. Denn wenn es mit Flüssigkeit in Kontakt kommt, werden positiv geladene Silber-Ionen (Ag^+) freigesetzt, die hoch reaktiv sind und auf Mikroorganismen schon in kleinen Mengen hochtoxisch wirken.

In kolloidalem Silber schweben in scheinbar klarem destilliertem Wasser ebenfalls unzählige winzig kleine elektrisch geladene Silberpartikel. Obwohl man sie nur unter dem Lichtmikroskop erkennen kann, haben diese sogenannten Kolloidpartikel dieselben bakterien- und virentötenden Eigenschaften wie »normales« Silber. Mehr noch: Weil sie so klein sind, können sie sogar ins Innere der Einzeller eindringen, ihren Stoffwechsel lahmlegen und sie dadurch absterben lassen. Es ist also ähnlich wie bei der Homöopathie, wo ja auch die höchsten Potenzen die stärkste Wirkkraft haben: Je kleiner die Teilchen sind, desto größer ist die Wirkung eines Präparats, weil die Oberfläche insgesamt zunimmt und deshalb mehr Silber-Ionen abgegeben werden.

Wo hilft's?

Für die Behandlung zu Hause eignet sich kolloidales Silber in der Konzentration 25 ppm (diese Konzentration können Sie in vielen Apotheken bestellen; Kosten: um die 20 Euro/500 Milliliter).
Das »Silberwasser« eignet sich für innerliche und äußerliche Anwendungen, zum Beispiel bei:

- Halsschmerzen: 3-mal täglich mit je einem Schnapsglas voll gurgeln. Danach ausspucken oder runterschlucken.
- Erkältungen: Morgens auf nüchternen Magen und abends nach dem Zähneputzen bis zu 50 ml trinken – gern auch bei ersten Anzeichen von Schnupfennase und Co, damit sie sich gar nicht erst festsetzt.

Wichtig bei allen Anwendungen: Zum Umrühren und Abfüllen dürfen Sie nur Löffel, Gefäße und Trichter aus Kunststoff verwenden. Denn wenn das Silber mit anderen Metallen in Berührung kommt, verändert das seine elektrische Ladung – und die großartige Wirkung bleibt aus. Behalten Sie das Wasser bei Einnahme außerdem immer 30 Sekunden im Mund, ehe Sie es ausspucken oder hinunterschlucken.

ACHTEN SIE AUF SICH

Was auch immer hilft: viel (Bett-)Ruhe und Schlaf, damit der Körper Kraft schöpfen kann, vitaminreiche Ernährung und viel trinken. Denn das befeuchtet die Schleimhäute und verdünnt den Schleim, der so schneller abtransportiert wird – mitsamt den Krankheitserregern. Gerade wenn im Winter die Luft durchs Heizen oft sehr trocken ist, sollten Sie daher auch einen Luftbefeuchter aufstellen oder ein feuchtes Tuch über die Heizkörper hängen.
Letzter Tipp: Über eine Duftlampe kann sich das Aroma ätherischer Öle verbreiten. Bewährt haben sich unter anderem:

- Pfefferminze, weil sie die Atemwege befreit und gegen Kopfschmerzen hilft.
- Fichtennadel und Latschenkiefer, die die Nase frei machen und daher gut bei Nasennebenhöhlenentzündungen helfen.
- Thymian, weil er das Immunsystem stimuliert und die körpereigenen Abwehrkräfte unterstützt.
- Orange, Mandarine, Zitrone und Grapefruit, weil sie desinfizierend wirken und die Stimmung etwas aufhellen.

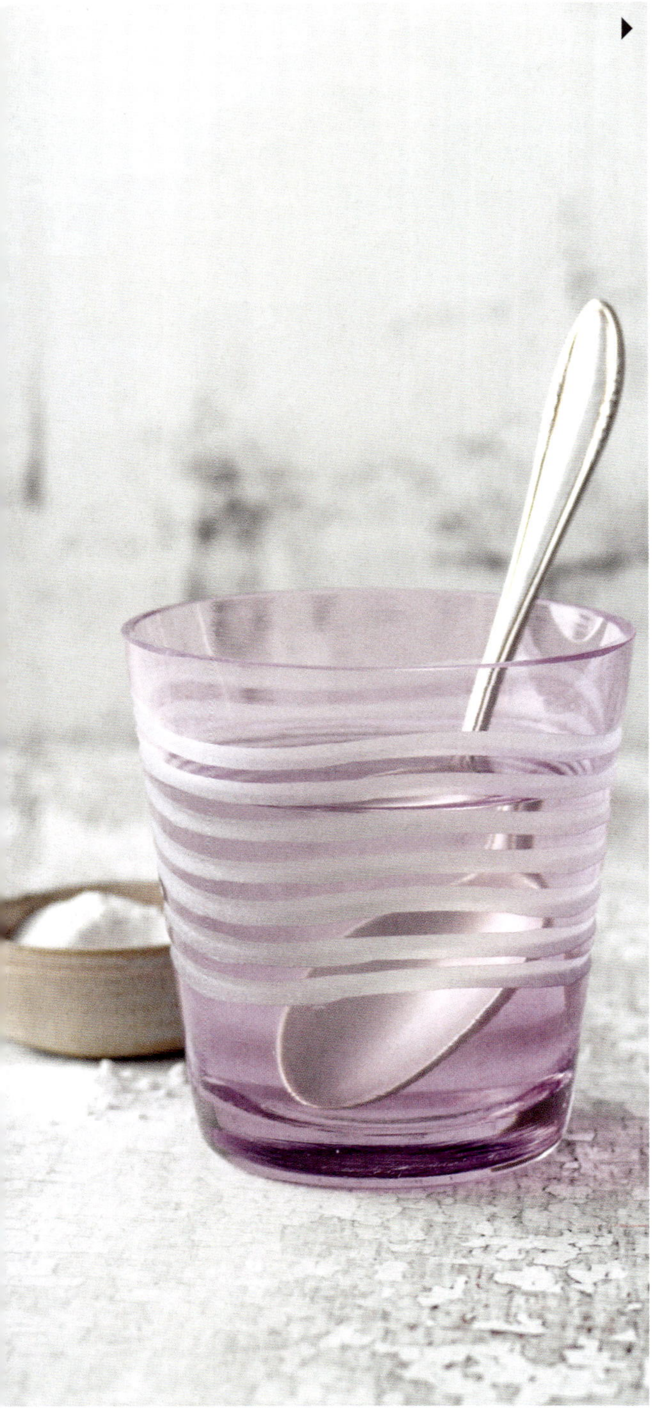

NATRON-ERKÄLTUNGSKUR

BEI ALLEN ERKÄLTUNGSKRANKHEITEN

15 g Natron

Außerdem: Glas • Löffel

1. Geben Sie ½ TL Natron in ein Glas Wasser und rühren Sie kräftig um, bis das Natron sich vollständig aufgelöst hat.

ANWENDUNG

Leeren Sie das Glas in kleinen Schlucken. Wiederholen Sie dies alle 2 Std., bis Sie insgesamt 6 Gläser getrunken haben. Am zweiten Tag trinken Sie abermals 6 Gläser. An Tag drei reichen dann 2 Gläser – eins morgens, eins abends. Ab dem vierten Tag trinken Sie nur noch morgens 1 Glas. Setzen Sie die Kur so lange fort, bis die Beschwerden vollständig abgeklungen sind.

HALTBARKEIT

Bereiten Sie jedes Glas frisch zu.

ALTBEWÄHRT

Schon in den 1920er-Jahren beobachtete der amerikanische Arzt Dr. Volney S. Cheney, dass seine Patienten eine Erkältung oder Grippe deutlich schneller überstanden, wenn sie Natron einnahmen. Die Erklärung: Natron neutralisiert Säuren und schafft ein basisches Milieu, in dem sich Bakterien und Viren nicht halten.

BRUSTBALSAM

BEI ERKRANKUNGEN DER ATEMWEGE, SCHNUPFEN UND HUSTEN

50 ml Olivenöl • 3 g Bienenwachs • 10 g Heilerde • 3 g Honig • 30 Tropfen Propolistinktur (aus der Apotheke)

Außerdem: feuerfestes Schälchen • kleiner Topf • Löffel • Salbendose

1. Geben Sie das Olivenöl und das Bienenwachs in das Schälchen. Füllen Sie den Topf ein paar Zentimeter hoch mit Wasser, erhitzen Sie es und stellen Sie das Schälchen hinein. Vorsicht: Das Wasser darf nicht ins Gefäß laufen (auch wenn das Wasser kocht, darf nichts hineinspritzen).
2. Sobald sich das Wachs vollständig aufgelöst hat, nehmen Sie das Schälchen heraus und rühren die Heilerde, den Honig und die Propolistinktur unter.
3. Füllen Sie dann die Masse in den Salbentiegel und lassen Sie bei geöffnetem Deckel alles abkühlen. Erst dann die Salbendose verschließen.

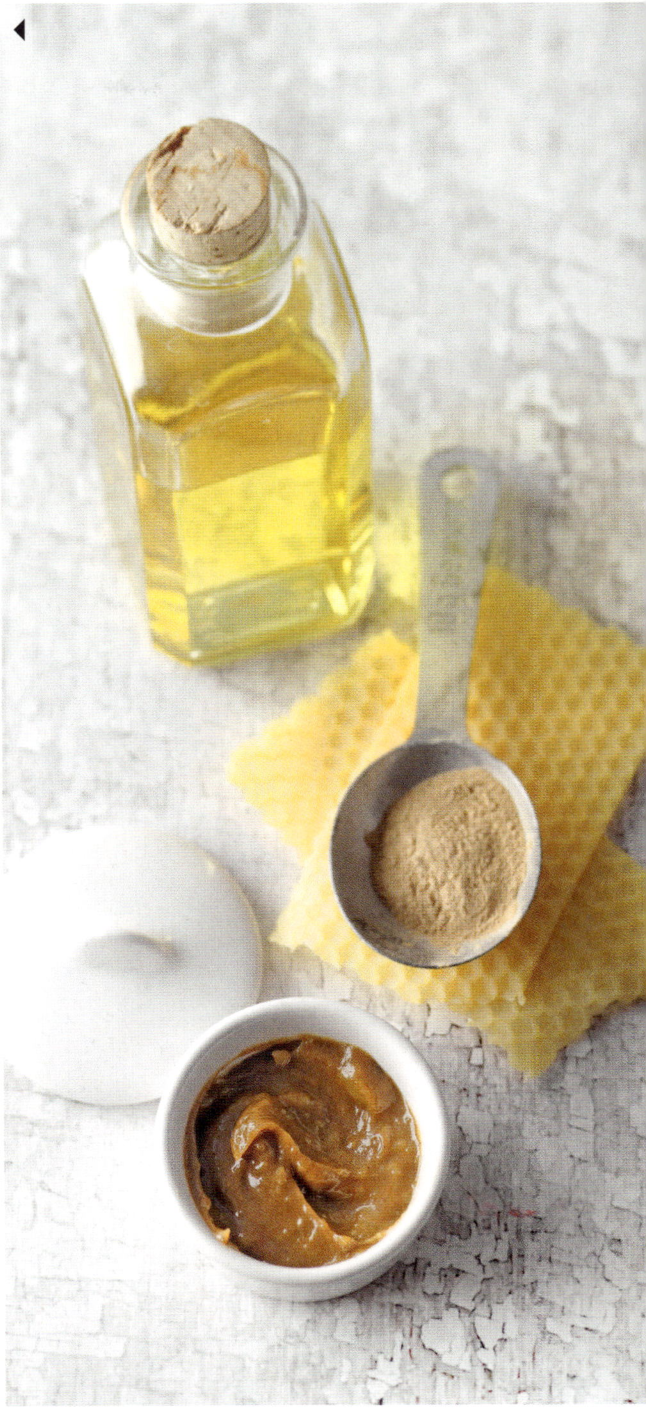

ANWENDUNG

Reiben Sie bei Bedarf die Brust mehrmals täglich mit dem Balsam ein.

HALTBARKEIT

Der Balsam hält sich etwa 6 Monate.

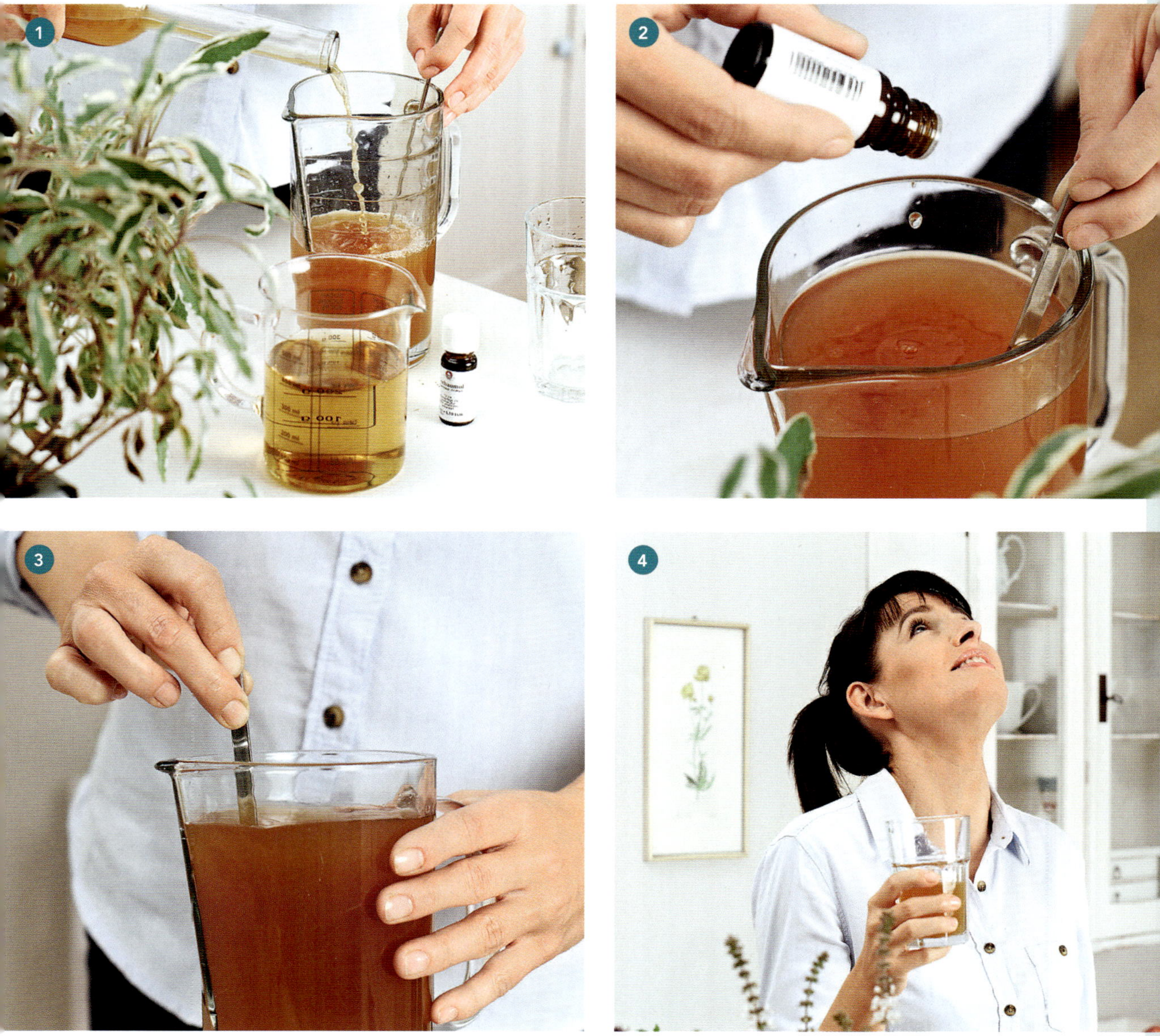

1. Apfelessig und Salbeitee in eine Karaffe füllen. 2. Teebaumöl dazuträufeln. 3. Gut verrühren. 4. Bei Bedarf gurgeln, gerne jede Stunde.

GURGELLÖSUNG

BEI HALSSCHMERZEN UND HEISERKEIT

200 ml Apfelessig • 300 ml abgekühlter Salbeitee (aus frischem oder getrocknetem Salbei aufgebrüht) • 10 Tropfen ätherisches Teebaumöl
Außerdem: Karaffe • Kanne oder Messbecher (mind. 500 ml)

1. Füllen Sie den Apfelessig und den Salbeitee in eine Karaffe, eine Kanne oder einen Messbecher.
2. Geben Sie das ätherische Teebaumöl dazu und rühren Sie mehrmals kräftig um, damit sich alles verbindet.

ANWENDUNG

Damit der Schmerz rasch nachlässt, sollten Sie stündlich mit der Lösung gurgeln.

HALTBARKEIT

Sie können die Gurgellösung im Kühlschrank 2 Tage aufbewahren.

WARUM HILFT GURGELN EIGENTLICH GEGEN HALSSCHMERZEN?

Wenn der Hals schmerzt oder die Stimme belegt ist, sind meist Bakterien daran schuld. Am schnellsten hilft dann eine Gurgellösung mit »Bakterien-Killern«, wie sie zum Beispiel auch im Salbei stecken. Das Ganze schmeckt zwar auch ein bisschen so, wie es heißt, aber Sie sollen es ja auch nicht schlucken.
Mit dem Gurgeln erreichen Sie zwei Dinge: Erstens werden Mund- und Rachenraum desinfiziert, was Bakterien in die Flucht schlägt. Zweitens beruhigen sich die Schleimhäute und schwellen ab, was wiederum den Schmerz lindert. Besonders effektiv ist es, wenn Sie den Bakterien im Hals gleichzeitig von innen und außen zu Leibe rücken und zum Beispiel zusätzlich den Zitronenwickel von **Seite 22 f.** zubereiten.

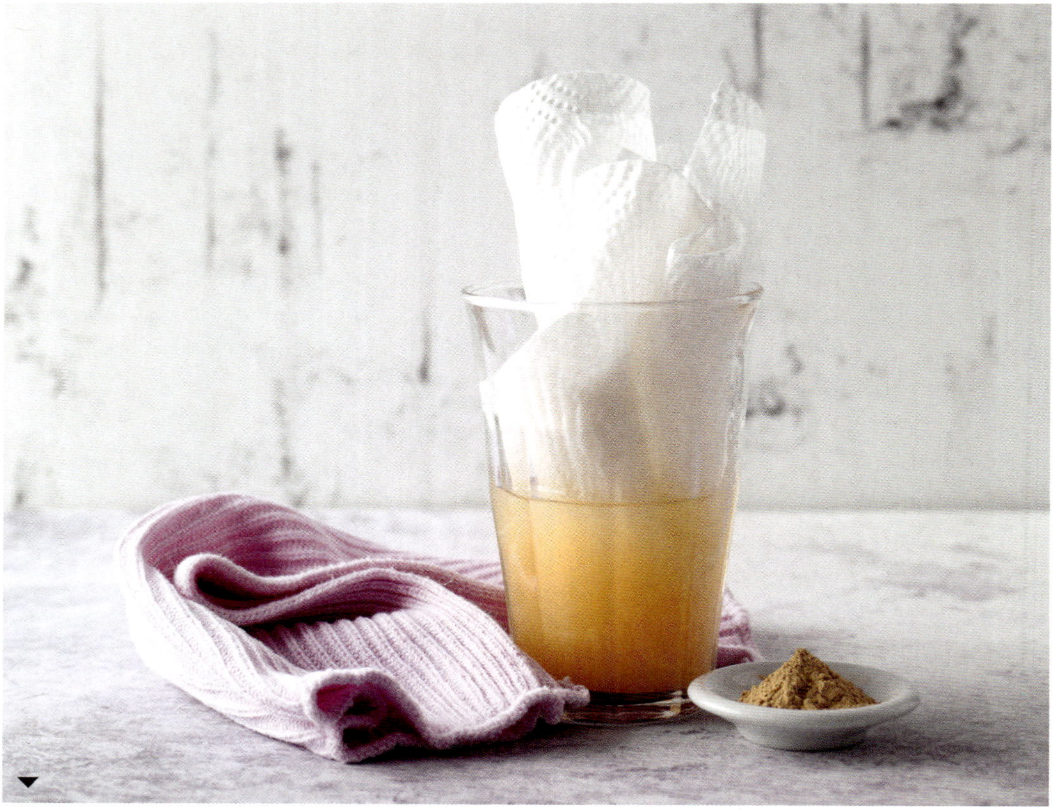

HALSWICKEL

BEI ENTZÜNDUNGEN VON HALS, RACHEN, MANDELN ODER KEHLKOPF

1 TL Heilerde • 1 TL Apfelessig
Außerdem: Glas • Stofftaschentuch oder Küchenkrepp • Geschirrtuch • Schal oder warmes Halstuch

1. Geben Sie die Heilerde und den Apfelessig in ein Glas Wasser, rühren Sie alles kräftig um und lassen Sie das Glas dann etwa 20 Min. stehen, damit sich die Heilerde absetzt.

ANWENDUNG

Tränken Sie das Stofftaschentuch oder Küchenkrepp in der Lösung, wringen Sie es vorsichtig aus und legen Sie es um den Hals. Das Tuch sollte nur feucht sein, nicht nass. Anschließend wickeln Sie erst das Geschirrtuch, dann den Schal um den Hals. Lassen Sie den Wickel mindestens 1 Std., gerne auch über Nacht wirken, ehe Sie ihn wieder abnehmen. Das Ganze bei Bedarf 1- bis 3-mal am Tag wiederholen.

HALTBARKEIT

Die Lösung hält sich 1 Tag.

SALBEI-PROPOLIS-SPRAY

GEGEN HALSSCHMERZEN

1 EL getrockneter Salbei (oder die doppelte Menge frisches Kraut) • 1 TL Propolistinktur alkoholfrei
Außerdem: kleiner Topf • feines Sieb • kleiner Trichter • Zerstäuber oder leere Sprühflasche (100 ml)

1. Salbei mit 100 ml Wasser in einem Topf zum Kochen bringen, die Hitze reduzieren und 10 Min. leise köcheln lassen.
2. Die Flüssigkeit durch ein feines Sieb seihen und zurück in den Topf geben. Propolis zufügen und alles gut umrühren.
3. Die Lösung mithilfe eines kleinen Trichters in einen Zerstäuber oder ein Sprühfläschchen füllen und dieses dann sofort verschließen.

ANWENDUNG

Geben Sie bei akuten Halsschmerzen mehrmals täglich einige Sprühstöße in den Rachen. Dabei das Fläschchen vor Gebrauch immer gut schütteln, damit sich die Wirkstoffe verbinden.

HALTBARKEIT

Das Spray hält sich etwa 1 Woche. Gerne im Kühlschrank aufbewahren, das erhöht die Haltbarkeit.

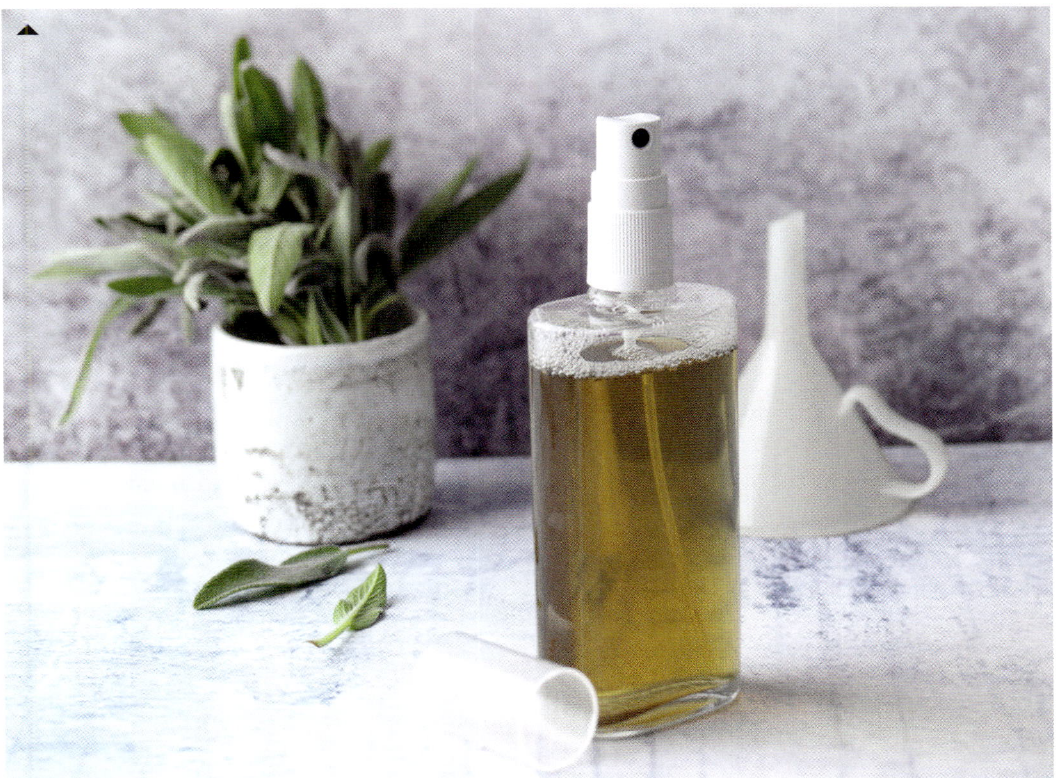

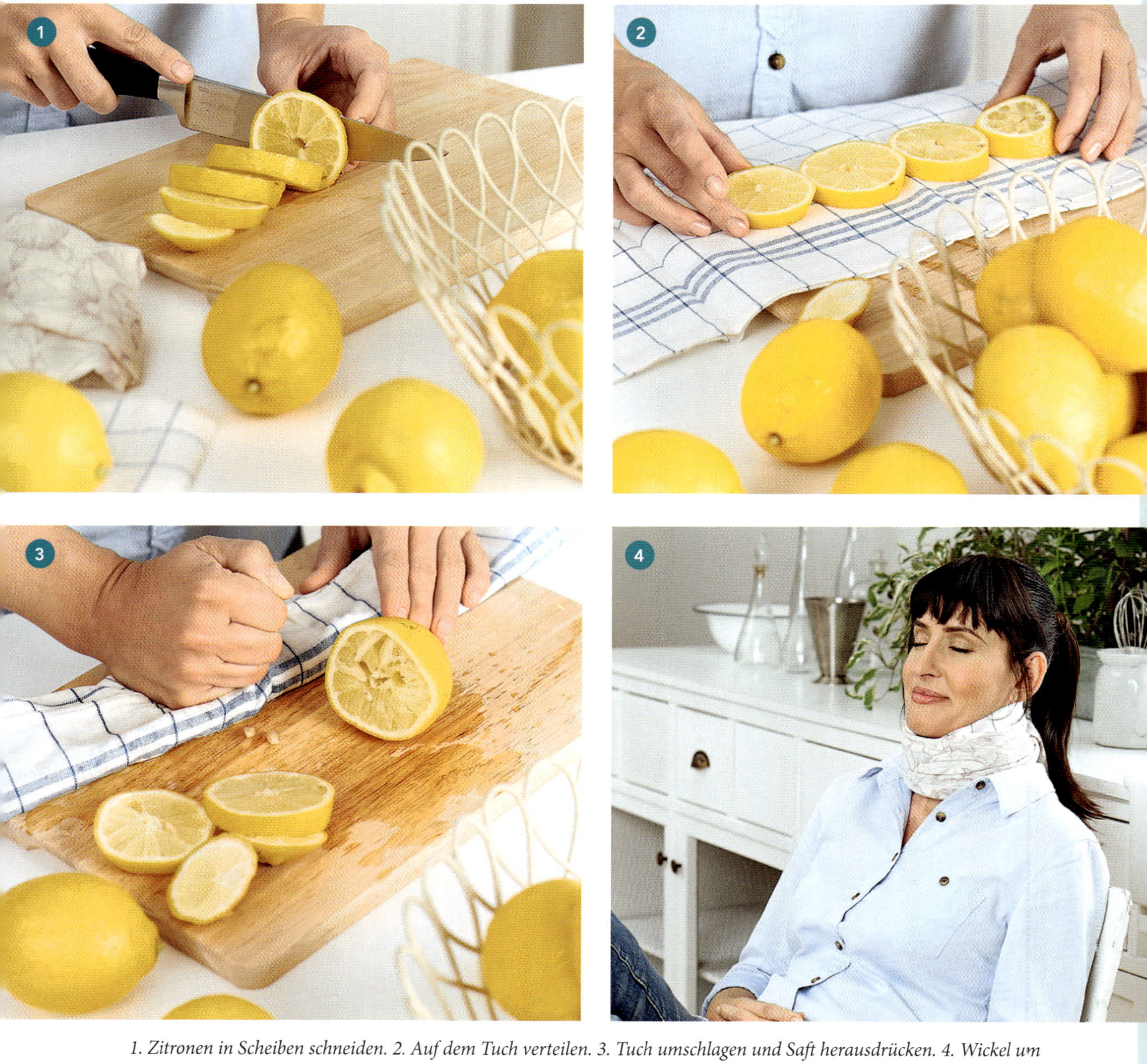

1. Zitronen in Scheiben schneiden. 2. Auf dem Tuch verteilen. 3. Tuch umschlagen und Saft herausdrücken. 4. Wickel um den Hals legen und ausruhen.

ZITRONENWICKEL

BEI HALSSCHMERZEN

1 Bio-Zitrone
Außerdem: scharfes Messer • Schneidbrett • Küchenhandtuch • Schal

1. Schneiden Sie die Zitrone in etwa 0,5 cm dicke Scheiben.
2. Breiten Sie ein Küchenhandtuch quer vor sich auf der Arbeitsfläche aus und legen Sie die Zitronenscheiben mittig in einer Querreihe darauf.
3. Schlagen Sie nun die Seiten des Tuches ein, sodass ein schmales, langes Päckchen entsteht.
4. Drücken Sie mit der Hand auf den Wickel, damit der Saft aus den Zitronen das Tuch anfeuchtet.

ANWENDUNG

Legen Sie den Zitronenwickel um den Hals und fixieren Sie ihn mit einem Schal. Und dann ab mit Ihnen aufs Sofa!
Lassen Sie den Wickel etwa 1 Std. wirken. In dieser Zeit sollten Sie sich ausruhen. Entfernen Sie dann den Wickel (Zitronenscheiben wegwerfen) und wickeln Sie für 1–2 weitere Std. einen dünnen (Seiden-)Schal um den Hals, um diesen vor Zugluft und Kälte zu schützen.

HALTBARKEIT

Der Halswickel lässt sich nur einmal verwenden und muss daher vor jeder Anwendung frisch zubereitet werden.

WICHTIG

Zitronen enthalten nicht nur viel Vitamin C, sondern sind auch reich an Kalium. Dieser Mineralstoff wirkt antibakteriell und entzündungshemmend – genau das Richtige also bei Halsweh. Dazu noch eine Tasse heiße Zitrone, dann fühlen Sie sich bestimmt bald wieder besser.
Aber Vorsicht: Wenn Sie einen starken Juckreiz auf der Haut verspüren, sollten Sie den Zitronenwickel sofort entfernen und die betroffene Partie mit reichlich klarem, kaltem Wasser abwaschen, um die Haut nicht weiter zu reizen.

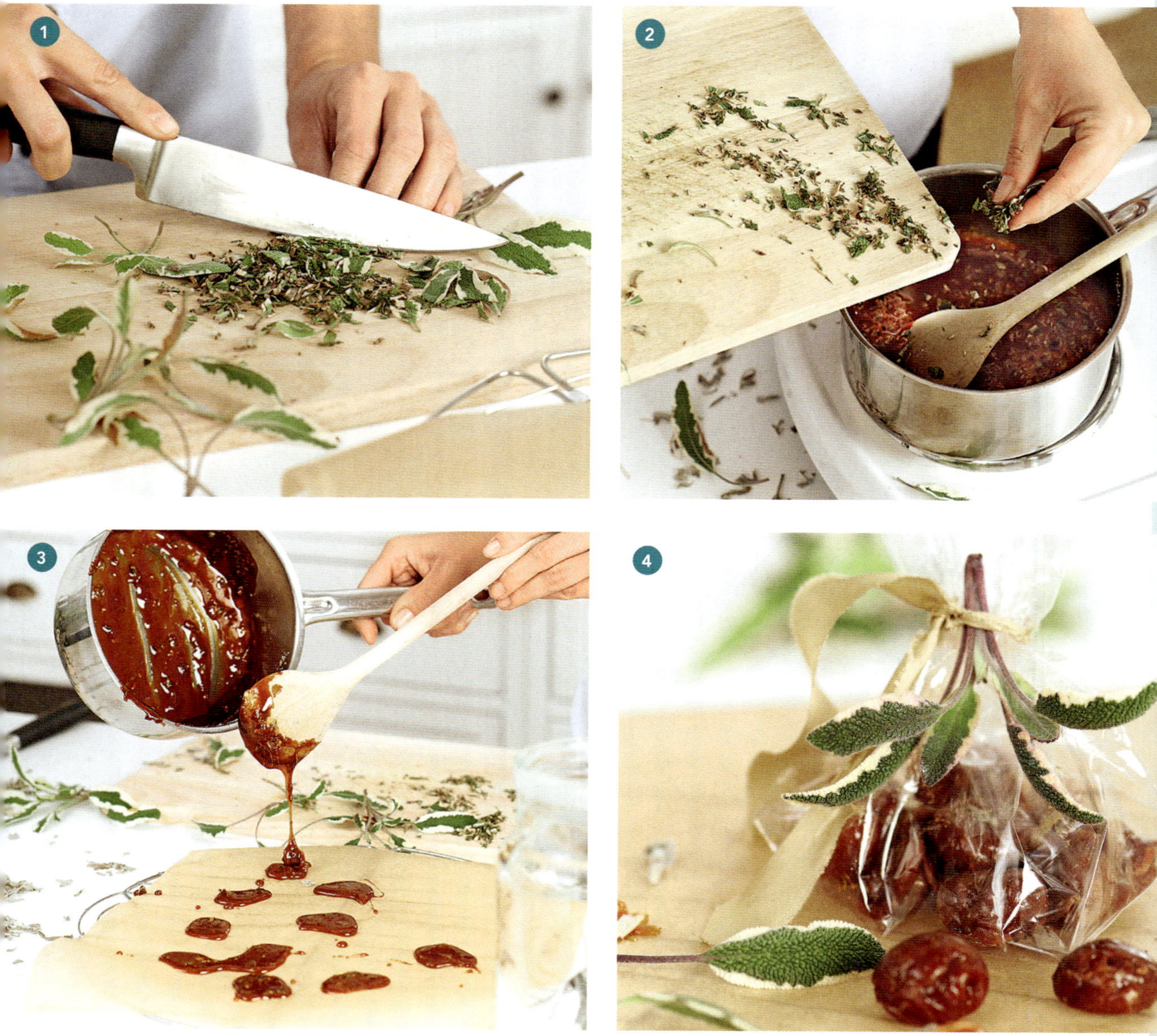

1. Salbei möglichst klein hacken. 2. Salbei in den geschmolzenen Zucker rühren. 3. Masse mit dem Löffel auf Backpapier träufeln. 4 Luftdicht verpackt halten sich die Bonbons lang. Auch eine schöne Geschenkidee.

SALBEIBONBONS

BEI HALSSCHMERZEN

ca. 10 Zweige frischer Salbei (10 g; ersatzweise 5 g getrockneter Salbei) • 100 g Zucker
Außerdem: scharfes Messer • Schneidebrett • kleiner Topf • Kochlöffel • Backblech • Backpapier • evtl. Mörser

1. Brausen Sie den Salbei kurz unter kaltem Wasser ab und tupfen Sie ihn dann mit Küchenkrepp leicht trocken. Zupfen Sie anschließend die Blättchen ab (die harten Stängel werden nicht benötigt) und schneiden Sie sie so fein wie möglich. Wenn Sie getrockneten Salbei verwenden, zerstoßen Sie ihn am besten im Mörser zu Pulver.
2. Geben Sie den Zucker in einen kleinen Topf und bringen Sie ihn unter stetigem Rühren auf kleiner Flamme langsam zum Schmelzen. Weiterrühren, bis der Zucker ganz leicht braun wird.
3. Rühren Sie nun den Salbei in den Zucker. Vorsicht: Das Wasser in frischen Salbeiblättern lässt die Masse zischen, brodeln und nach oben »schießen«. Bonbonsmachen ist deshalb leider nichts für Kinder.
4. Nehmen Sie den Topf vom Herd und lassen Sie mithilfe des Kochlöffels bonbongroße Portionen der Kräuter-Zucker-Masse auf ein Backblech mit Backpapier tropfen. Vorsicht, die Zuckermasse ist heißer als kochendes Wasser!
5. Wenn Sie mit dem Aussehen der Bonbons nicht zufrieden sind, lösen Sie die »Tropfen«, sobald sie etwas abgekühlt sind, vom Backpapier und rollen sie zwischen den Händen in Form. Abermals Vorsicht: Beim Rollen ist die Masse wieder heißer als beim prüfenden Druck mit dem Finger.

ANWENDUNG

Bei Halsweh mehrmals täglich ein Salbeibonbon lutschen.

HALTBARKEIT

Luftdicht verschlossen halten die Bonbons mindestens 1 Jahr.

ZUCKERRESTE IM TOPF

Um den Topf zu reinigen, gießen Sie Wasser zu den Zuckerresten und bringen alles noch einmal zum Kochen. Die klebrigen Reste lassen sich so ganz einfach mit dem Wasser abgießen und Sie müssen den Topf nur noch spülen.

BRUSTWICKEL

BEI TROCKENEM ODER FESTSITZENDEM HUSTEN, DER SICH LÖSEN SOLL

2 EL feines Steinsalz • 2 EL Sesamöl
Außerdem: kleine Schale • Löffel • Baumwolltuch oder Küchenkrepp • Handtuch • Wärmflasche • Decke

1. Verrühren Sie das Steinsalz und das Sesamöl zu einer geschmeidigen Masse.

ANWENDUNG

Füllen Sie die Wärmflasche mit warmem Wasser. Sie sollte nur wenig gefüllt und nicht zu heiß sein. Streichen Sie die Salz-Öl-Paste zwischen Hals und Brustbein auf die nackte Haut und legen Sie ein dünnes Baumwolltuch oder Küchenkrepp darüber. Machen Sie es sich auf der Couch bequem und legen Sie erst das Handtuch und dann die Wärmflasche auf die Brust. Zum Schluss decken Sie sich noch schön zu. Lassen Sie so den Wickel 10–15 Min. wirken, ehe Sie ihn mit einem feuchten Tuch wieder abnehmen.

HALTBARKEIT

Für jede Anwendung neu anrühren.

ZUSÄTZLICH INHALIEREN

Um die Wirkung zu verstärken, inhalieren Sie direkt nach der Anwendung. Zwei Anleitungen dazu finden Sie auf **Seite 42** und **43**).

▲

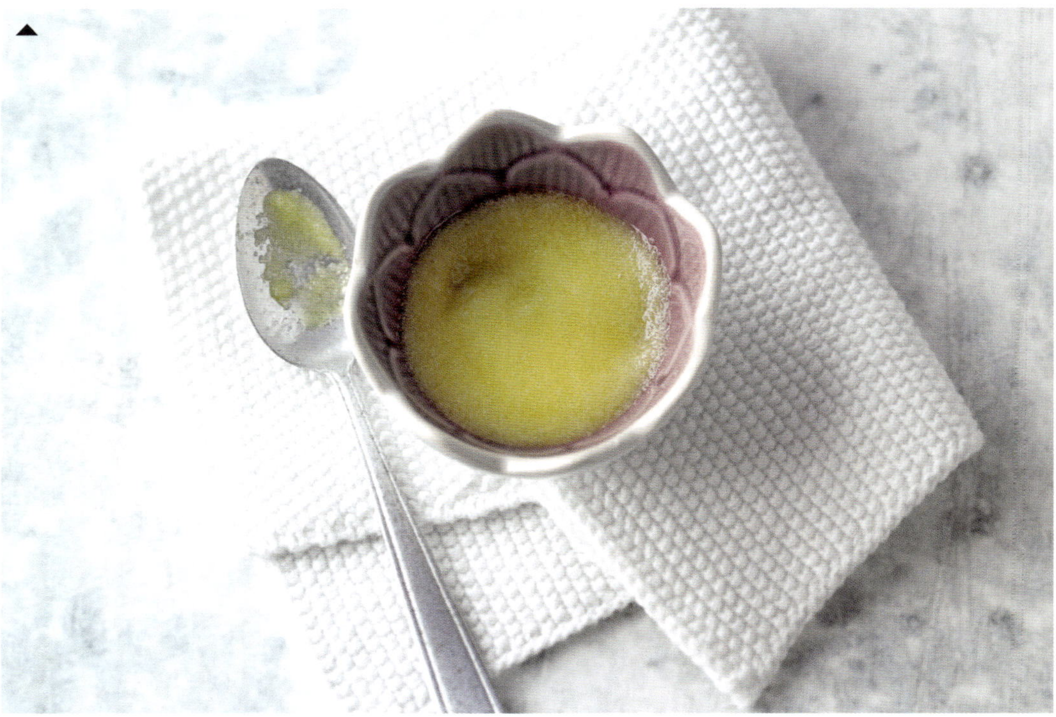

HUSTENDRINK

GEGEN HUSTEN

50 ml Apfelessig • 50 g Honig (am besten Bioqualität, kaltgeschleudert) • 30 Tr. wasserlösliche Propolistinktur (Rezept ***Seite 23****) • 1 Prise Kristallsalz*
Außerdem: Löffel, kleiner Schneebesen oder Milchaufschäumer • Einmachglas

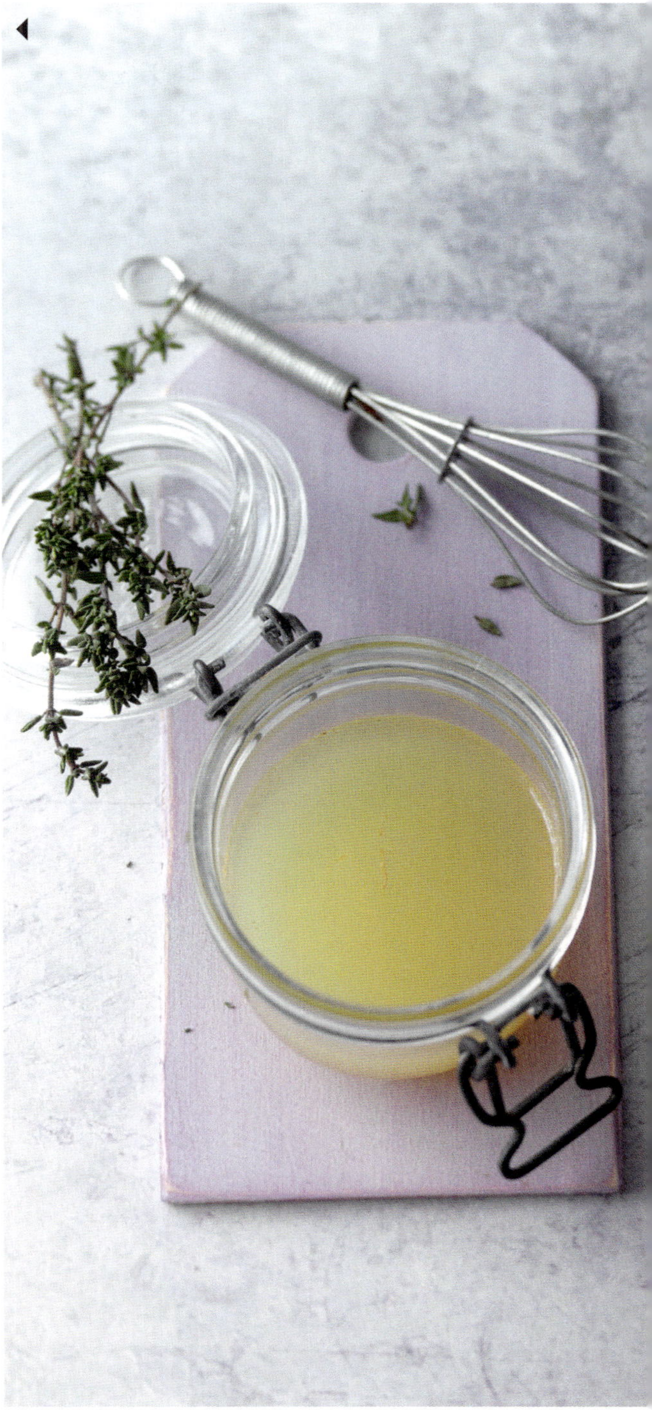

1. Füllen Sie alle Zutaten in ein Einmachglas, geben Sie 50 ml lauwarmes Wasser (wenn Sie ihn zu Hause haben, können Sie auch 50 ml Thymiantee nehmen) dazu und rühren Sie kräftig, bis sich der Honig aufgelöst hat. Je fester der Honig ist, desto mehr empfiehlt sich dazu ein Milchaufschäumer.

ANWENDUNG

Nehmen Sie im akuten Stadium jede Stunde, danach alle 2–3 Std. 1 TL der Mischung zu sich – vorher kräftig umrühren.

HALTBARKEIT

Der Hustendrink hält sich gut verschlossen bis zu 2 Tage. Wenn der Husten bis dahin noch nicht besser geworden ist, sollten Sie den Drink noch einmal frisch zubereiten.

THYMIANCREME

BEI BRONCHITIS, KRAMPFARTIGEM HUSTEN UND ASTHMATISCHER ATMUNG

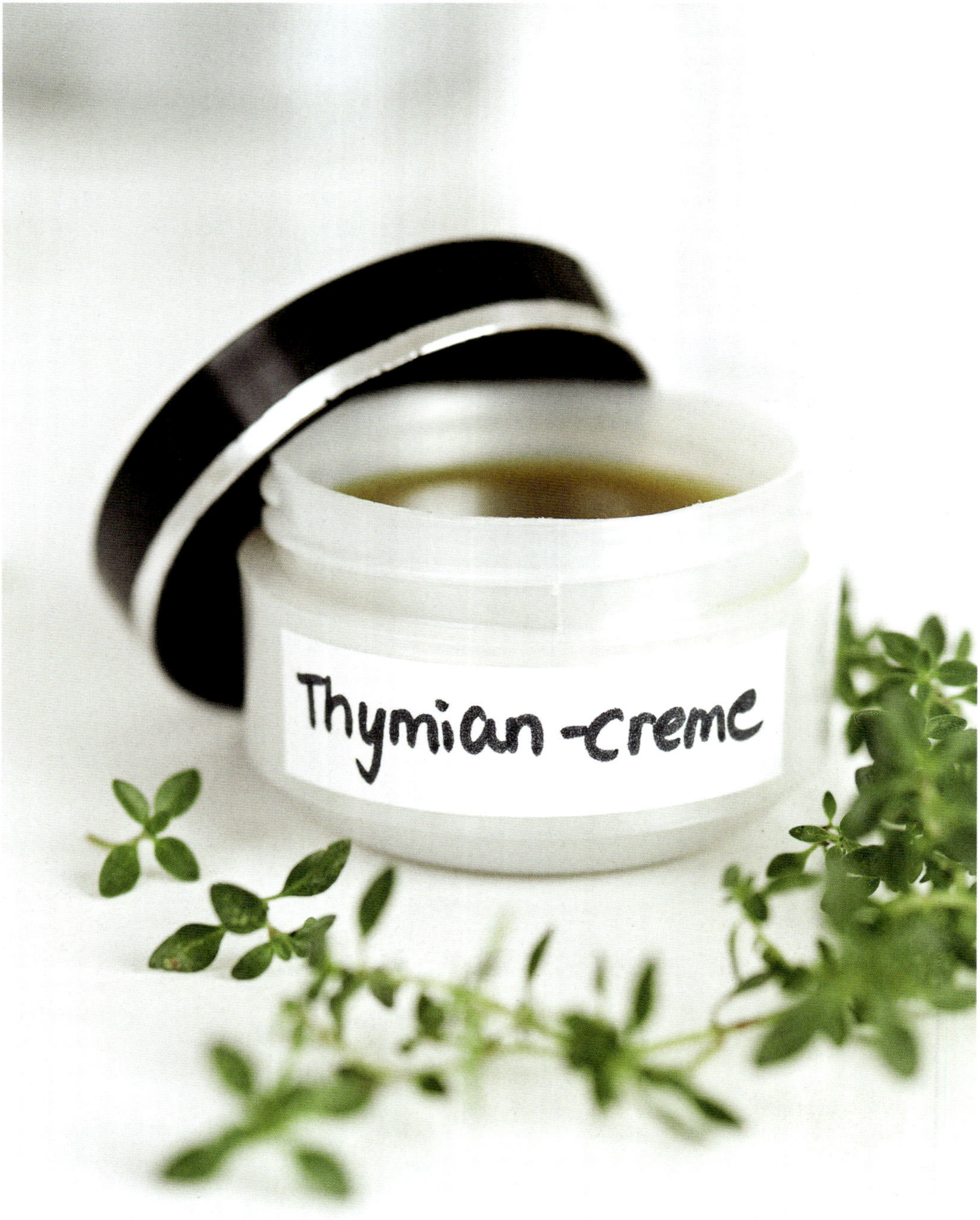

1 großes Bund frischer Thymian • 250 g Melkfett
Außerdem: scharfes Messer • Schneidebrett • Topf • Kochlöffel • Sieb • Stoffwindel oder Mulltuch • Cremedose • Thermometer

1. Den Thymian möglichst fein zerkleinern und in einen Topf geben. Das Melkfett hinzufügen und alles auf 40° erhitzen.
2. Ist die Temperatur erreicht, den Topf vom Herd nehmen und alles wieder abkühlen lassen.
3. In den folgenden 7 Tagen erwärmen Sie die Masse im Topf täglich aufs Neue bis auf 40° und lassen sie anschließend wieder abkühlen.
4. Am 8. Tag gießen Sie die Flüssigkeit nach dem Erwärmen durch ein mit einem Mulltuch oder einer Stoffwindel ausgelegtes Sieb in eine Cremedose ab.

ANWENDUNG

Reiben Sie Brust und Rücken am Morgen und abends vor dem Schlafengehen in sanft kreisenden Bewegungen gleichmäßig mit Thymiancreme ein.

HALTBARKEIT

Gut verschlossen hält sich die Thymiancreme im Kühlschrank 6 Monate.

NEHMEN SIE HOMÖOPATHISCHE MITTEL EIN?

Wenn Sie sich in homöopathischer Behandlung befinden, sind starke ätherische Öle wie Pfefferminze oder Eukalyptus, die normalerweise in Erkältungscremes zum Einreiben stecken, tabu. Denn sie beeinträchtigen die Wirkung des Arzneimittels. Die Thymiancreme können Sie dagegen ohne Probleme begleitend anwenden. Die in Thymian enthaltenen Stoffe wirken desinfizierend, krampf- und schleimlösend.

1. Thymian möglichst fein hacken. 2. Melkfett erhitzen, Thymian einrühren. 3. Durch ein Sieb abfüllen.

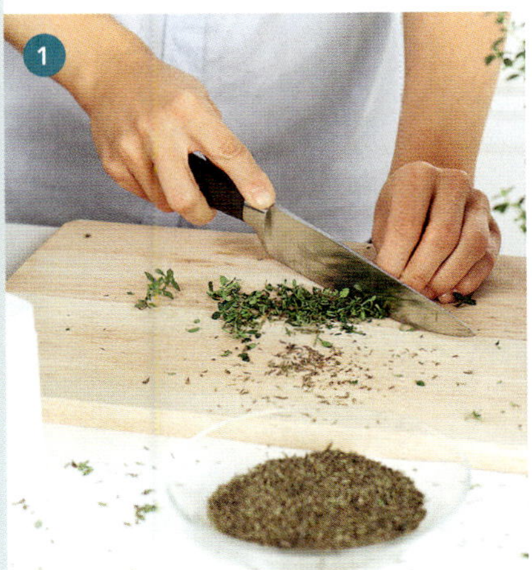

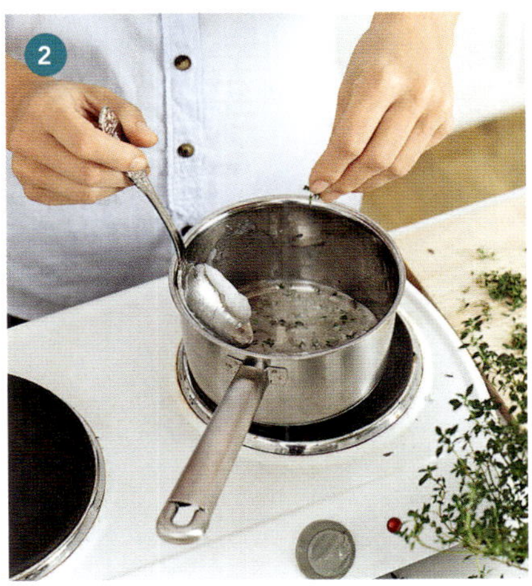

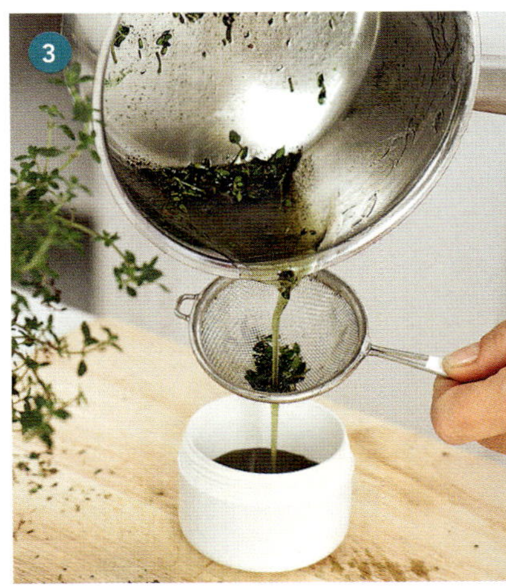

GRIPPETEE

BEI FIEBERHAFTEN ERKÄLTUNGEN, GRIPPE UND GLIEDERSCHMERZEN

50 g getrocknetes Mädesüß • 50 g getrocknete Holunderblüten • 50 g getrocknete Lindenblüten
Außerdem: Teedose • Teesieb • Tasse oder Thermoskanne

1. Geben Sie die getrockneten Kräuter in eine Teedose, verschließen Sie diese und schütteln Sie sie dann kräftig.
2. Teesieb mit 1 TL Kräutermischung in einer Tasse mit kochendem Wasser übergießen und abgedeckt 10 Min. ziehen lassen. Alternativ 2 EL Kräuter in einer Kanne mit 1 l Wasser überbrühen. Nach dem Ziehen durch ein Sieb in eine Thermoskanne umfüllen.

ANWENDUNG

Trinken Sie über den Tag verteilt mehrere Tassen.

HALTBARKEIT

Gut verschlossen hält die Teemischung ca. 1 Jahr.

NATÜRLICHES ASPIRIN

Weil Mädesüß Salicylsäure enthält, bezeichnet man es auch als »pflanzliches Aspirin«. Es senkt Fieber und lindert Kopf- und Gliederschmerzen. Linden- und Holunderblüten unterstützen und ergänzen diesen Effekt. Das Beste aber: Der Tee riecht so wunderbar, dass Sie sich allein schon dadurch besser fühlen.

1. Kräuter in einer Dose mischen. 2. Mit Wasser übergießen. 3. Mehrere Tassen am Tag trinken.

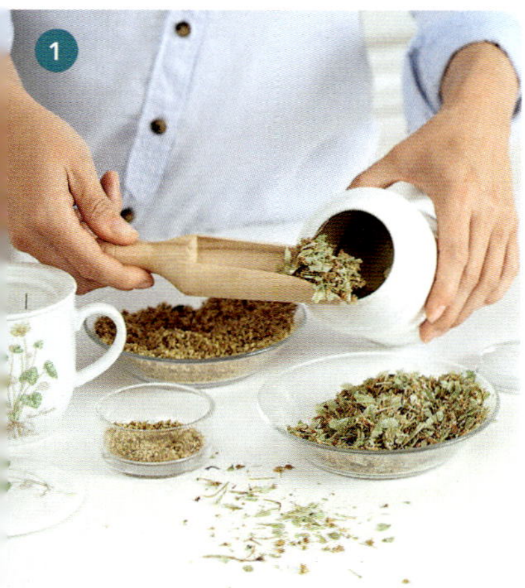

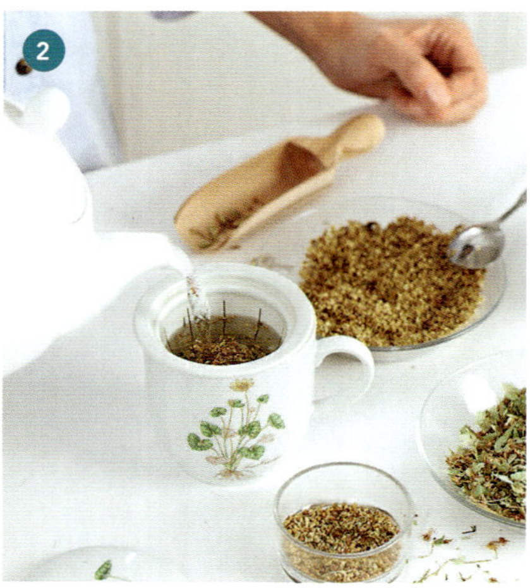

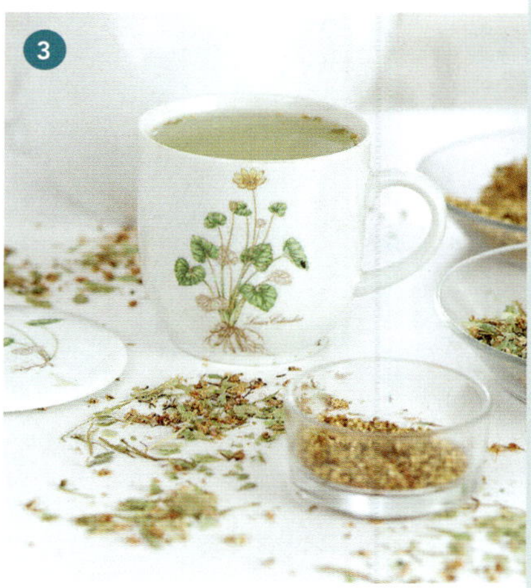

REIZHUSTENTEE

BEI TROCKENEM REIZHUSTEN

10 g Fenchelsamen • 20 g getrockneter Thymian • 25 g getrocknete Eibischwurzel • 15 g getrockneter Spitzwegerich • 10 g getrocknetes Isländisch Moos • 10 g getrocknete Süßholzwurzel • 10 g getrocknete Veilchen
Außerdem: Mörser • Teedose • Teetasse • Teesieb

1. Zerstoßen Sie die Fenchelsamen in einem Mörser.
2. Füllen Sie die zerstoßenen Samen anschließend mit den restlichen Kräutern in eine Teedose. Diese verschließen und alles kräftig schütteln.
3. Brühen Sie 1 TL Teemischung mit 200 ml kochendem Wasser auf und lassen Sie den Tee 10 Min. bei geschlossenem Deckel ziehen.

ANWENDUNG

Erwachsene können bis zu 4 Tassen Reizhustentee am Tag trinken, Kinder bis zu 2 Jahren ungefähr 30 ml (mit der Babyflasche abmessen) täglich.

HALTBARKEIT

Die Teemischung hält sich luftdicht verschlossen mindestens 1 Jahr.

SUPERMILD

Diese ausgewählte Kräutermischung beruhigt die gereizten Atemwege, ohne dabei den Hustenreflex zu unterdrücken. Weil der Tee nicht nur äußerst wirksam, sondern auch sehr mild ist, eignet er sich auch für Kinder und sogar schon für Säuglinge.

1. Fenchelsamen zerstoßen. 2. Mit den restlichen Kräutern mischen. 3. Mit heißem Wasser überbrühen.

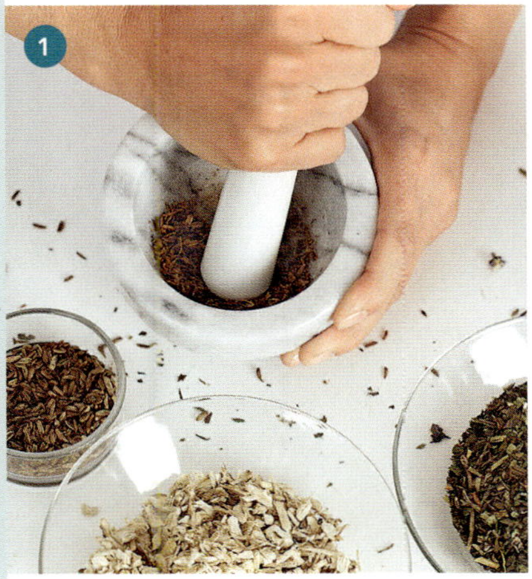

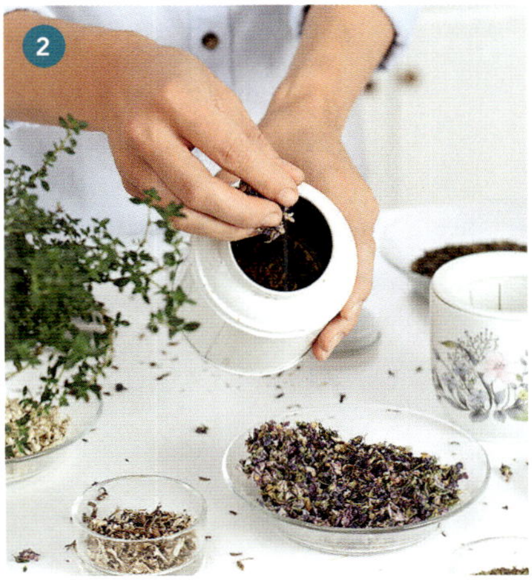

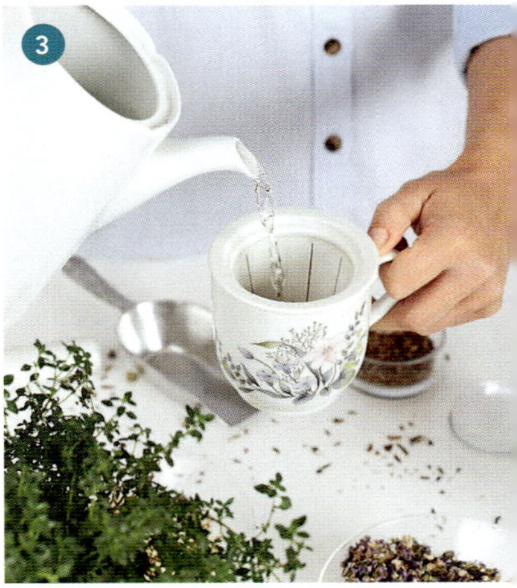

NEBENHÖHLENTEE

BEI NASENNEBENHÖHLEN- ODER STIRNHÖHLENENTZÜNDUNG SOWIE SEHR HARTNÄCKIG VERSTOPFTER NASE

20 g getrocknete Lindenblüten • 20 g getrockneter Majoran • 20 g getrocknete Myrte • 10 g getrocknetes Mädesüß • 10 g getrocknete Holunderblüten • 10 g getrockneter Sonnenhut • 10 g getrocknete Pfefferminze
Außerdem: Teedose

1. Füllen Sie alle Kräuter in eine Teedose, verschließen Sie diese und schütteln Sie sie einmal gründlich.
2. Geben Sie anschließend 1 EL der Mischung in eine Tasse, gießen Sie mit 200 ml kochendem Wasser auf und lassen Sie den Tee zugedeckt 10–15 Min. ziehen.

ANWENDUNG
Trinken Sie maximal 4 Tassen am Tag.

HALTBARKEIT
Brühen Sie den Tee bei Bedarf jedes Mal frisch auf. Die fertige Teemischung hält luftdicht verschlossen ca. 1 Jahr.

VORSICHT
Da diese Teemischung Salicylsäure enthält (Mädesüß), darf sie bei einer Allergie gegen diesen Wirkstoff (Aspirin®) nicht angewendet werden.

1. Kräutermischung zubereiten. 2. Tasse befüllen (1 TL). 3. Mit kochendem Wasser aufgießen.

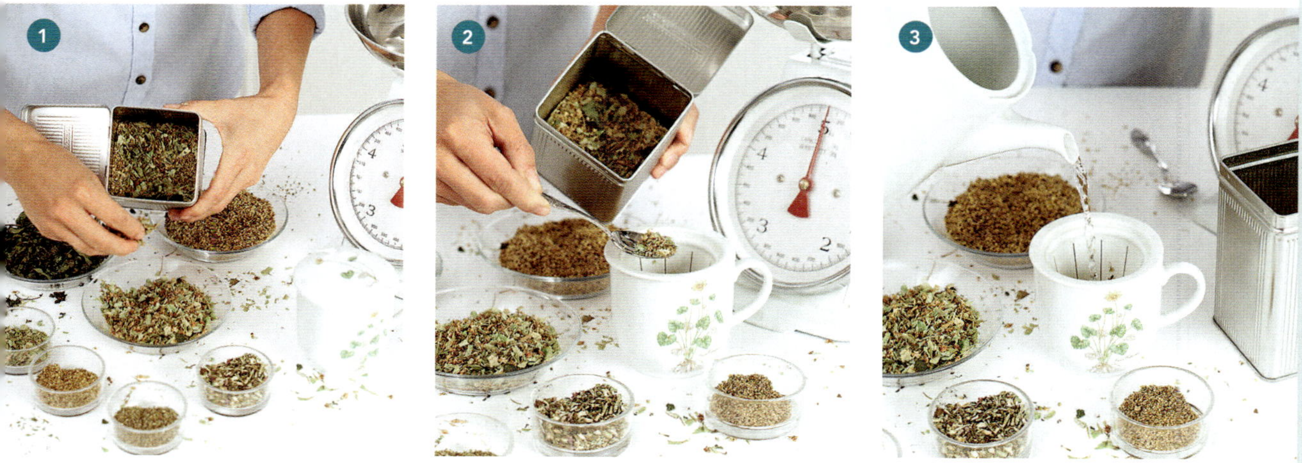

SCHLEIMLÖSERTEE

BEI FESTSITZENDEM HUSTEN MIT ZÄHEM SCHLEIM, DER NICHT ODER NUR SCHWER ABGEHUSTET WERDEN KANN.

20 g Anissamen • 40 g getrocknetes Quendelkraut • 30 g getrocknete Schlüsselblume • 10 g getrocknete Königskerze
Außerdem: Mörser • Teedose • Teetasse • Teesieb

1. Zerstoßen Sie die Anissamen in einem Mörser und geben Sie sie anschließend mit den anderen Kräutern in eine Teedose. Dose verschließen, kräftig durchschütteln – fertig ist die Mischung.
2. Brühen Sie 1 TL Teemischung mit einer Tasse kochendem Wasser auf und lassen Sie den Tee 10 Min. anschließend zugedeckt ziehen.

ANWENDUNG

Trinken Sie über den Tag verteilt bis zu 4 Tassen.

HALTBARKEIT

Die Teemischung hält sich circa 1 Jahr.

ZUSÄTZLICH INHALIEREN

Um die Wirkung noch zu intensivieren, können Sie zusätzlich mit einem Aufguss inhalieren (was Sie dafür brauchen, erfahren Sie auf **Seite 42f.**).

1. Anissamen mörsern. 2. Mischung ins Teesieb füllen. 3. Mit kochendem Wasser aufgießen.

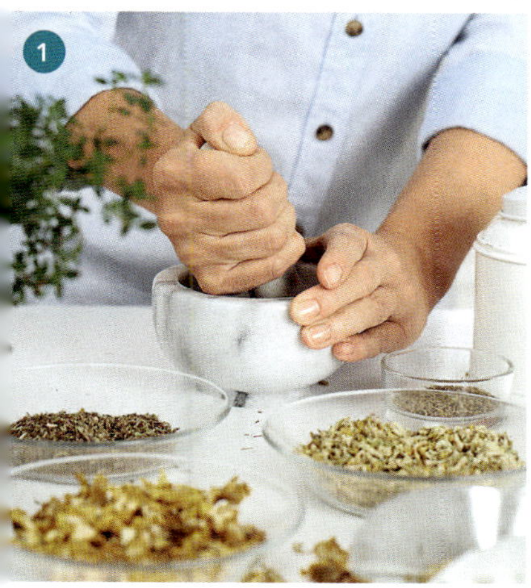

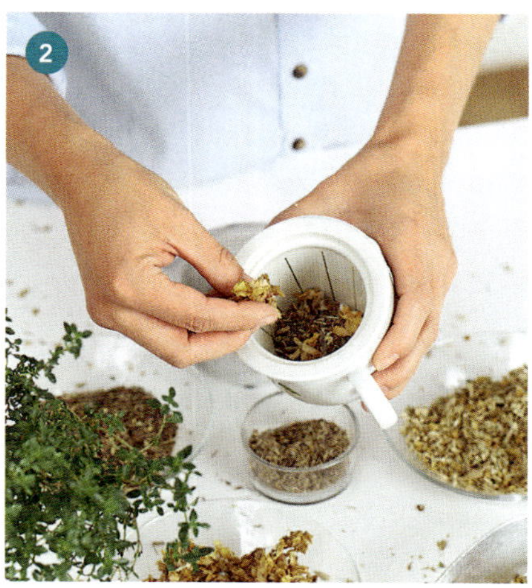

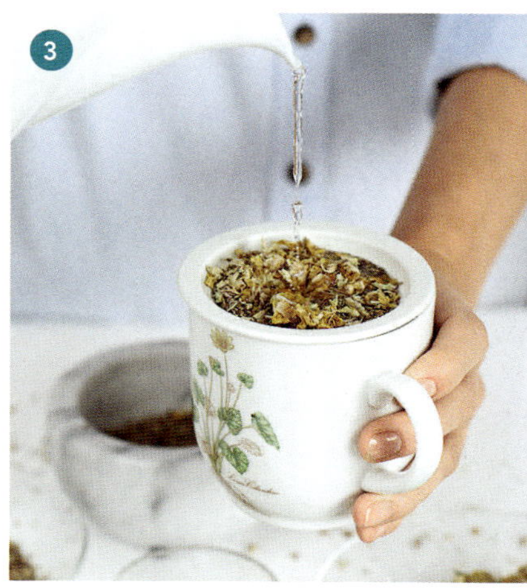

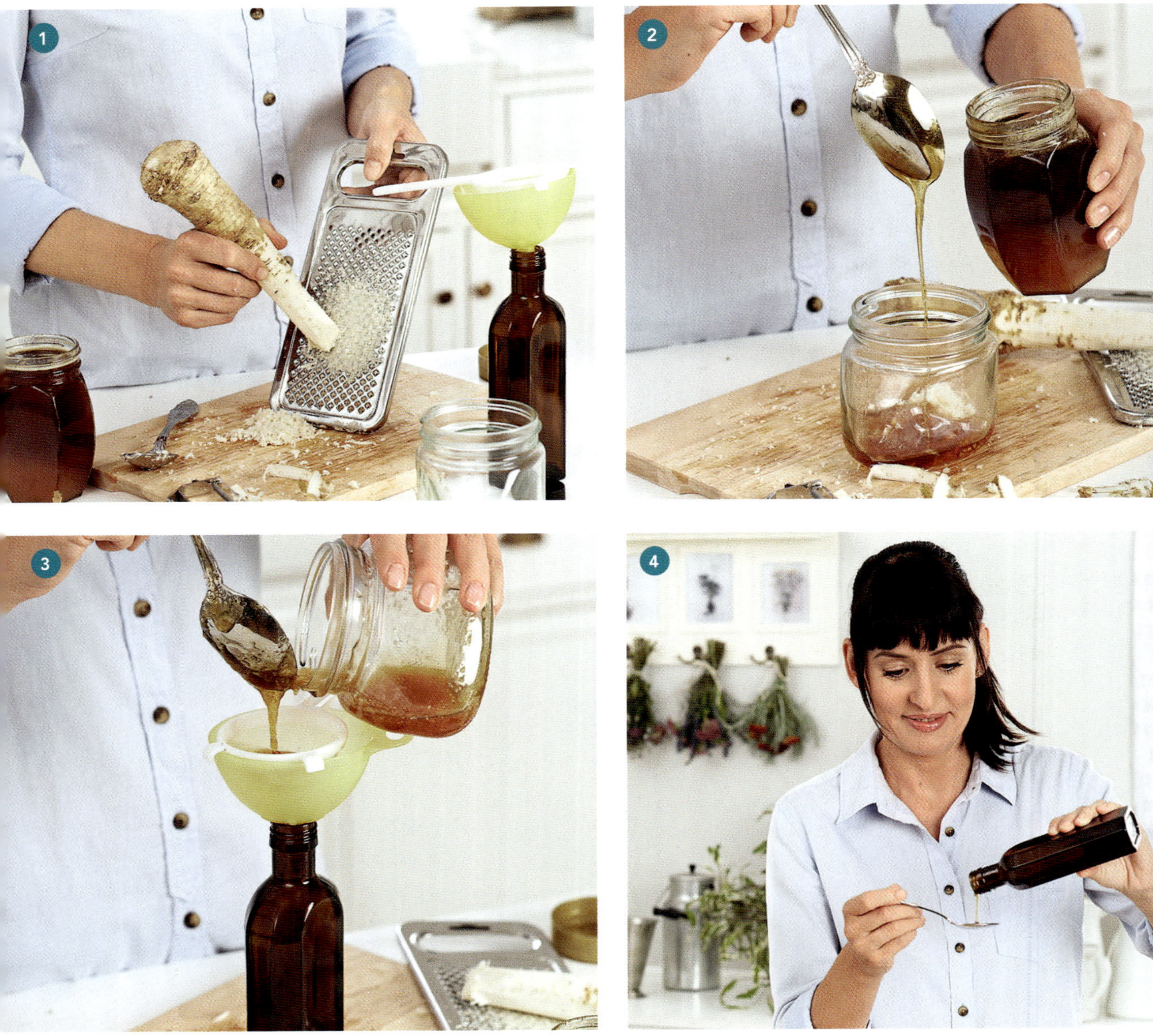

1. Meerrettich reiben. 2. Meerrettich und Honig in einem Glas mischen. 3. Am nächsten Tag in eine dunkle Flasche umfüllen. 4. Dreimal täglich einen Teelöffel Saft einnehmen.

MEERRETTICH-HUSTENSAFT

BEI HUSTEN, ERKÄLTUNG UND BRONCHITIS

1 Stück Meerrettichwurzel (ca. 20 g, vom Markt oder Gemüsehändler) • 150 g Bio-Honig
Außerdem: Sparschäler • Gemüsereibe • Schraubglas (250 ml) • dunkle Flasche (250 ml) • Teesieb (ersatzweise Küchensieb und Stoffwindel)

1. Schälen Sie die Meerrettichwurzel und raspeln Sie sie grob.
2. Füllen Sie die geraspelte Wurzel in ein Schraubglas und geben Sie den Honig dazu. Verschließen Sie das Glas und stellen Sie es über Nacht an einen warmen Ort.
3. Am nächsten Tag gießen Sie den Honigsaft durch ein Teesieb oder in ein mit einer Stoffwindel ausgelegtes Küchensieb mithilfe eines Trichters in eine dunkle Flasche. Was im Sieb zurückbleibt, können Sie entsorgen. Die Flasche wandert jetzt in den Kühlschrank und wartet dort auf ihren Einsatz.

ANWENDUNG

Nehmen Sie dreimal täglich je 1 Teelöffel Meerrettich-Hustensaft.

HALTBARKEIT

Wenn Sie den Saft im Kühlschrank aufheben, hält er bis zu 6 Tage.

ACHTUNG, SCHARF!

Die scharfen Senföle sind des Meerrettichs Wunderwaffe. Sie töten Bakterien, Pilze und Viren ab. Sein Saft löst Schleim und steigert die Abwehrkräfte. Wegen dieser günstigen Wirkungen und des etwas derb-deftigen Geschmacks der scharfen Pflanze wird sie auch als »Antibiotikum der Bauern« bezeichnet.
Aber Vorsicht: Weil dieser Hustensaft sehr scharf ist, eignet er sich nicht für Kinder (probieren Sie für die Jüngsten einen der Hustensäfte auf **Seite 36** und **37**). Davon abgesehen dürfen Sie Meerrettich nicht anwenden, wenn Sie an einem Magen- oder Darmgeschwür leiden.

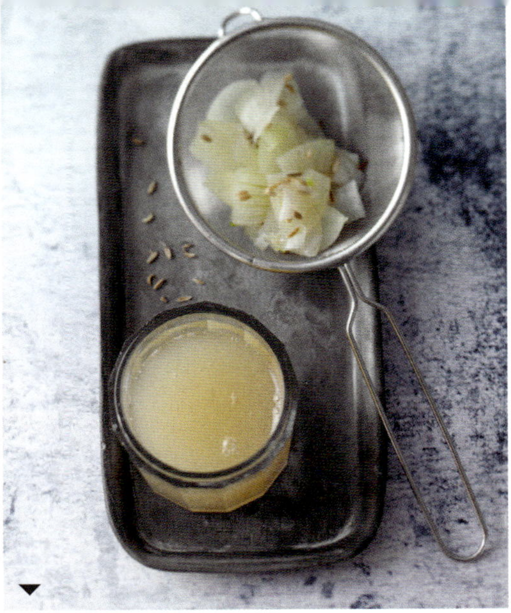

ZWIEBELHUSTENSAFT

BEI HUSTEN UND HEISERKEIT

200 g Zwiebeln • 1 gestrichener EL Fenchelsaat • 30 g Bio-Honig
Außerdem: feines Sieb • Trichter • Schraubglas

1. Die Zwiebeln schälen und in feine Würfel schneiden. Mit der Fenchelsaat in einen Topf geben, 200 ml Wasser hinzufügen und alles auf kleiner Flamme 20 Min. köcheln lassen. Durch ein feines Sieb in ein sauberes Schraubglas abseihen, dabei auch noch den Saft aus den Zwiebeln drücken.
2. Die Flüssigkeit auf rund 40° abkühlen lassen. Erst dann den Honig unterrühren und das Schraubglas verschließen.

ANWENDUNG

4- bis 6-mal täglich je 1 TL Saft geben. Achtung: Wegen des enthaltenen Honigs erst für Kinder ab 1 Jahr geeignet.

HALTBARKEIT

Im Kühlschrank etwa 1 Woche.

RETTICH-HONIG-SAFT

BEI HUSTEN UND HEISERKEIT

1 schwarzer Rettich • 50–100 g Bio-Honig
Außerdem: Glas

1. Den »Deckel« vom Rettich abschneiden, das Innere bis auf einen 2 Zentimeter breiten Rand aushöhlen und den Rettich in ein Glas stellen.
2. Den ausgehöhlten Rettich mit Honig füllen und 1–2 Std. ziehen lassen, damit sich seine ätherischen Öle mit dem Honig mischen.

ANWENDUNG

Über den Tag verteilt immer wieder einen Teelöffel im Mund zergehen lassen.

HALTBARKEIT

Etwa 2–3 Tage (im Kühlschrank).

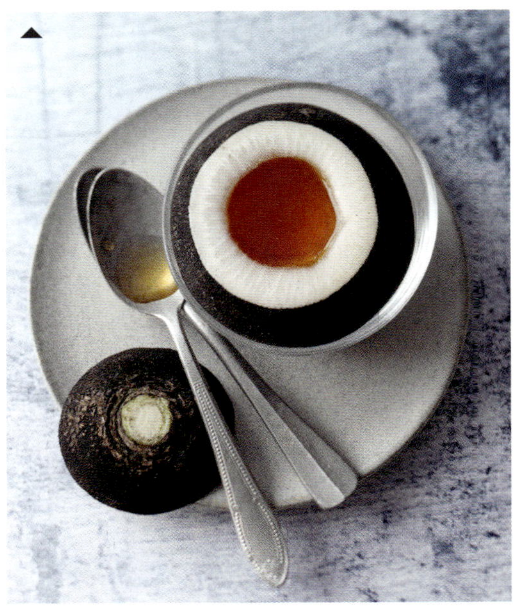

SPITZWEGERICH-HUSTENSAFT

BEI HUSTEN

100 g Zwiebeln • 1 EL getrockneter Spitzwegerich • 1 EL getrocknete Salbeiblätter • 1 EL getrockneter Thymian • 1 EL getrocknete Fenchelsaat • 80 g Rohrzucker • 30 g fester Bio-Honig
Außerdem: feines Sieb • kleiner Trichter • kleine Flasche

1. Die Zwiebeln schälen und in möglichst kleine Würfel schneiden. In einen Topf geben, 200 ml Wasser sowie Spitzwegerich, Salbei, Thymian, Fenchel und Rohrzucker hinzufügen und alles 7 Min. auf 80° erwärmen.
2. Weitere 100 ml kaltes Wasser untermischen, anschließend den Honig dazugeben und gründlich unterrühren.
3. Die Mischung durch ein feines Sieb filtern und mithilfe eines kleinen Trichters in eine kleine Flasche füllen und zuschrauben.

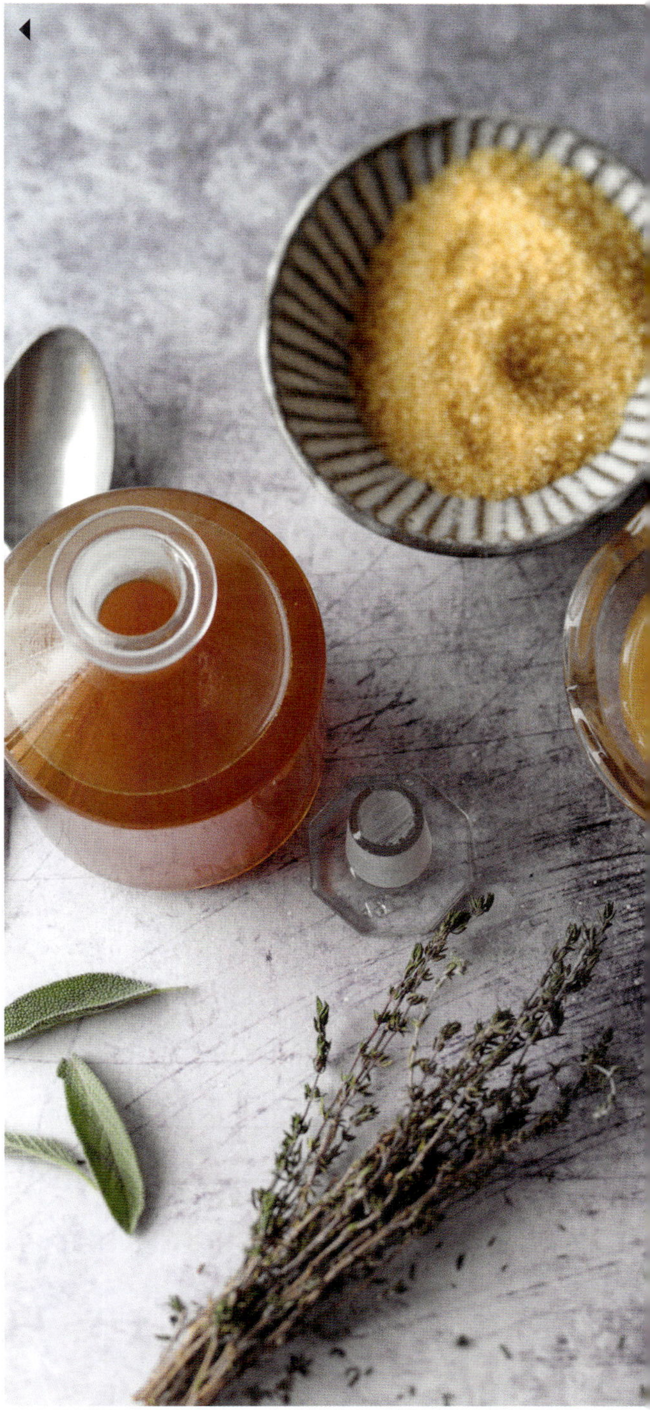

ANWENDUNG

Nehmen Sie bei Bedarf bis zu 5-mal täglich je 1 EL Hustensaft. Vor Gebrauch bitte immer gründlich schütteln.

HALTBARKEIT

Gekühlt aufbewahrt, hält sich der Hustensaft bis zu 6 Monate.

FENCHELHONIG

BEI ERKÄLTUNGSKRANKHEITEN MIT TROCKENEM HUSTEN

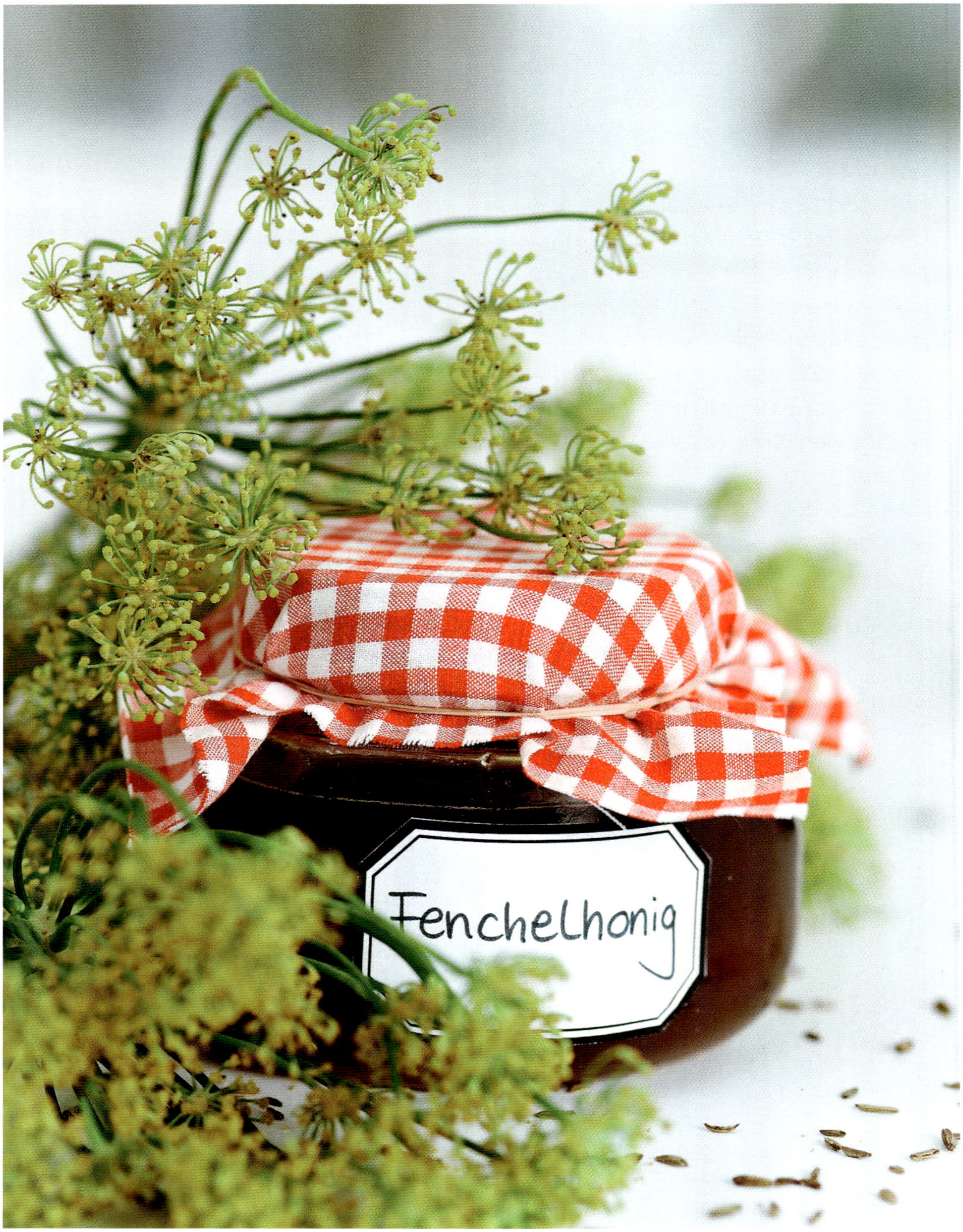

15 g Fenchelsaat • 250 g Bio-Honig
Außerdem: Mörser • mittelgroßer Topf • Teesieb • große Tasse oder Kanne • Schraubglas (mind. 250 ml)

1. Zerstoßen Sie die Fenchelsaat im Mörser, um die Wirkstoffe freizusetzen.
2. Geben Sie den zerstoßenen Fenchel in einen Topf, fügen Sie 250 ml Wasser hinzu und lassen Sie alles einmal aufkochen. Gießen Sie dann die Flüssigkeit durch ein Teesieb in eine große Tasse oder Kanne ab.
3. Lassen Sie das Fenchelwasser etwas abkühlen und rühren Sie dann den Honig ein. Ist die Flüssigkeit noch zu heiß, gehen die wertvollen Enzyme des Honigs verloren.
4. Füllen Sie den Fenchelhonig in ein Schraubglas und verschließen Sie es.

ANWENDUNG

Nehmen Sie bei Husten 3- bis 4-mal am Tag einen Teelöffel Hustensaft zu sich.

HALTBARKEIT

Der Fenchelhonig hält sich im Kühlschrank ungefähr 8 Tage.

GEHEIMTIPP: MANUKA-HONIG

Manuka-Honig wirkt hoch antibakteriell und ist daher bereits ins Visier der Wissenschaftler geraten. Allerdings stehen weitere Forschungen noch aus. Sie erhalten Manuka-Honig im Bioladen, Reformhaus, gut sortierten Supermarkt und über das Internet.

1. Fenchelsaat zerstoßen. 2. Honig in Fenchelwasser auflösen. 3. Mischung in ein Schraubglas füllen.

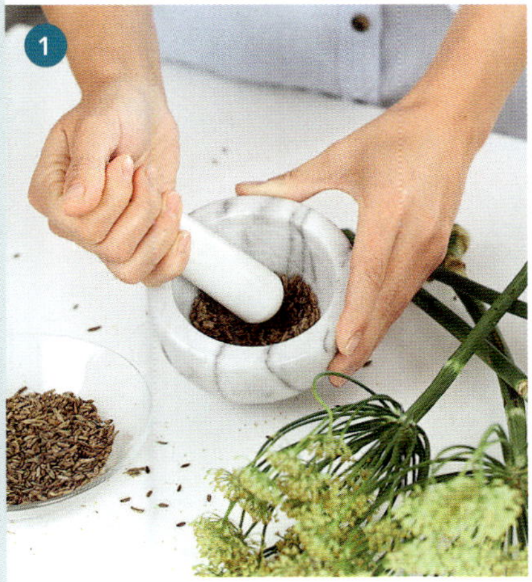

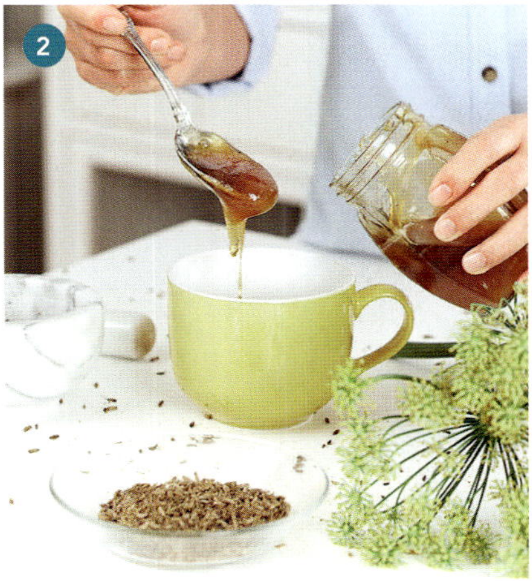

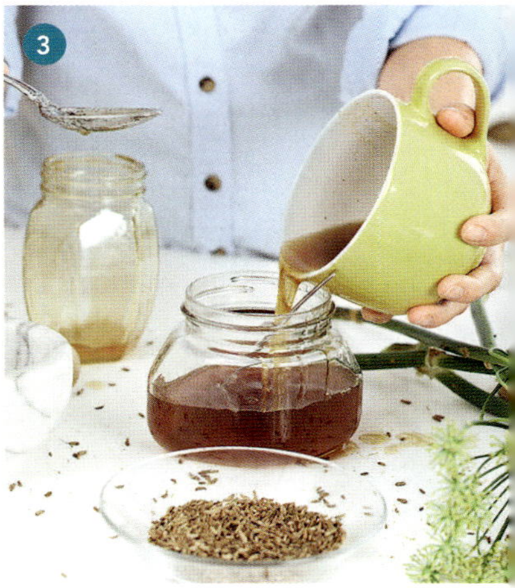

NASENSPRAY

BEI SCHNUPFEN MIT VERSTOPFTER NASE (AUCH HEUSCHNUPFEN)

1 g Kristallsalz • 5 Tropfen wasserlösliche Propolistinktur (aus der Apotheke)
Außerdem: kleiner Topf • kleiner Trichter • Nasenspraybehälter oder Pipettenflasche (aus der Apotheke)

1. In einem kleinen Topf 100 ml Wasser einmal aufkochen und anschließend wieder ungefähr auf Körpertemperatur abkühlen lassen.
2. Das Salz darin auflösen und die Sole dann mithilfe des Trichters in den Nasenspraybehälter oder die Pipettenflasche füllen. Es wird sicher etwas übrig bleiben, aber eine 1-prozentige Salzlösung lässt sich am leichtesten herstellen.
3. Zum Schluss die Propolistinktur zugeben, den Behälter verschließen und alles kräftig schütteln. Fertig!

ANWENDUNG

Nach Bedarf mehrmals täglich wahlweise einen Stoß aus dem Nasenspraybehälter oder 1–2 Tropfen aus der Pipettenflasche in jedes Nasenloch geben.

HALTBARKEIT

Das Nasenspray hält sich 2–3 Wochen.

KEINE NEBENWIRKUNGEN

Herkömmliche Nasensprays lassen die Nasenschleimhaut abschwellen und befreien so die Atemwege. Allerdings sollte man sie nur über einen begrenzten Zeitraum verwenden, weil sich die Nase sonst an sie gewöhnt und die Schleimhäute bei Nichtgebrauch sofort anschwellen. So entwickelt sich eine Art chronischer Schnupfen und eine daraus folgende »Nasenspray-Abhängigkeit«. Dieses Nasenspray dagegen macht nicht abhängig, weshalb Sie es bedenkenlos auch über einen längeren Zeitraum anwenden können. Es befeuchtet und reinigt die Nase, indem es den Schleim verflüssigt, sodass er schneller abfließt bzw. sich besser aus der Nase herausschnäuzen lässt.
Trinken Sie unterstützend mindestens 2 l Wasser und Tee am Tag. Das hält die Schleimhäute von innen feucht. Auch dadurch bleibt das Nasensekret flüssiger.

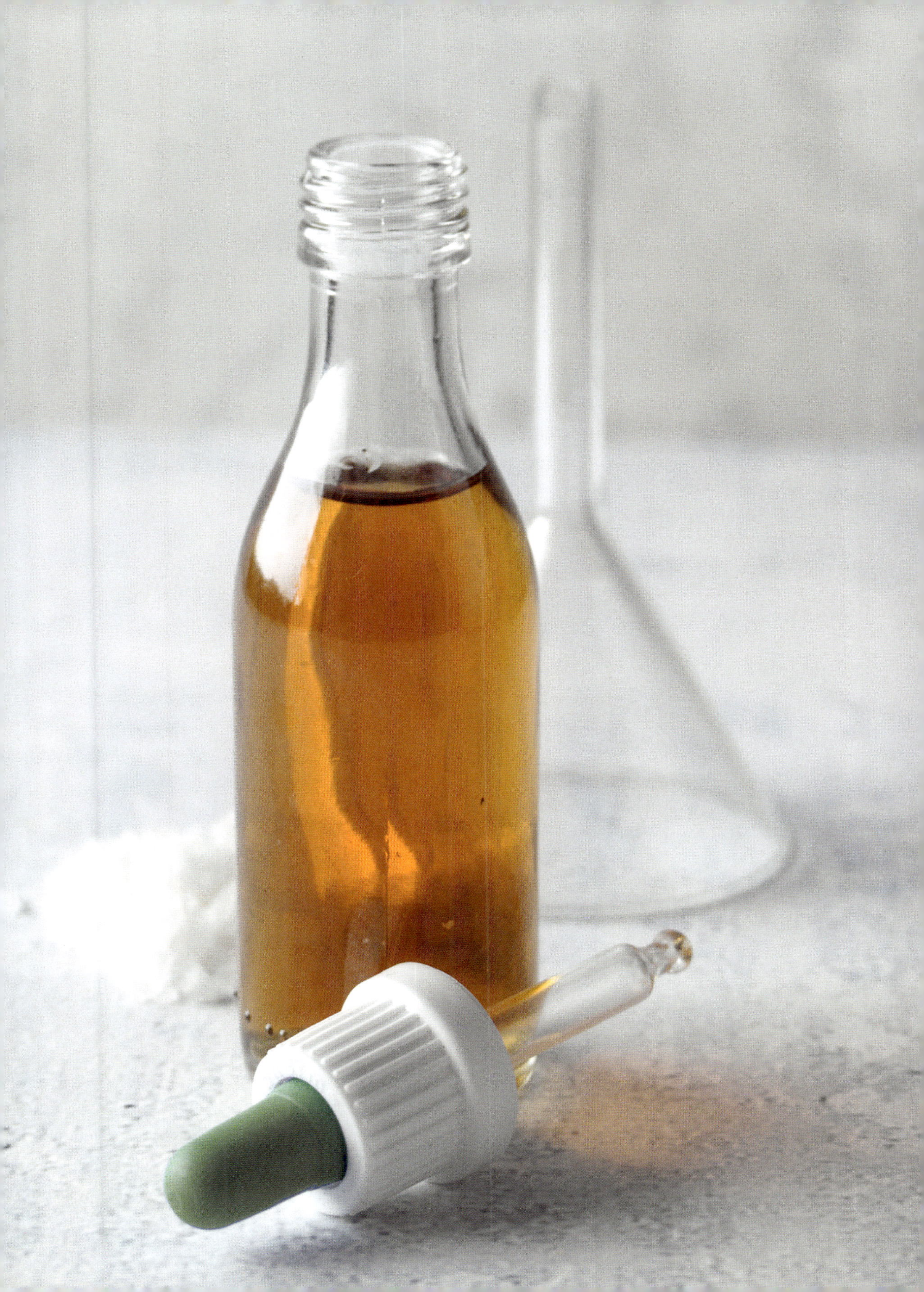

MISCHUNG ZUM INHALIEREN

BEI ALLEN ERKÄLTUNGSSYMPTOMEN, HUSTEN, SCHNUPFEN UND VERSTOPFTER NASE

2 ml ätherisches Eukalyptusöl • 3 ml ätherisches Latschenkiefernöl • 5 ml ätherisches Cajeputöl
Außerdem: dunkle Pipettenflasche (10 ml) • kleiner Messbecher • kleiner Trichter • Inhalator oder große Schüssel mit Handtuch

1. Füllen Sie alle ätherischen Öle in eine Pipettenflasche. Zuschrauben und einmal kräftig schütteln, damit sich die Zutaten gut mteinander vermischen.
2. Zum Inhalieren geben Sie 1 l kochendes Wasser in eine Plastikschüssel und träufeln je nach Alter (siehe unten) von der Inhalationsmischung dazu.

ANWENDUNG

Inhalieren Sie 1- bis 3-mal täglich 5–10 Min. Dazu verwenden Erwachsene 6–8, Kinder ab 4 Jahren 2–3 Tropfen. Für jüngere Kinder ist die Mischung nicht geeignet.

HALTBARKEIT

Das Öl hält sich mindestens 1 Jahr.

ERÄLTUNGSBAD

Die Mischung eignet sich auch gut für ein Erkältungsbad. Mischen Sie dazu 6–8 Tropfen mit 2 EL Sahne oder Mandelöl und geben Sie alles in die heiße Wanne.

1. Ätherische Öle in ein Fläschchen füllen. 2. Heißes Wasser in eine Schüssel geben. 3. 2–3 Tropfen der Mischung zufügen.

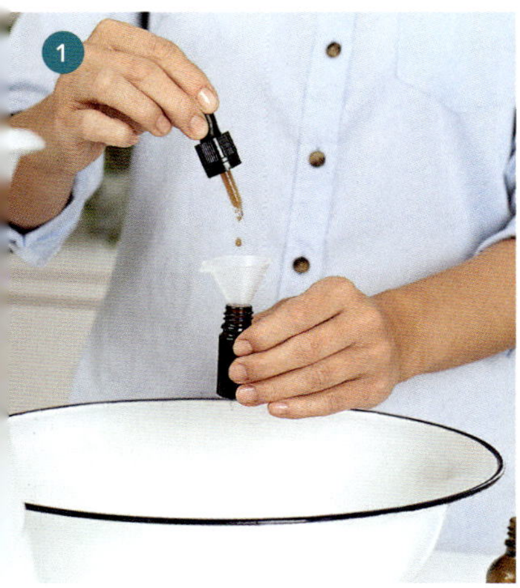

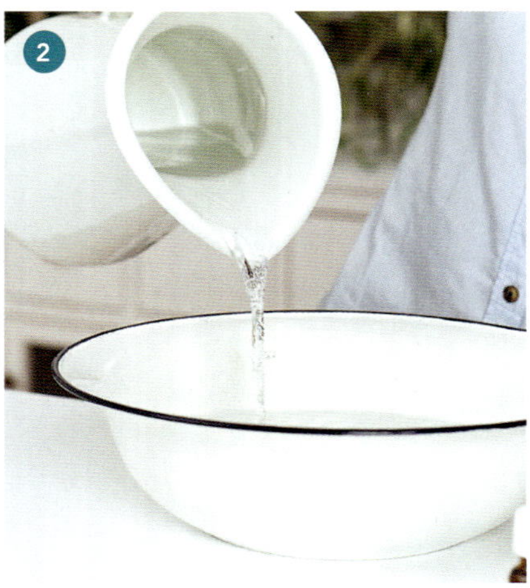

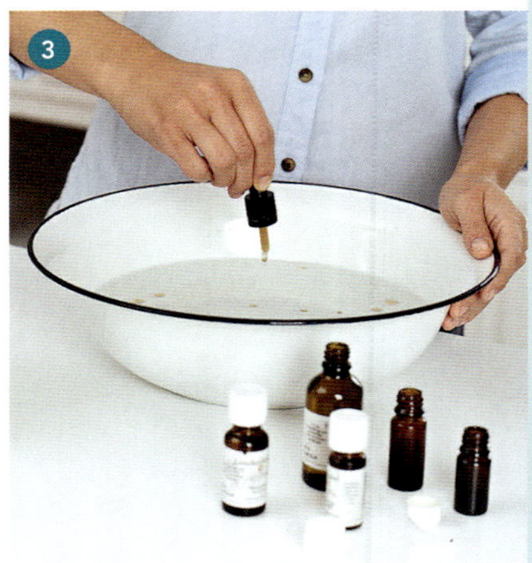

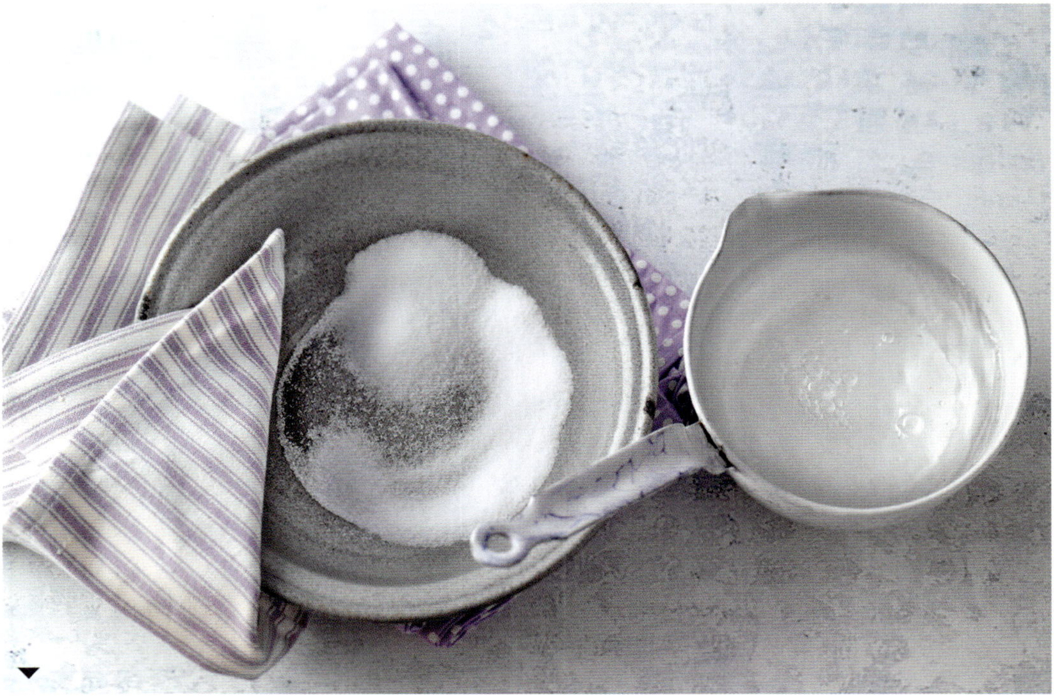

SALZ-INHALATIONSLÖSUNG

BEI ERKRANKUNGEN DER ATEMWEGE UND NEBENHÖHLEN, OHRENENTZÜNDUNGEN UND FESTSITZENDEM SCHNUPFEN

70 g Kristallsalz
Außerdem: große Schüssel • Handtuch

1. Übergießen Sie das Salz in einer Schüssel mit 2 l kochendem Wasser und rühren Sie so lang, bis sich das Salz ganz aufgelöst hat.

ANWENDUNG

Halten Sie Ihren Kopf unter dem Handtuch in den Dampf und atmen Sie 10–20 Min. tief ein und aus. Haben Sie Geduld: Es dauert ein wenig, bis die Anwendung Wirkung zeigt. Erst ca. 30 Min. nach der Inhalation beginnt sich der Schleim zu lösen und lässt sich dann gut abschnäuzen.

HALTBARKEIT

Das Dampfbad wird für jede Anwendung neu angerührt.

DIE WIRKUNG STEIGERN

Für die optimale Wirkung vor dem Inhalieren einen warmen Brustwickel anlegen (**Seite 26**). Dadurch löst sich festsitzender Schleim noch besser. Und: Nach dem Inhalieren kurz ruhen.

NASENDUSCHE

BEI ERKÄLTUNGSKRANKHEITEN, INSBESONDERE ERKRANKUNGEN DER NEBENHÖHLEN UND BEI ALLERGISCHEM SCHNUPFEN

7 ml Kristallsalzsole (siehe Tipp) • 10 Tr. wasserlösliche Propolistinktur (aus der Apotheke)
Außerdem: Nasendusche (aus dem Drogeriemarkt oder der Apotheke)

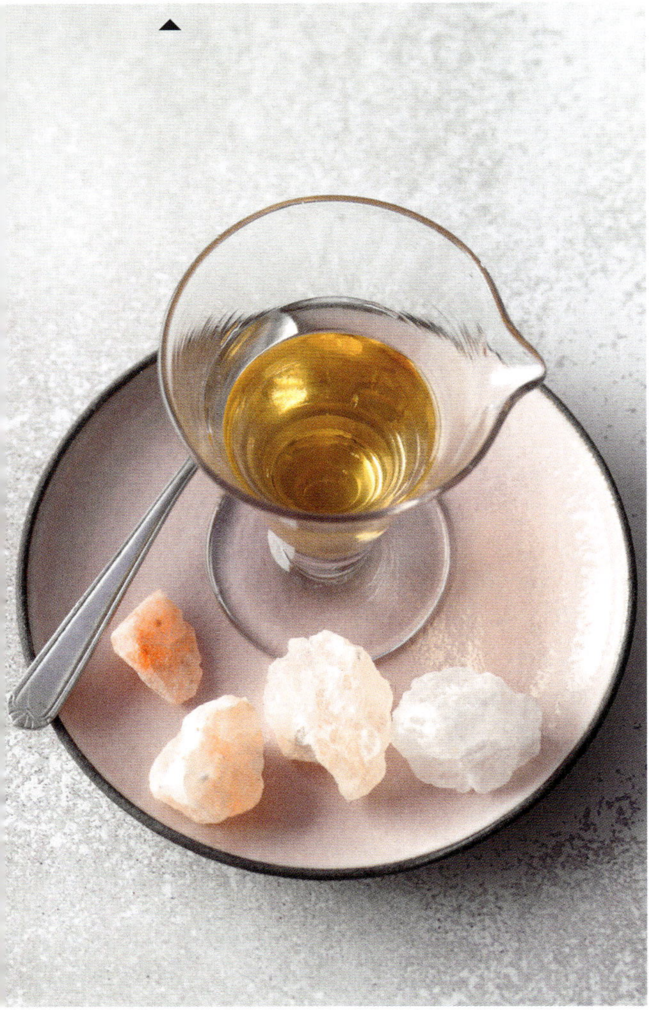

1. Befüllen Sie die Nasendusche mit 200 ml lauwarmem Wasser, geben Sie Sole und Propolistinktur dazu und schwenken Sie alles vorsichtig durch.

ANWENDUNG

Setzen Sie die Nasendusche am rechten Nasenloch an und verschließen Sie die Öffnung an der Dusche oben mit einem Finger. Beugen Sie sich über das Waschbecken, machen Sie den Mund weit auf und neigen Sie den Kopf leicht nach links. Nun nehmen Sie den Finger von der Öffnung und lassen die Lösung in das rechte Nasenloch fließen – sie fließt von allein über das linke Nasenloch wieder heraus.
Wenn die Hälfte der Flüssigkeit durchgeflossen ist, wechseln Sie die Seite und spülen das andere Nasenloch genauso.

HALTBARKEIT

Die Lösung wird jedes Mal wieder frisch zubereitet.

KRISTALLSALZSOLE

Für die Kristallsalzsole geben Sie 1 großen Kristallsalzbrocken in ein Einmachglas und füllen mit 1 l Wasser auf. Lassen Sie die Sole 1 Std. ziehen und entfernen Sie dann die Reste des Brockens. Sie haben nun eine 26-prozentige Salzsole, mehr Salz kann sich nicht auflösen. Alternativ können Sie den Brocken auch im Glas lassen und nach Gebrauch immer wieder neues Wasser nachgießen.

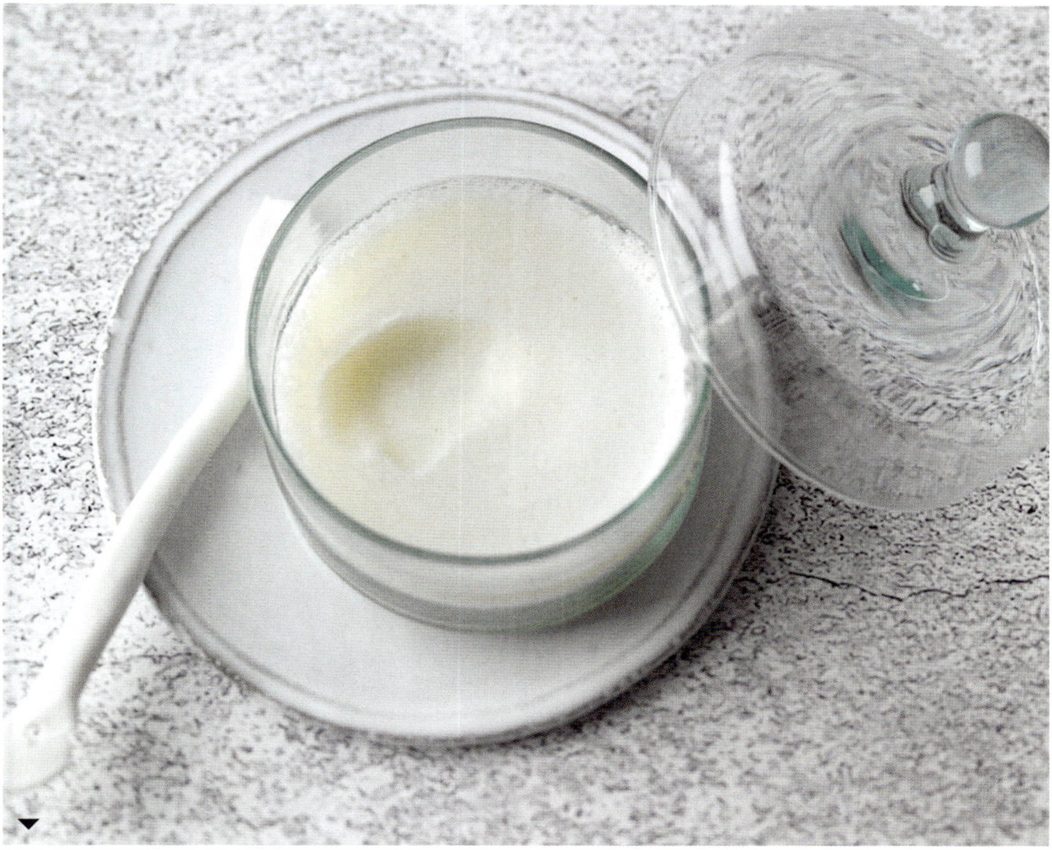

ERKÄLTUNGSBALSAM

BEFREIT DIE ATEMWEGE

50 g Sheabutter • 50 g Kokosöl • 15 Tropfen ätherisches Cajeputöl • 10 Tropfen ätherisches Lavendelöl • 5 Tropfen ätherisches Orangenöl
Außerdem: Schüssel • Topf • Löffel • Salbendose oder anderes kleines Gefäß

1. Geben Sie die Sheabutter und das Kokosöl in ein Wasserbad und lassen Sie sie schmelzen.
2. Die ätherischen Öle zugeben und alles kurz, aber gründlich vermischen.
3. In ein sauberes Gefäß abfüllen und bei geöffnetem Deckel fest werden lassen. Erst dann verschließen. Anderenfalls kann sich Kondenswasser bilden, was die Konsistenz verändert und die Haltbarkeit reduziert.

ANWENDUNG

Reiben Sie bei Bedarf Brust und Rücken mit dem Balsam ein.

HALTBARKEIT

Kühl und dunkel aufbewahrt, hält sich der Balsam ungefähr 6 Monate.

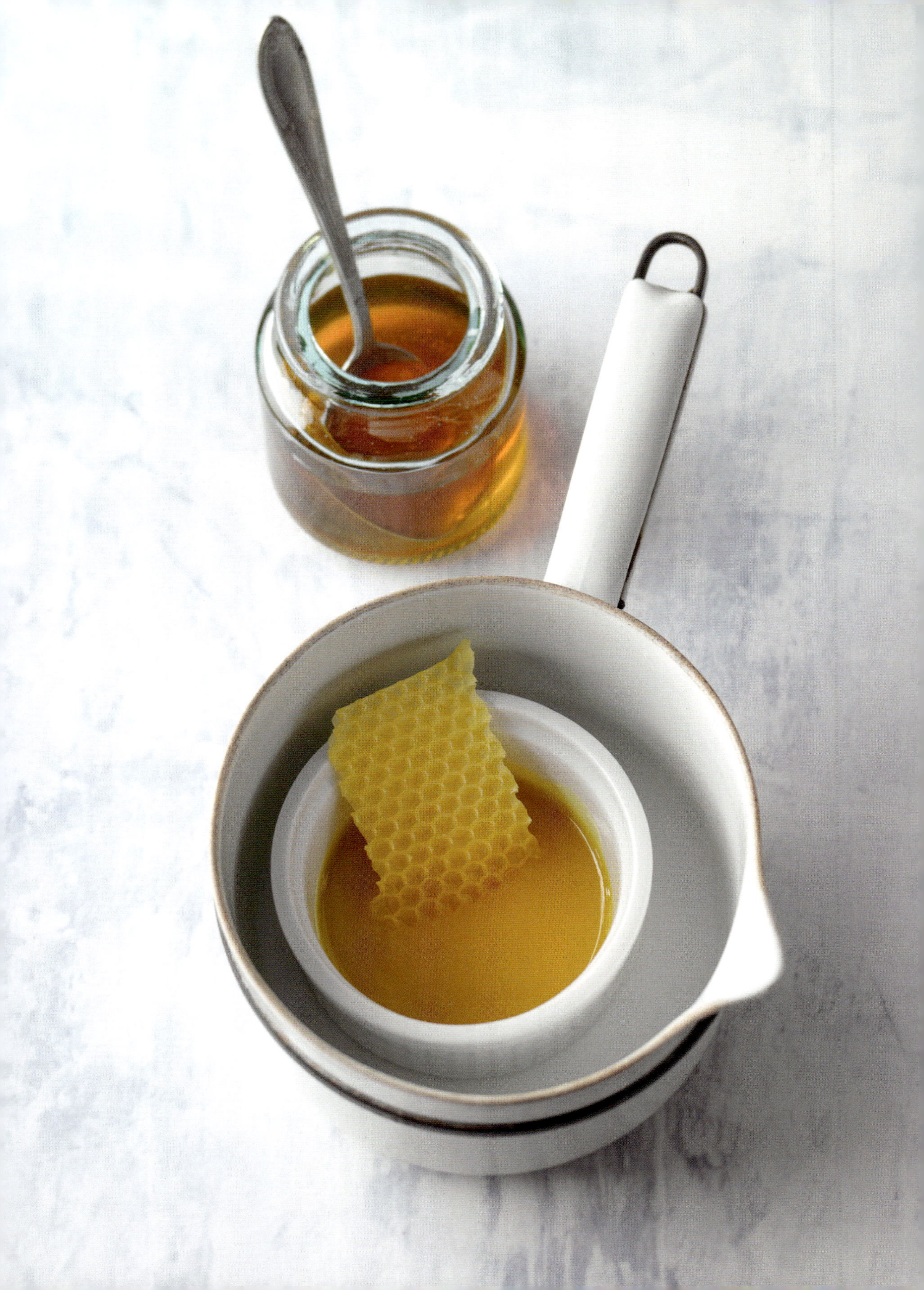

NASENSALBE

ZUR PFLEGE DER NASENSCHLEIMHAUT UND ZUM SCHUTZ GEGEN ERKÄLTUNG

50 g Olivenöl (oder ein anderes Pflanzenöl) • 4 g Bienenwachs • 3 g Honig • 30 Tr. Propolistinktur (aus der Apotheke)
Außerdem: feuerfestes Schälchen • kleiner Topf • Löffel • Salbendöschen

1. Geben Sie das Öl und das Bienenwachs in das Schälchen. Füllen Sie den Topf ein paar Zentimeter hoch mit Wasser, erhitzen Sie es und stellen Sie das Schälchen hinein. Vorsicht: Das Wasser darf nicht ins Gefäß laufen (auch wenn das Wasser kocht, darf nichts hineinspritzen).
2. Wenn das Wachs sich vollständig aufgelöst hat, nehmen Sie die Schale aus dem Wasser und lassen die Masse abkühlen, bis sie an den Rändern langsam andickt.
3. Geben Sie nun den Honig hinzu und rühren Sie alles kräftig um. Zum Schluss träufeln Sie die Propolistinktur dazu und rühren wieder kräftig um. Die Salbe färbt sich dadurch bräunlich, das ist normal.
4. Anschließend können Sie die Salbe in Döschen abfüllen.

ANWENDUNG

Bei Bedarf entnehmen Sie eine erbsengroße Menge Salbe und verteilen sie in und um die Nasenlöcher.

HALTBARKEIT

Die Salbe hält sich etwa 3–4 Monate.

ANTI-ERKÄLTUNGSDUFT

Lieben Sie den klärenden Duft von Eukalyptus? Dann geben Sie 1 Tropfen ätherisches Eukalyptusöl in die fertige, noch flüssige Salbe. Aber Vorsicht: Für Kinder unter drei Jahren ist die Eukalyptusvariante nicht geeignet. Für die Kleinsten muss die Nasensalbe »pur« bleiben.

IMMUNBOOSTER-KUR

UNTERSTÜTZT DIE ABWEHRKRÄFTE

1 TL Zistrosentee (aus der Apotheke, dem Biomarkt oder übers Internet) • 15 Tr. Propolistinktur ohne Alkohol (aus der Apotheke) • ½ TL Natron
Außerdem: 2 Tassen • kleines Sieb • Löffel

1. Übergießen Sie den Zistrosentee in einer Tasse mit 250 ml kochendem Wasser, lassen Sie ihn zugedeckt 7 Min. ziehen und seihen Sie ihn dann in die andere Tasse ab.
2. Wenn der Tee auf Zimmertemperatur abgekühlt ist, geben Sie noch die restlichen Zutaten dazu und rühren einmal kräftig um.

ANWENDUNG

Trinken Sie 1–2 Tassen täglich, schön langsam und vorzugsweise kurmäßig über 4–5 Wochen. Danach sollten Sie eine Pause von mindestens 2 Wochen einlegen.

HALTBARKEIT

Jede Tasse wird frisch zubereitet. Sie können den Zistrosentee aber gerne auch gleich in größeren Mengen kochen, denn zugedeckt hält er sich im Kühlschrank mehrere Tage. Dann müssen Sie für jeden Immunbooster-Trunk nur noch die restlichen Zutaten zugeben.

UNTERSTÜTZUNG GEFÄLLIG?

Nicht nur häufige Infektanfälligkeit kann ein Zeichen dafür sein, dass Ihr Immunsystem gerade etwas schwächelt und Unterstützung bräuchte. Dasselbe gilt, wenn Sie häufig müde und antriebslos sind, sich abgeschlagen fühlen oder sich nur schlecht konzentrieren können. Neben diesem Immunbooster helfen auch viel Schlaf, regelmäßige Bewegung (zum Beispiel Spazierengehen) und eine nährstoffreiche Ernährung dabei, dass Ihr Körper neue Kraft schöpft und es Ihnen bald wieder besser geht.

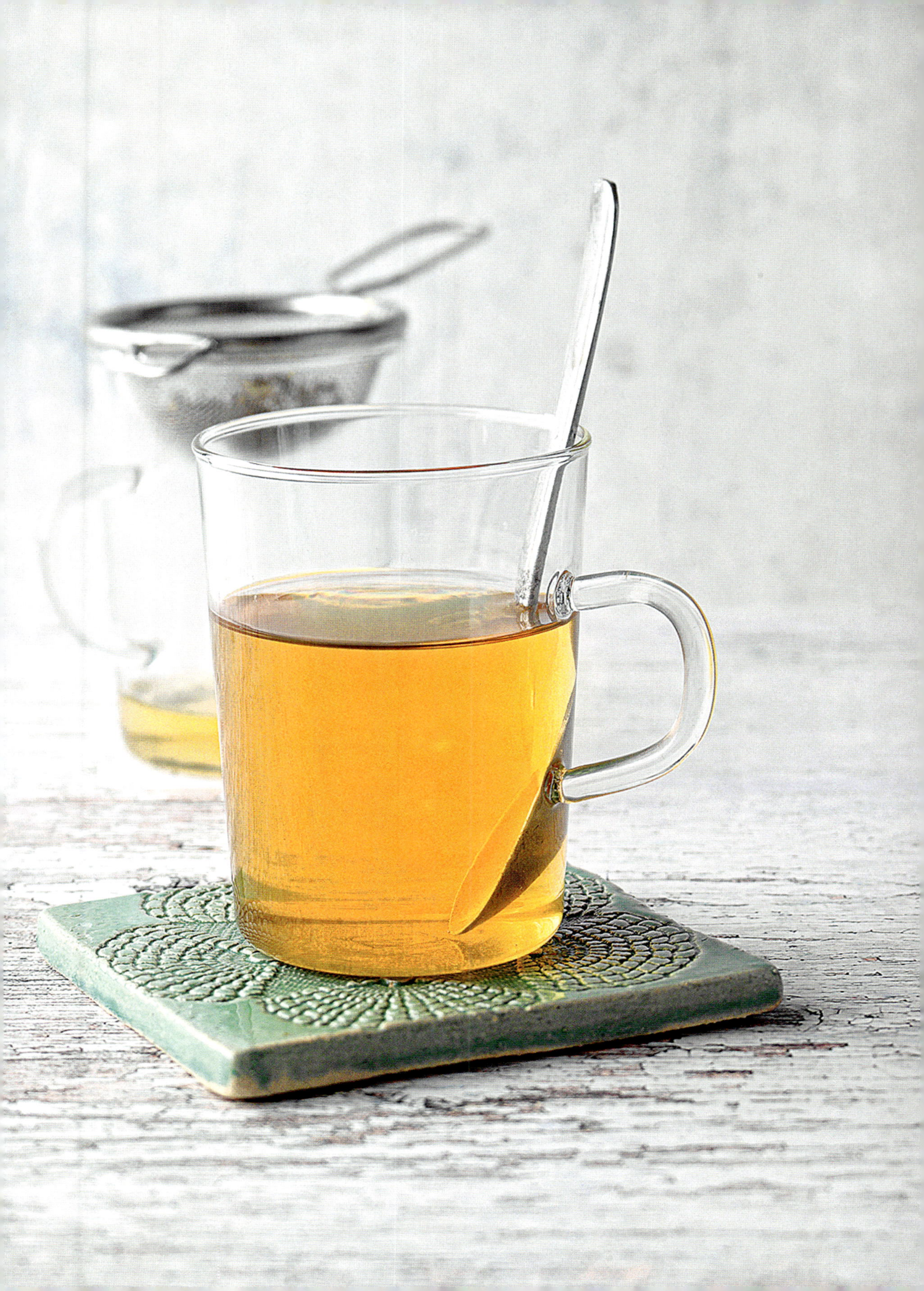

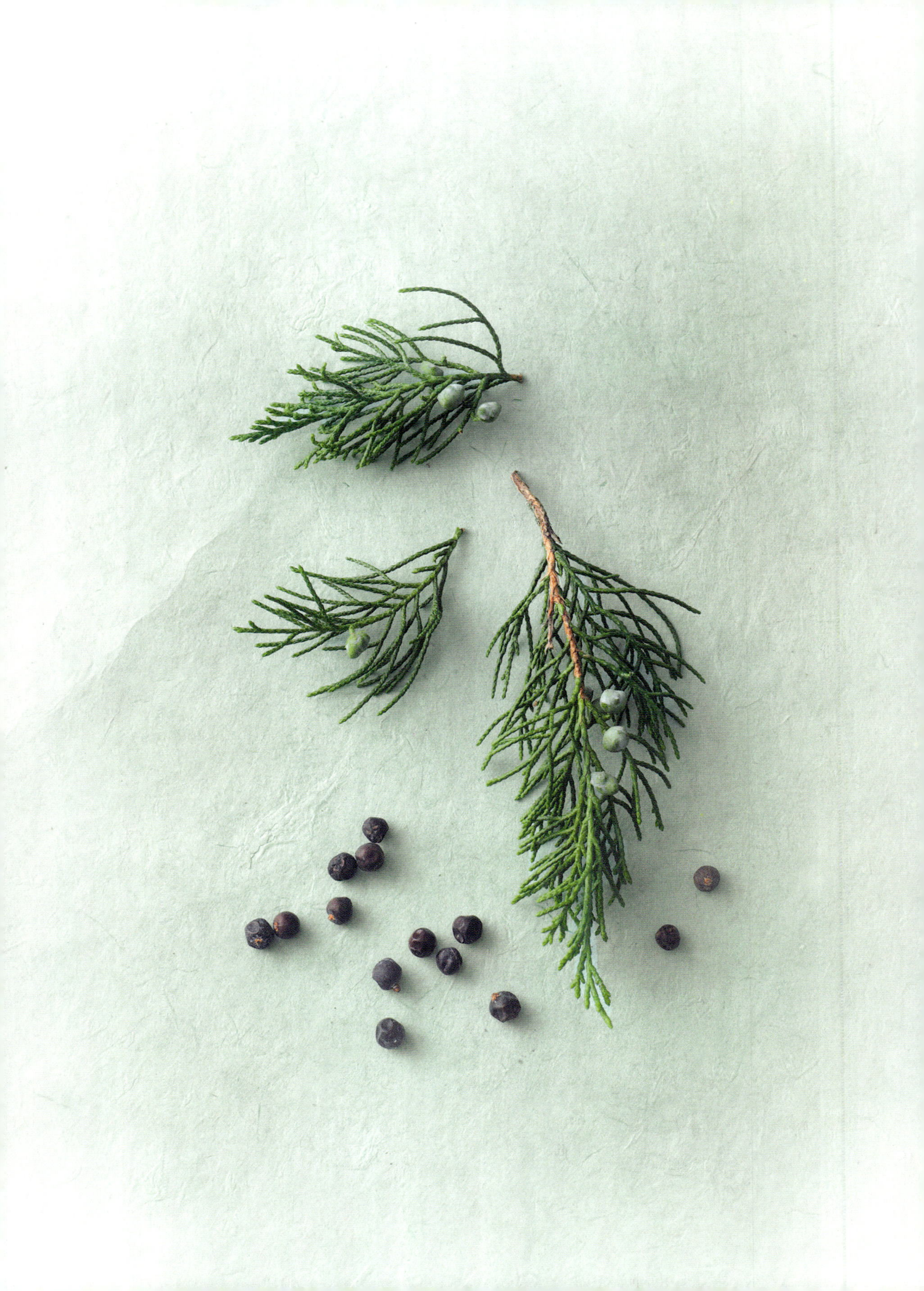

FRAUEN

Bauchschmerzen, Stimmungsschwankungen, Hitzewallungen: Das Auf und Ab der Hormone sorgt bei vielen Frauen regelmäßig für Beschwerden. Aber es gibt auch andere Krankheiten wie Blasenentzündungen oder Kopfweh, die Frauen einfach häufiger treffen als Männer und die zuverlässiger, aber sanfter Hilfe bedürfen.

SPEZIELL FÜR SIE
52

REZEPTE
56

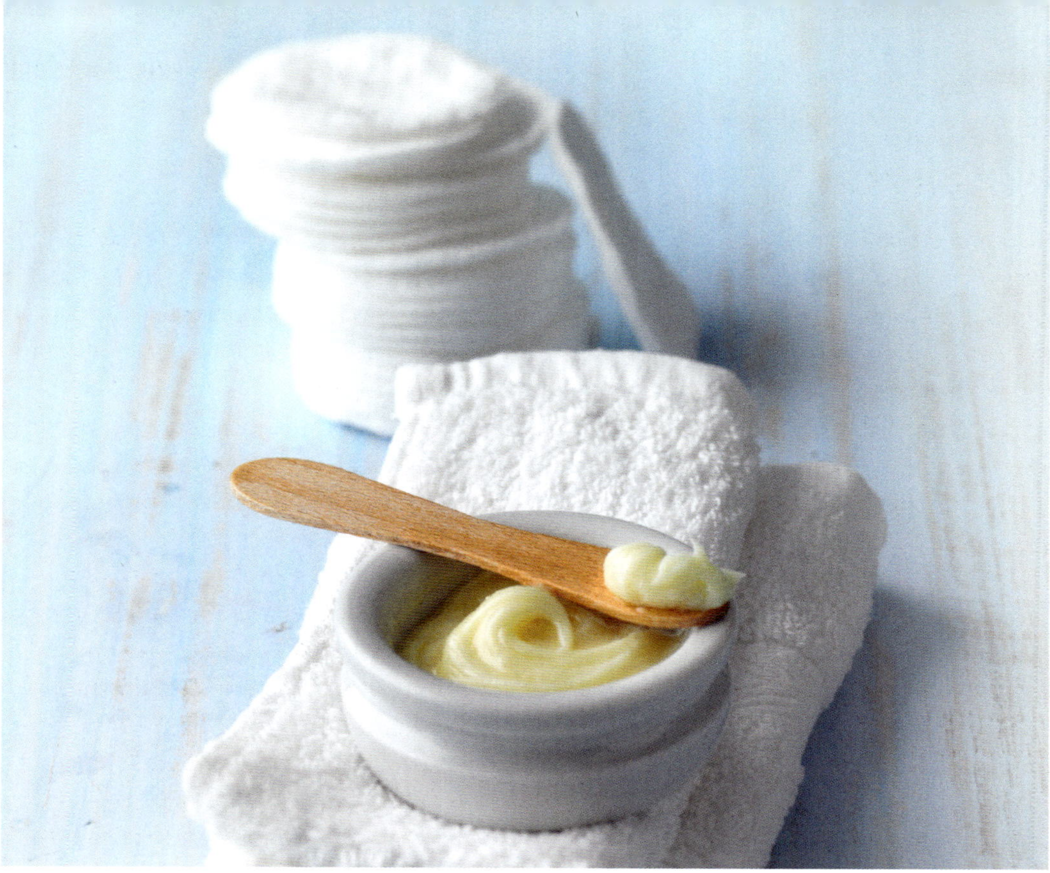

SPEZIELL FÜR SIE

Naturmedizin und Frauenheilkunde, das gehört einfach irgendwie zusammen. Und zwar nicht erst, seit man erkannt hat, dass Phytopharmaka in den Wechseljahren weitaus verträglicher sind als die lange Zeit im Gießkannensystem verschriebenen Hormontherapien. Schließlich verließen sich viele Jahrhunderte Generationen von Frauen auf das Wissen heilpflanzenkundiger Geschlechtsgenossinnen – genauso wie die Naturheilkunde in der Frauenheilkunde seit jeher eine wichtige Rolle spielt. In gewisser Weise ist das bis heute so geblieben: Eine Umfrage der Krankenkasse Pronova BKK im April 2018 etwa ergab, dass Frauen sehr viel öfter auf Naturheilmittel zurückgreifen als Männer. Allein diese Meldung ist es wert, sich einmal genauer anzuschauen, welche typischen Frauenbeschwerden sich erfolgreich mit Heilpflanzen und alten Hausmitteln behandeln lassen.

TYPISCH FRAU

Frauen und Männer sind einfach nicht aus demselben Holz geschnitzt. Frauen leiden zum Beispiel viel häufiger an Kopfschmerzen und Migräne. Verantwortlich dafür sind wahrscheinlich neben natürlichen Hormonschwankungen auch die weiblichen Geschlechtshormone, die Einfluss auf die Verarbeitung schmerzhafter Reize haben sollen. Veränderungen im Hormonhaushalt führen nicht nur dazu, dass bei Frauen die Stimmung häufiger schwankt, sondern auch, dass sie Stresssituationen stärker wahrnehmen und darauf auch mit Schmerzen reagieren.

Zum Glück bietet die Natur eine Fülle an Pflanzen, die in so einem Fall helfen, sodass man nicht immer gleich zur Tablette greifen muss.

Viele der Rezepte in diesem Kapitel stehen in Zusammenhang mit dem komplexen weiblichen Hormonsystem. Hier kann die Natur nämlich auf sanfte Art und Weise sehr gut ausgleichen. Mönchspfeffer-Heilessig zum Beispiel hilft dabei gleich noch allgemein ein gestörtes hormonelles Gleichgewicht wieder in Balance zu bringen. Doch Vorsicht: Auf Dauer kann Mönchspfeffer für sexuelle Unlust sorgen (eine von Mönchen früher hoch geschätzte Wirkung). Nehmen Sie den Heilessig daher nicht länger als drei Monate am Stück ein (das Rezept finden Sie auf **Seite 58**).

Empfindliche Blase

Auch die wärmste Strumpfhose verhindert manchmal nicht, dass man den neuen Minirock mit einer Blasenentzündung bezahlt. Genauso rächt es sich, wenn Sie im Sommer am Strand oder im Freibad zu lange mit nassem Badeanzug herumlaufen. Manche Frauen leiden sogar unabhängig von derartigen »Sünden« unter einer Blasenentzündung, manche gleich mehrmals im Jahr. Neben viel Wärme hilft es dann, viel zu trinken. Denn wer viel trinkt, muss automatisch auch oft auf die Toilette – und das das spült die Harnwege durch und die Erreger aus dem Körper. Wenn Sie dann auch noch zu einem Tee greifen, dessen Wirkstoffe Bakterien im Harnleiter, in der Blase und der Harnröhre bekämpfen, verdoppelt sich die Wirkung. Ein Rezept finden Sie zum Beispiel auf **Seite 62**.

Auch Cranberry-, Heidel- und Preiselbeersaft haben sich bei Harnwegsinfekten bewährt. Trinken Sie über den Tag verteilt bis zu 300 Milliliter – aber bitte nur reinen Saft ohne irgendwelchen Zuckerzusatz. Sie erhalten den Saft im Reformhaus und im gut sortierten Bioladen.

Jeden Monat aufs Neue

Das Frauenthema schlechthin: die monatliche Periode. Über 50 Prozent der Mädchen und Frauen haben laut einer Umfrage regelmäßig mit Regelschmerzen oder jenem besonderen Unwohlsein, das die Fachfrau PMS (Prämenstruelles Syndrom) nennt, zu kämpfen. Dabei gibt es gerade hier bewährte Mittel aus der Naturapotheke (ab **Seite 56**).

Hilfreich, weil krampflösend sind Kamillentee und eine sanfte Bauchmassage im Uhrzeigersinn mit ätherischem Majoranöl.

Auch der Duft von Lavendel kann schmerzlindernd wirken. Geben Sie etwas Lavendelöl (aus dem Handel oder selbst gemacht, das Rezept finden Sie auf **Seite 95**) in eine Duftlampe, schnuppern Sie am Lavendelriechpulver von **Seite 96** oder Sie versuchen es mit dem Schlummertrunk von **Seite 93**.

WECHSELJAHRE

Über die Hormonersatztherapie in den Wechseljahren hört man viel Widersprüchliches, und leider auch Beunruhigendes. Schon deshalb sollten Sie dem Thema kritisch gegenüberstehen und mit Ihrem Gynäkologen oder Ihrer Gynäkologin nach der individuell besten Lösung suchen. Der Einsatz von Phytohormonen, also pflanzlichen Hormonen wie der Traubensilberkerze, hat sich dabei als Alternative gut bewährt. Zwar ist die regulative Wirkung auf den Hormonhaushalt schwächer, dafür greifen die Phytohormone nicht so stark in die natürlichen Abläufe ein, sondern wirken eher ausgleichend. Wie gut Sie mit Phytohormonen zurechtkommen, können Sie mit der Traubensilberkerzentinktur von **Seite 64** im Allgemeinen bedenkenlos austesten. Aber Achtung: Frauen mit Brustkrebs sollten unbedingt erst bei ihrem Arzt beziehungsweise ihrer Ärztin nachfragen, weil die Traubensilberkerze in den Hormonspiegel eingreift, was in diesem Fall nicht immer förderlich ist.

SCHWANGERSCHAFT

Wenn Sie auf der Suche nach Heilmitteln für die Zeit der Schwangerschaft sind: Die finden Sie in einem Extrakapitel ab **Seite 106**.

BIN ICH SCHLANK?

Frauen (wenn auch nicht nur sie) wollen doch alle möglichst lang schlank und jung aussehen – und solange man sich nicht mit unrealistischen Vorbildern abquält, ist dieses Ziel auch gar nicht so verwerflich. Alle, die ein paar überflüssige Pfunde loswerden wollen, sollten es begleitend zu einer Gewichtsreduktion mit einem täglichen Glas Apfelessig mit Zitrone und Honig versuchen (**Seite 68**). Es fördert die Verdauung, kurbelt den Stoffwechsel an und hemmt den Appetit.
Wir führen unserem Körper mit der Nahrung aber nicht nur Kalorien zu, sondern auch noch viele andere Stoffe, die er nicht unbedingt verarbeiten kann. In »normalen« Mengen baut er diese einfach ab und scheidet sie aus. Wenn er aber regelrecht geflutet wird, kommt er damit irgendwann nicht mehr nach und das interne »Reinigungssystem« macht schlapp. Höchste Zeit, einzugreifen und die Organe aktiv zu unterstützen, zum Beispiel mit der Detox-Kur von **Seite 67**.
Natürlich kann man sich darüber streiten, ob es Schlacken gibt oder nicht. Das Ganze ist aber doch eher ein Problem der Definition: Schlacken bezeichnen im Grunde nichts anderes als schädliche Stoffwechselprodukte, die der Körper nicht im ausreichenden Maß ausscheiden kann.

So gesehen ist »Entschlackung« kein medizinischer Begriff. Trotzdem begrüßen auch Schulmediziner die positiven gesundheitlichen Veränderungen, die mit der Ernährungsumstellung einer Entschlackungskur einhergehen. Denn eins ist sicher: Schlechter geht es einem nach einer Detox-Kur auf keinen Fall. Aber sehr oft sehr viel besser. Wobei das Entschlacken übrigens nicht nur dem Körper guttut. Es geht auch darum, ein Bewusstsein dafür zu schaffen, wie wenig es eigentlich braucht, um sich wohlzufühlen. Eine Zeit lang freiwillig auf bestimmte Dinge zu verzichten, verändert ein Stück weit die Sicht auf das eigene Leben, die Menschen und Dinge darin. Und kann durchaus den Impuls geben, sich neu zu sortieren. Oder zumindest das persönliche Umfeld. Vielleicht die Wohnung auszumisten und sich von überflüssigem Gerümpel zu befreien. Auch von Gerümpel im Kopf. Wer frei und unbefangen ist, ist von Natur aus schön. Und das wollen wir doch alle sein.

Grüne Smoothie haben einen Detox-Effekt, weil viele Kräuter Senföle und Bitterstoffe enthalten, die helfen, Giftstoffe aus dem Körper zu schwemmen.

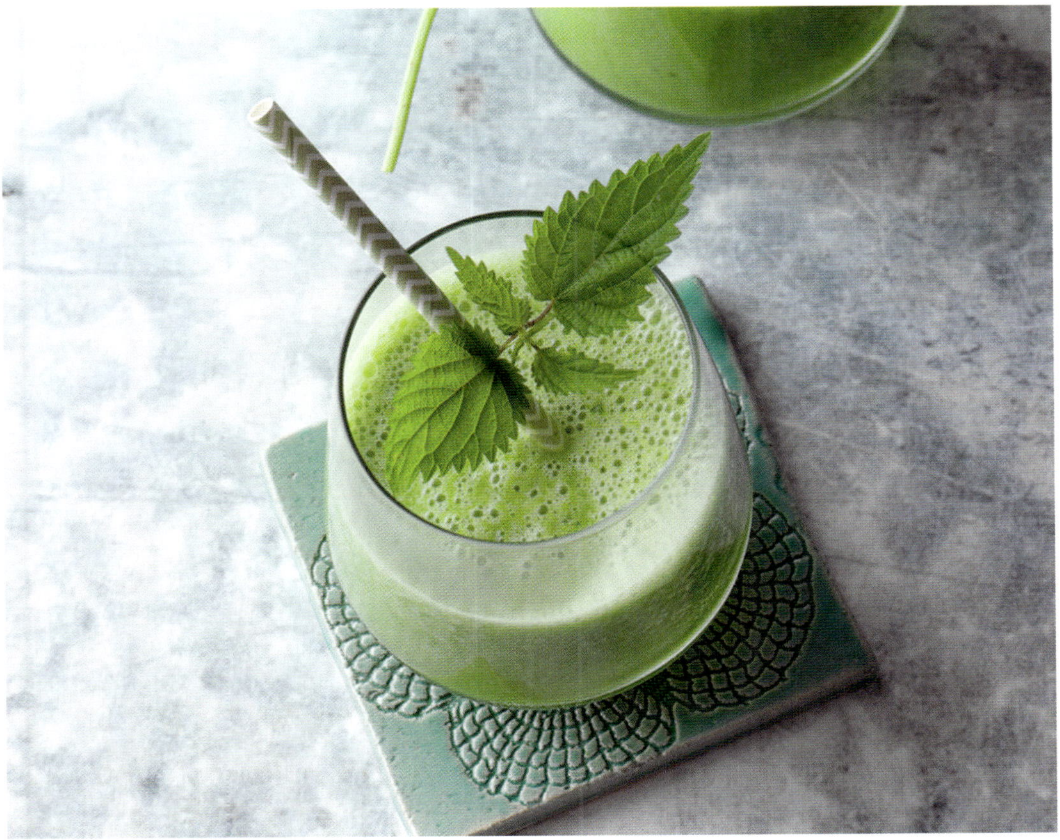

WICKEL BEI MENSTRUATIONSBESCHWERDEN

BEI SCHMERZEN IM UNTERLEIB UND MENSTRUATIONSBEDINGTEN KRÄMPFEN

30 g Kristallsalz • 1 EL Heilerde

Außerdem: Schüssel • Löffel • dünnes Baumwolltuch oder Küchenkrepp • Geschirrtuch • Wärmflasche • Handtuch • Decke

1. Füllen Sie die Schüssel mit 1 l heißem Wasser und lösen Sie das Salz und die Heilerde darin auf. Lassen Sie die Mischung nun etwas abkühlen, bis sie schön warm, aber nicht mehr heiß ist.

ANWENDUNG

Tränken Sie das Baumwolltuch in der Flüssigkeit, wringen Sie es leicht aus und legen Sie es, nachdem Sie nochmals die Temperatur geprüft haben, auf den unteren Bauch. Darauf kommen erst das Geschirrtuch, dann die Wärmflasche und schließlich Handtuch und Decke. Legen Sie sich nun aufs Sofa oder ins Bett und entspannen Sie mindestens 30 Min. Gegebenenfalls wiederholen Sie das Ganze, bis die Schmerzen nachlassen.

HALTBARKEIT

Lösung und Auflage werden bei Bedarf immer frisch zubereitet.

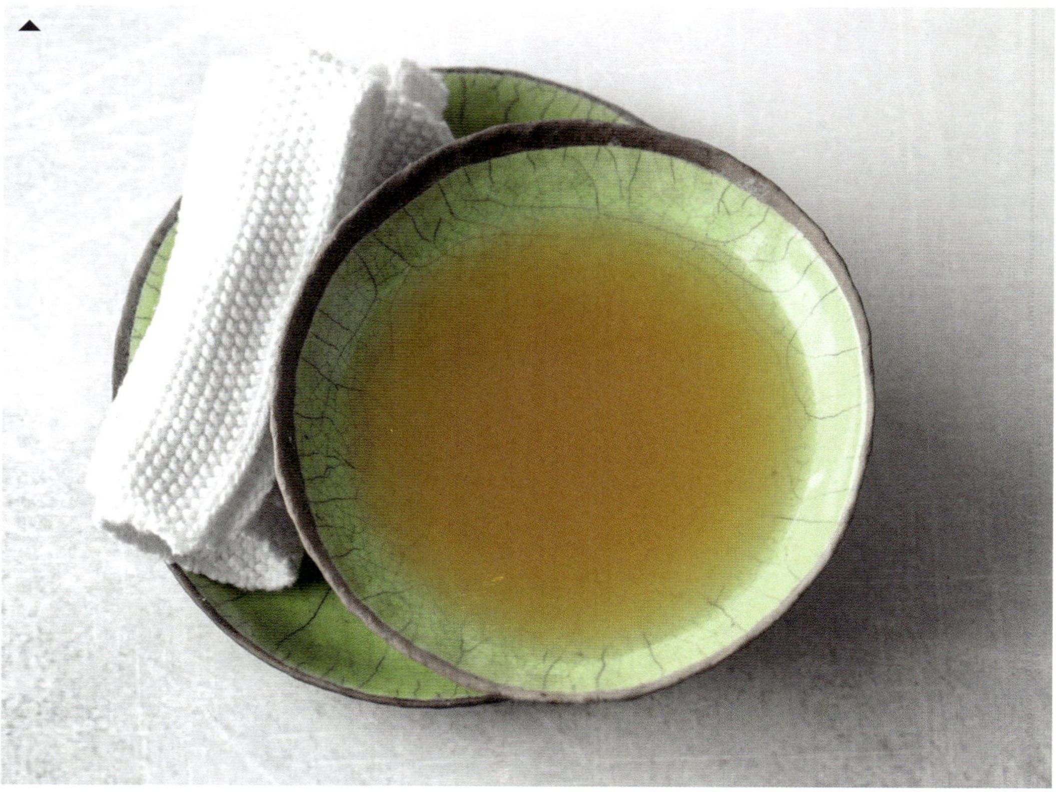

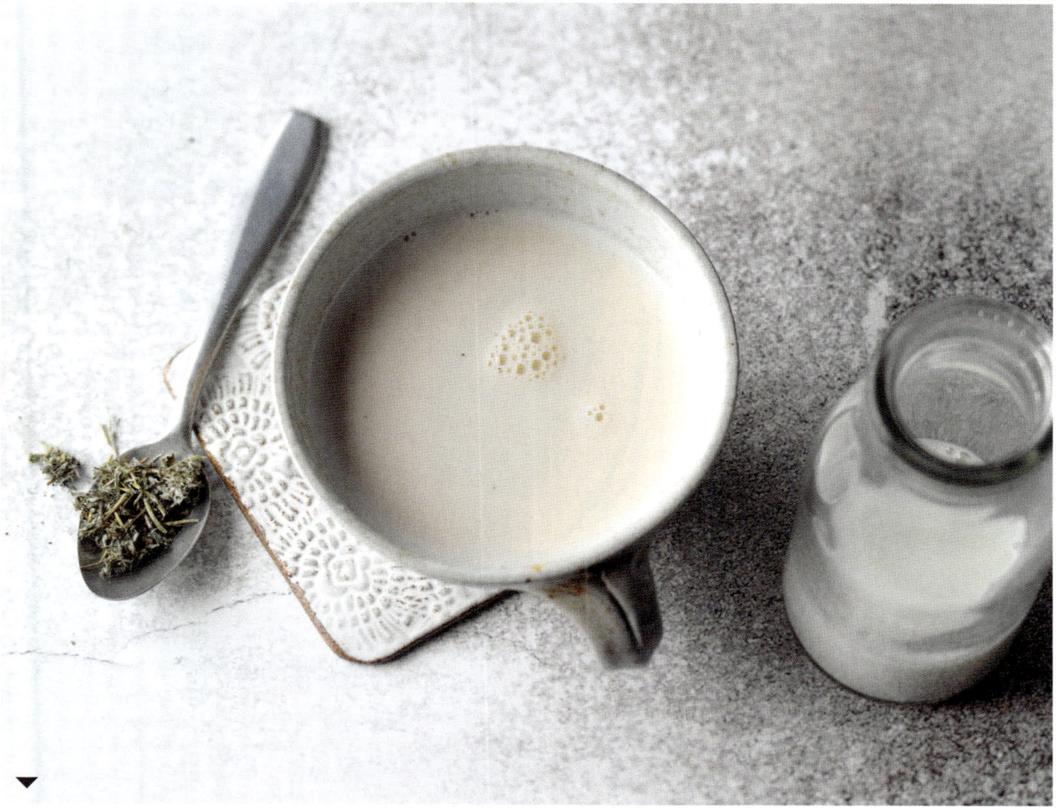

MILCH MIT GÄNSE-FINGERKRAUT

LINDERT MENSTRUATIONS-BESCHWERDEN

*150 g Milch (ersatzweise Soja- oder Getreidedrink) • 1 TL Gänsefingerkraut (siehe Bezugsquellen, **Seite 266**)*
Außerdem: kleiner Topf • feines Sieb • Tasse

1. Milch und Gänsefingerkraut in einen Topf geben und 10 Min. bei ca. 80° ziehen lassen (nicht kochen).
2. Die Milch durch ein feines Sieb in eine Tasse abseihen.

ANWENDUNG

Bei akuten Beschwerden bis zu 3-mal täglich je 1 Tasse trinken, möglichst warm.

HALTBARKEIT

Immer frisch zubereiten.

MILCH STATT WASSER

Weil die krampflösenden Inhaltsstoffe des Gänsefingerkrauts fettlöslich sind, wird dieser »Tee« nicht mit Wasser aufgesetzt, sondern mit Milch.

MÖNCHSPFEFFER-HEILESSIG

BEI REGELSCHMERZEN UND PRÄMENSTRUELLEM SYNDROM (PMS)

200 ml Apfelessig • 50 g frische Mönchspfefferbeeren (oder 25 g getrocknete Beeren) • 2 EL getrocknete Schafgarbe • 2 EL getrockneter Frauenmantel
Außerdem: Schraubglas (mind. 250 ml) • dunkle Flasche (250 ml) • Trichter • Teesieb

1. Geben Sie die Kräuter in ein Schraubglas und gießen Sie dann den Apfelessig darüber.
2. Schrauben Sie das Glas zu und lassen Sie alles 2 Wochen an einem warmen Ort ziehen. Schütteln Sie das Glas dabei hin und wieder kräftig.
3. Nach 14 Tagen füllen Sie den Essig mithilfe eines Teesiebs und eines Trichters in eine dunkle Flasche um. Drücken Sie die Kräuter dabei kräftig aus.

ANWENDUNG

Nehmen Sie täglich 1 Teelöffel Heilessig zu sich – entweder pur (Achtung: sauer!) oder in etwas lauwarmem Wasser aufgelöst und, wenn es sein muss, mit etwas Honig gesüßt.

HALTBARKEIT

Der Essig hält sich an einem dunklen, kühlen Ort aufbewahrt 6 Monate.

1. Kräuter mischen. 2. Wenn der Apfelessig drin ist, kräftig schütteln. 3. Durch ein Sieb abfiltern.

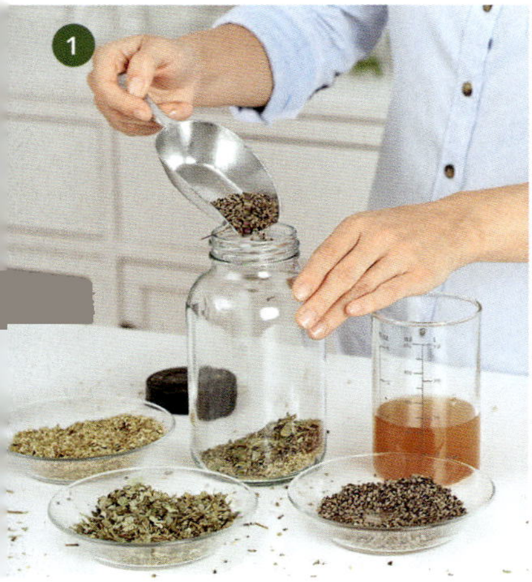

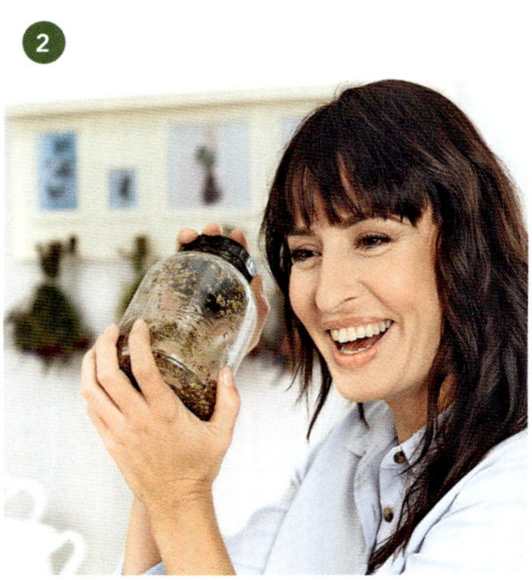

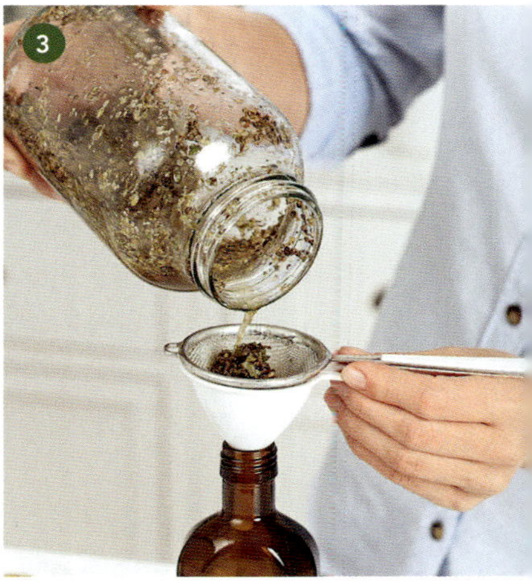

INTIMPFLEGE

BEI TROCKENER SCHEIDE ODER SCHEIDENPILZ

50 g Kokosöl • 2 Tropfen ätherisches Oreganoöl
Außerdem: kleiner Topf • Löffel • Salbendöschen

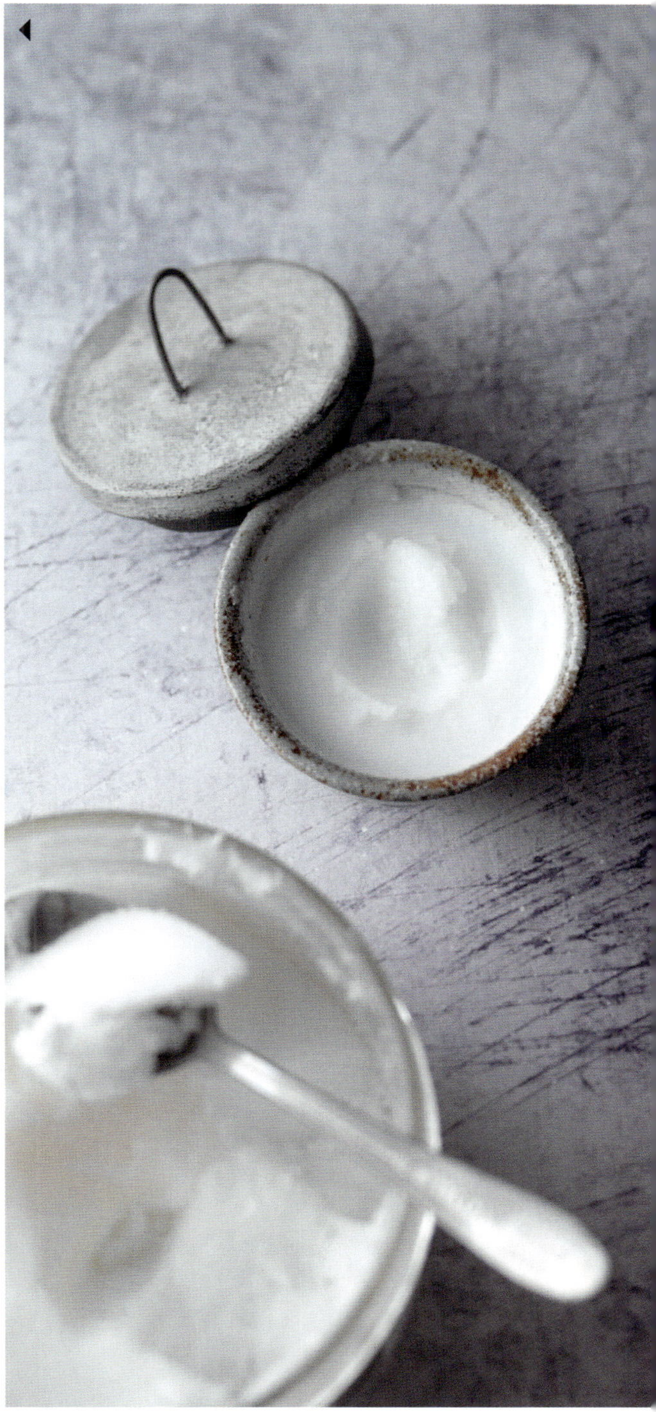

1. Das Kokosöl in einem Topf langsam zum Schmelzen bringen. Das ätherische Oreganoöl dazuträufeln und gründlich unterrühren.
2. Die Masse in ein Salbendöschen abfüllen und vollständig erkalten lassen. Erst dann zuschrauben.

ANWENDUNG

Entnehmen Sie bei Bedarf mehrmals täglich eine kleine Menge Salbe und verteilen Sie sie im Intimbereich.

HALTBARKEIT

Die Salbe hält etwa 6 Monate.

GEGEN PILZINFEKTIONEN

Beide Öle haben eine stark pilztötende Wirkung. Gerade ätherisches Oreganoöl, das einem natürlichen Antibiotikum ähnelt, weckt zur Zeit wissenschaftliches Interesse. In der Naturheilkunde wird es schon lange bei chronischen Pilzinfektionen im Magen-Darm-Trakt eingesetzt.

VAGINALSALBE

ZUR BEGLEITENDEN THERAPIE BEI CANDIDA-INFEKTIONEN IM GENITALBEREICH

100 g Kokosöl • 2 EL Apfelessig • 15 Tropfen alkoholische Propolistinktur (aus der Apotheke)
Außerdem: feuerfestes Schälchen • kleiner Topf • Löffel • Salbendöschen

▲

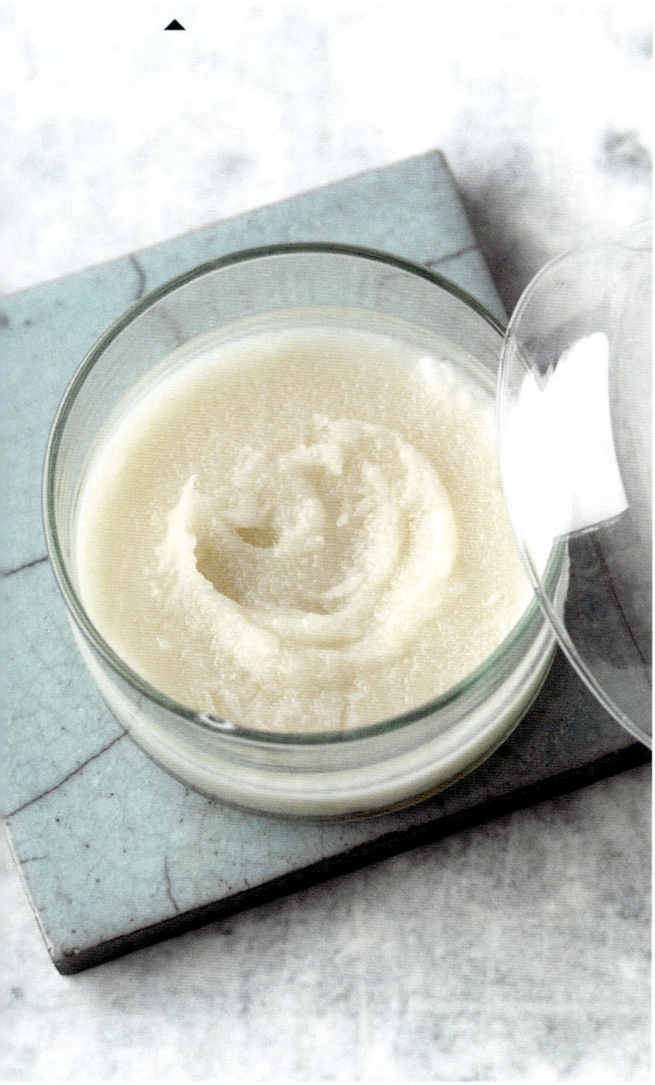

1. Geben Sie das Kokosöl in das Schälchen. Füllen Sie den Topf ein paar Zentimeter hoch mit Wasser, erhitzen Sie es und stellen Sie das Schälchen hinein. Vorsicht: Das Wasser darf nicht ins Gefäß laufen.
2. Sobald das Kokosöl flüssig ist – das geht sehr schnell, denn Kokosöl wird bei über 20° weich –, nehmen Sie das Schlüsselchen aus dem Wasser und rühren Apfelessig und Propolistinktur unter.
3. Die Mischung in das Salbendöschen füllen und bei geöffnetem Deckel erkalten lassen, damit sich kein Kondenswasser bildet. Erst dann zuschrauben.

ANWENDUNG

Bei Bedarf entnehmen Sie mehrmals täglich eine haselnussgroße Menge und verteilen sie auf den betroffenen Hautstellen. Sie können dies mehrmals täglich wiederholen, bis die Beschwerden abgeklungen sind.

HALTBARKEIT

Die Salbe hält sich etwa 6 Monate.

ZUSÄTZLICHE BEHANDLUNG

Unterstützend empfiehlt sich das Salz-Natronbad von **Seite 134**, bei nässenden Ekzemen außerdem eine Heilerdebehandlung wie bei nässenden Wunden (siehe Tipp **Seite 128**).

HÄMORRHOIDEN-SITZBAD

LINDERT SCHMERZEN UND UNTERSTÜTZT DIE HEILUNG

Pro Liter Wasser: 5–6 EL Heilerde • 1 EL Apfelessig • 15 Tropfen alkoholische Propolistinktur (aus der Apotheke)
Außerdem: große Schüssel

1. Füllen Sie die Schüssel mit warmem Wasser und geben Sie alle Zutaten hinzu (wenn es in Ihrem Bad ein Bidet gibt, eignet sich dieses ebenfalls gut für das Sitzbad). Prüfen Sie nochmals die Temperatur: Sie sollte angenehm warm, aber nicht heiß sein.

DIE VERDAUUNG ANREGEN

Weil Hämorrhoiden oft mit Verstopfung oder anderen Darmproblemen einhergehen, empfiehlt sich die Darmreinigungskur von **Seite 216** und die Abführhilfe von **Seite 212**. Ernähren Sie sich außerdem möglichst ballaststoffreich, trinken Sie ausreichend und bewegen Sie sich regelmäßig. Das alles erleichtert die Verdauung und beugt Hämorrhoiden vor.

ANWENDUNG

Bleiben Sie 10–15 Min. im warmen Wasser sitzen. Danach tupfen Sie, ohne noch einmal mit klarem Wasser nachzuspülen, die betroffene Stelle vorsichtig mit einem sauberen Tuch trocken.

HALTBARKEIT

Das Sitzbad muss für jede Anwendung frisch angesetzt werden.

SITZBAD-VARIANTEN

Ebenfalls als Zusatze für ein Sitzbad haben sich Kamillenblüten, Hamamelis oder Eichenrinde bewährt (alle drei erhalten Sie in der Apotheke). Bei Kamille und Hamamelis lassen Sie zunächst 3 EL, bei Eichenrinde 2 EL in 1 l Wasser sanft kochen und gießen den Aufguss anschließend durch ein Teesieb in die mit lauwarmem Wasser halb voll gefüllte Badewanne. Auch hier nehmen Sie wieder für 10–15 Min. ein Sitzbad.

BÄRENTRAUBEN-BLÄTTER-TEE

BEI BLASENENTZÜNDUNGEN

50 g Bärentraubenblätter-Tee (aus der Apotheke)
Außerdem: 2 Teekannen oder Karaffen • Teesieb

1. Geben Sie 2 TL Bärentraubenblätter in eine Teekanne oder eine Karaffe und füllen Sie mit 500 ml kaltem Wasser auf. Lassen Sie den Auszug 12 Std. bei Zimmertemperatur ziehen und seihen Sie ihn dann in ein zweites Gefäß ab. Jetzt ist er fertig zum Trinken.
2. Wenn Sie schnelle Hilfe benötigen, setzen Sie den Kaltauszug wie beschrieben an und bereiten Sie zugleich mit kochendem Wasser Bärentraubenblätter-Tee auf »normale« Art zu. Lassen Sie diesen 10 Min. abgedeckt ziehen und trinken Sie den Tee dann in kleinen Schlucken. Wenn der Kaltauszug fertig ist, steigen Sie darauf um.

ANWENDUNG

Bei einer unkomplizierten Blasenentzündung mit dem typischen Brennen beim Wasserlassen trinken Sie 3-mal täglich 1 Tasse Bärentraubenblätter-Tee.
Da die Wirkstoffkombination sehr stark ist, dürfen Sie den Tee nicht länger als 1 Woche am Stück und nicht öfter als 5-mal im Jahr anwenden. Eine Überdosierung kann die Leber schädigen.
Für Kinder unter 12 Jahren, Schwangere und Stillende ist der Tee nicht geeignet.

HALTBARKEIT

Gut verschlossen hält der Tee etwa 1 Jahr.

MAGENSCHONEND

Die Inhaltsstoffe der Bärentraube wirken auf die Harnwege stark antibakteriell. Damit der Magen nicht zu sehr gereizt wird, empfiehlt sich ein Kaltauszug.

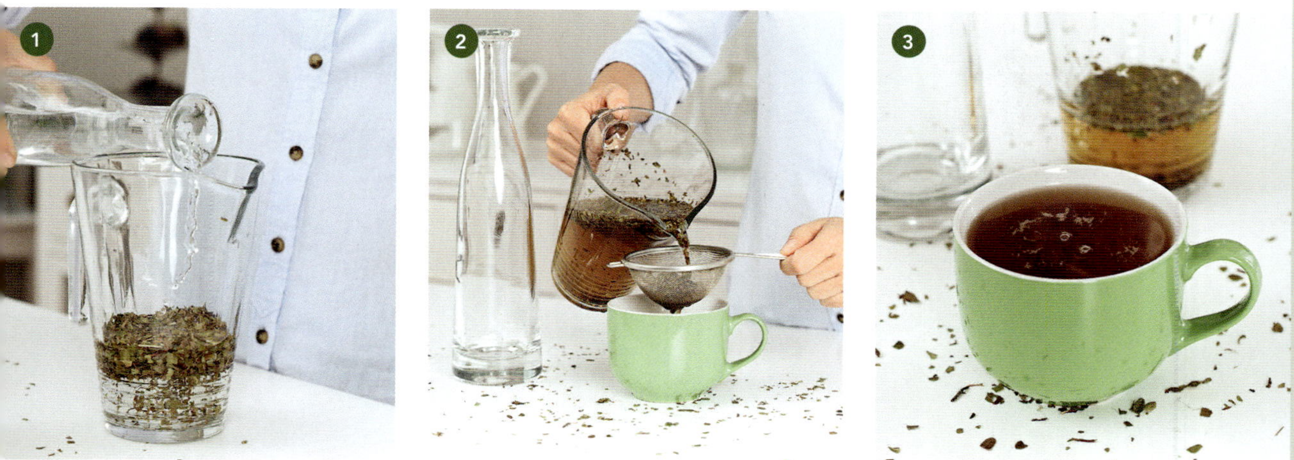

1. Bärentraubenblätter mit kaltem Wasser ansetzen. 2. Auszug abfiltern. 3. Bis zu 3 Tassen am Tag trinken.

NIEREN- UND BLASENTRUNK

HILFT BEI BLASENENTZÜNDUNG

2 TL getrocknete Wacholderbeeren • 2 TL getrocknete Brennnesselblätter (oder die doppelte Menge frisches Kraut) • 15 g frische Ingwerwurzel (geschält) • 2 Prisen Natronpulver

Außerdem: feines Sieb • Schneebesen oder Löffel • Thermoskanne

1. Alle Zutaten bis auf das Natron im Mixer zerkleinern.
2. Das gemahlene Pulver in einen Topf umfüllen, 1 l Wasser zugeben, zum Kochen bringen und 10 Min. bei ca. 100° vor sich hin köcheln lassen.
3. Die Mischung durch ein feines Sieb abseihen, das Natron mit einem kleinen Schneebesen oder einem Löffel unterrühren und die Flüssigkeit in eine Thermoskanne füllen.

ANWENDUNG

Bei Bedarf über den Tag verteilt mehrere Tassen trinken.

HALTBARKEIT

Der Nieren- und Blasentrunk wird bei Bedarf jeden Tag frisch zubereitet.

▲

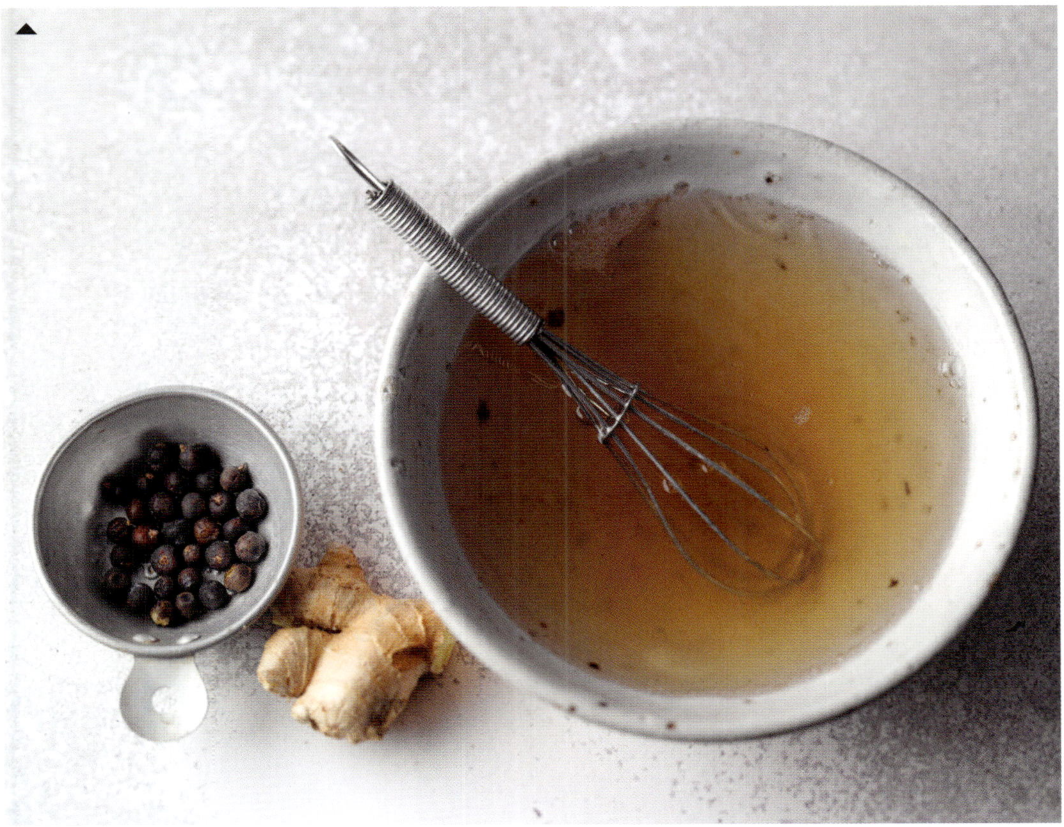

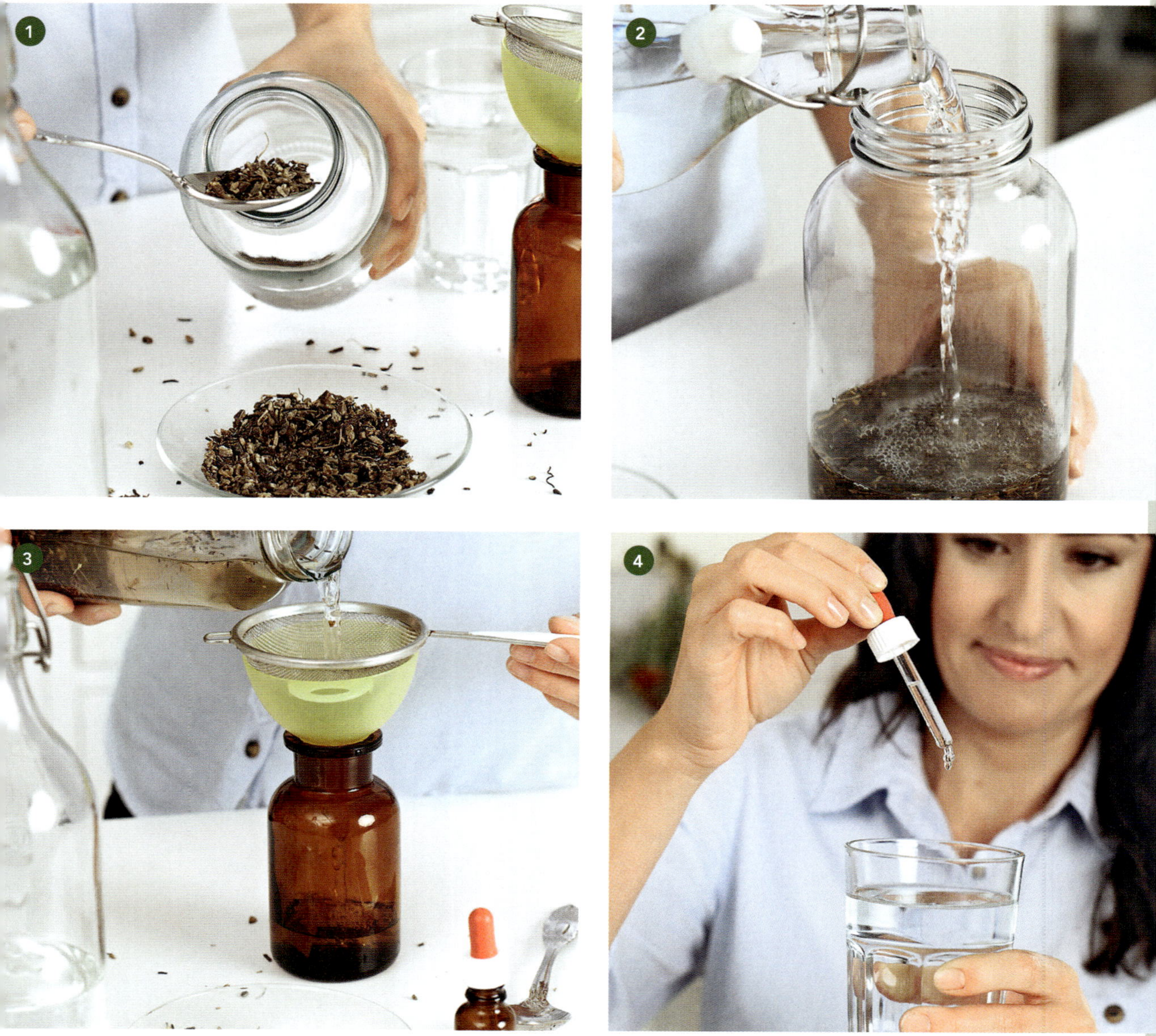

1. Traubensilberkerzen-Wurzel in ein Glas füllen. 2. Mit Alkohol aufgießen. 3. Durch ein Sieb in ein dunkles Gefäß abfüllen. 4. Auf ein Glas Wasser kommen 10–30 Tropfen.

TRAUBENSILBERKERZEN-TINKTUR

BEI WECHSELJAHRBESCHWERDEN

30 g getrocknete Traubensilberkerzen-Wurzel (aus der Apotheke) • 1 Flasche Wodka oder Doppelkorn
Außerdem: großes Schraubglas (1 000 ml) • dunkle Flasche (1 000 ml) • Teesieb • Trichter

1. Geben Sie die Traubensilberkerzen-Wurzel in ein Schraubglas und füllen Sie so viel Alkohol auf, bis alle Wurzelteile bedeckt sind.
2. Schließen Sie das Glas und lassen Sie es die nächsten 4–6 Wochen an einem warmen Ort stehen. Zwischendurch kräftig schütteln.
3. Ist die Tinktur lange genug gezogen, füllen Sie sie mithilfe eines Teesiebs und eines Trichters in eine dunkle Flasche.

ANWENDUNG

Nehmen Sie über einen Zeitraum von 8 Wochen 1- bis 2-mal täglich je 10–30 Tropfen in etwas Wasser zu sich – die Wirkung der Traubensilberkerze baut sich langsam auf.

Um unerwünschte Nebenwirkungen beziehungsweise einen Gewöhnungseffekt zu vermeiden, sollten Sie nach 8 Wochen eine zweimonatige Pause einlegen und auf einen Tee mit ähnlicher Wirkung wechseln (zum Beispiel Mönchspfeffer-Tee aus der Apotheke). Danach können Sie die Traubensilberkerzen-Tinktur wieder einsetzen.

HALTBARKEIT

Die Tinktur hält sich gut verschlossen mindestens 6 Monate.

PFLANZLICHE HORMONE

Beginnen Sie möglichst früh mit der Therapie. Die beste Wirkung erzielen Sie, wenn die Beschwerden noch nicht länger als ein Jahr bestehen. Da Phytohormone in den Hormonspiegel eingreifen, sollte dieser auch kontrolliert werden. Sprechen Sie sich deshalb außerdem vor der Behandlung mit Ihrem Gynäkologen ab.

WECHSELJAHRTINKTUR

BEI WECHSELJAHRBESCHWERDEN

Kerne von 3 Granatäpfeln (ca. 250 g) • 250 g klarer Schnaps oder Wodka
Außerdem: Einmachglas • feines Sieb • kleiner Trichter • Pipettenflasche

1. Die Kerne aus den Granatäpfeln lösen und weitgehend von der weißen Trennschicht befreien. Im Mixer auf höchster Stufe fein pürieren.
2. Die Masse in einen kleinen Topf umfüllen, den Schnaps bzw. Wodka dazugeben und das Ganze 5 Min. bei mittlerer Hitze erwärmen.
3. Die Tinktur in einem Einmachglas an einem warmen Platz 3–4 Wochen durchziehen lassen. Dann abseihen und in ein Pipettenfläschchen füllen.

ANWENDUNG

Täglich 1-, 2-mal 10–20 Tropfen einnehmen.

HALTBARKEIT

Die Tinktur hält sich gut verschlossen mindestens 1 Jahr.

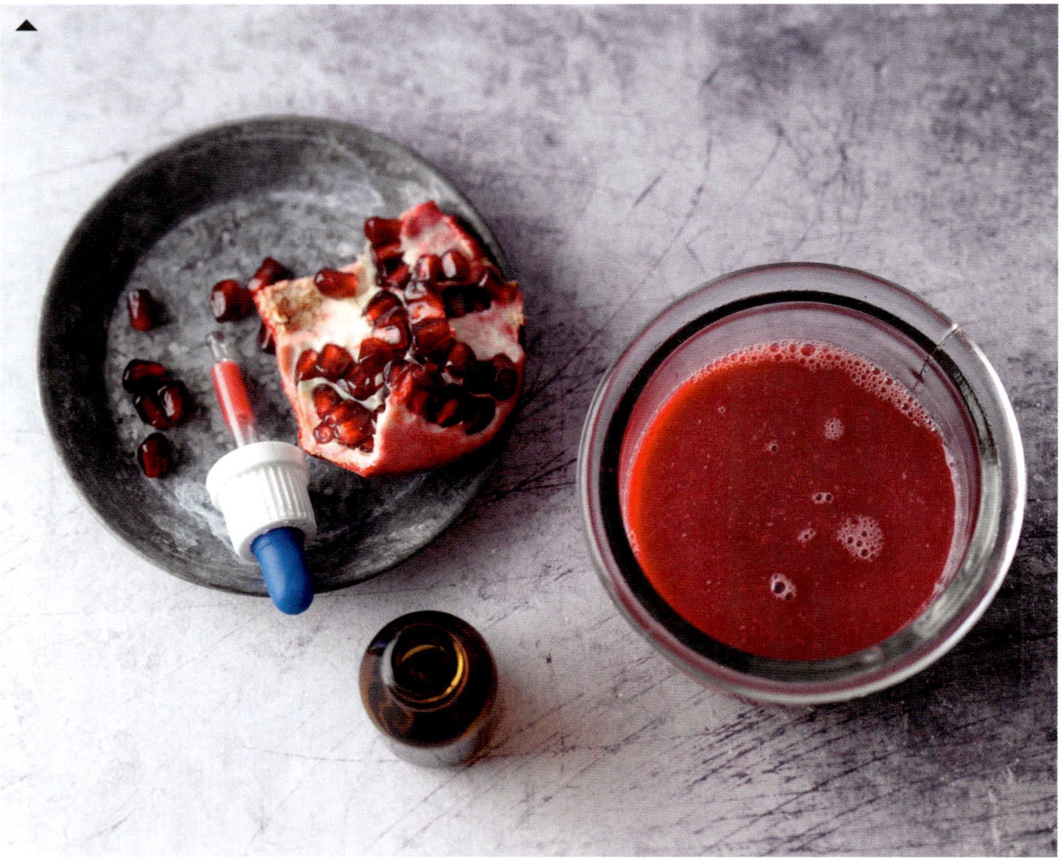

DETOX-KUR

UNTERSTÜTZT DEN KÖRPER BEIM ENTGIFTEN

Je 1 TL Brennnessel- und Löwenzahntee (aus der Apotheke) • 1 EL Heilerde • 15 Tropfen wasserlösliche Propolistinktur (aus der Apotheke) • 1 EL Apfelessig • ½ TL Kristallsalz
Außerdem: Teekanne • kleines Sieb • Krug • Löffel

1. Sie überbrühen den Brennnessel- und Löwenzahntee in der Kanne mit 500 ml kochendem Wasser, lassen ihn zugedeckt 10 Min. ziehen und seihen ihn dann in den Krug ab.
2. Ist der Tee auf Zimmertemperatur abgekühlt, fügen Sie die restlichen Zutaten hinzu und rühren gründlich um, bis sich das Salz gelöst hat.

ANWENDUNG

Trinken Sie die eine Hälfte des Tees morgens auf nüchternen Magen, die zweite Hälfte abends. Rühren Sie ihn vorher nochmals um, damit die Heilerde sich nicht absetzt. Der Tee regt die Nierentätigkeit an, weswegen Sie vermutlich häufiger zur Toilette müssen als normalerweise. Trinken Sie ihn abends daher nicht zu spät, sondern mindestens 1 Std. vor dem Abendessen.

HALTBARKEIT

Sie können den Brennnessel- und Löwenzahntee gut für mehrere Tage im Voraus kochen und im Kühlschrank aufheben. Dann müssen Sie jeden Tag nur noch die benötigte Menge abmessen und die restlichen Zutaten zufügen.

◂

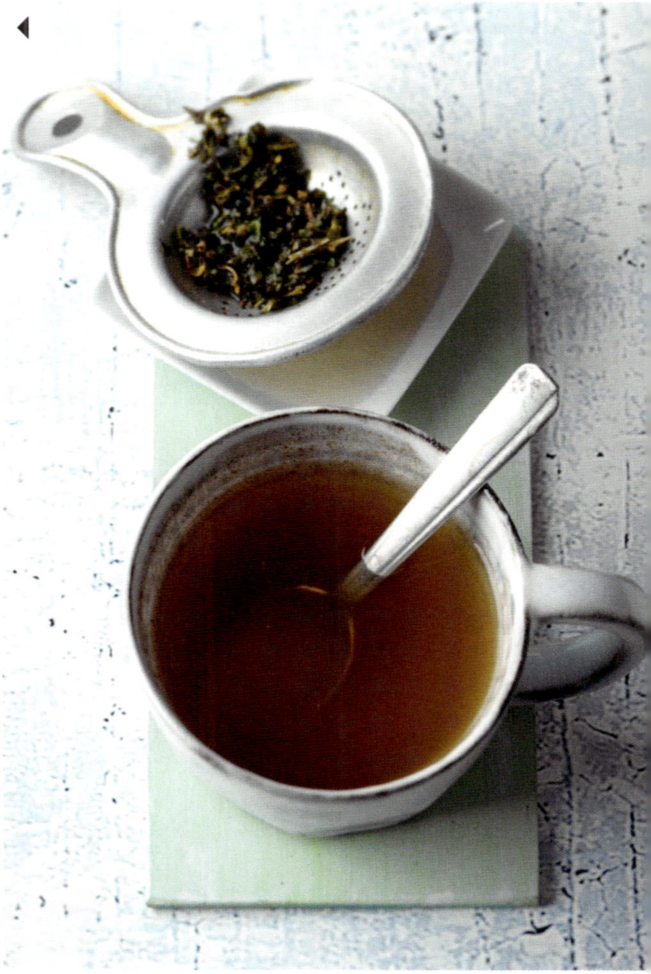

KURANWENDUNG

Bewährt hat sich eine kurmäßige Anwendung über 4–5 Wochen. Im Anschluss sollten Sie für mindestens 2 Wochen eine Pause einlegen. Denn auch bei natürlichen Heilmitteln können sonst ein Gewöhnungseffekt und mitunter auch Nebenwirkungen auftreten.

ABNEHMKUR

ALS BEGLEITENDE MASSNAHME BEI DER GEWICHTSREDUKTION

1 EL Apfelessig • 2 EL frisch gepresster Zitronensaft und etwas Schalenabrieb • 1 TL Honig • je 1 Prise Zimt, Kurkuma und Cayennepfeffer
Außerdem: Glas • Löffel

1. Füllen Sie ein Glas mit lauwarmem Wasser, geben Sie die Zutaten hinein und verrühren Sie alles gründlich.

ANWENDUNG
Leeren Sie das Glas morgens auf nüchternen Magen.

HALTBARKEIT
Mischen Sie den Trunk jeden Morgen frisch an. Geht ja ganz schnell.

DAS UNTERSTÜTZT ZUSÄTZLICH
Um das Ergebnis zu verbessern, nehmen Sie zusätzlich regelmäßig noch ein Entschlackungsbad (siehe **Seite 162**).

WERDEN SIE AKTIV!
Diese Kur macht das Abnehmen zwar leichter, damit die Pfunde kontinuierlich purzeln, muss jedoch auch der Energieverbrauch höher sein als die Energiezufuhr. Daher führt um Bewegung kein Weg herum. Sie bringt den Stoffwechsel auf Touren und lässt die Muskeln wachsen. Und das heißt, Sie verbrennen auch dann noch Energie, wenn Sie schon längst wieder mit einem guten Buch und einer Tasse Kräutertee auf der Couch liegen. Keine Sorge, Sie müssen nicht gleich Dauergast im nächsten Fitnessstudio werden. Es ist schon viel damit getan, einfach mehr Bewegungseinheiten in den Alltag einzubauen: Treppensteigen statt Lift, Fahrrad statt Auto oder Bus, zu Fuß zum Kindergarten, ins Büro oder zum Einkaufen … Wenn Sie dazu noch 2- bis 3-mal pro Woche jeweils etwa 30 Minuten walken, joggen oder zügig schwimmen: optimal!

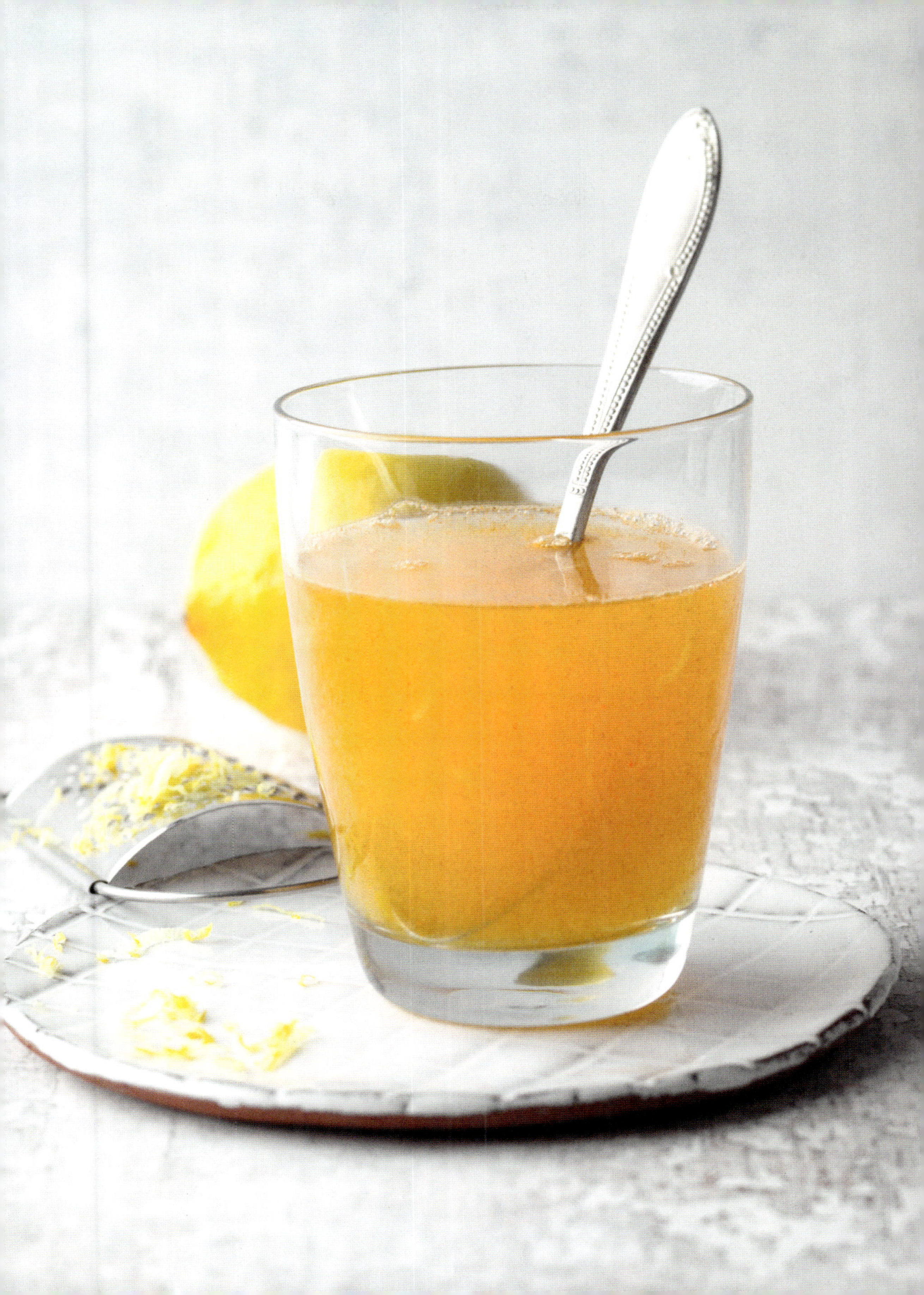

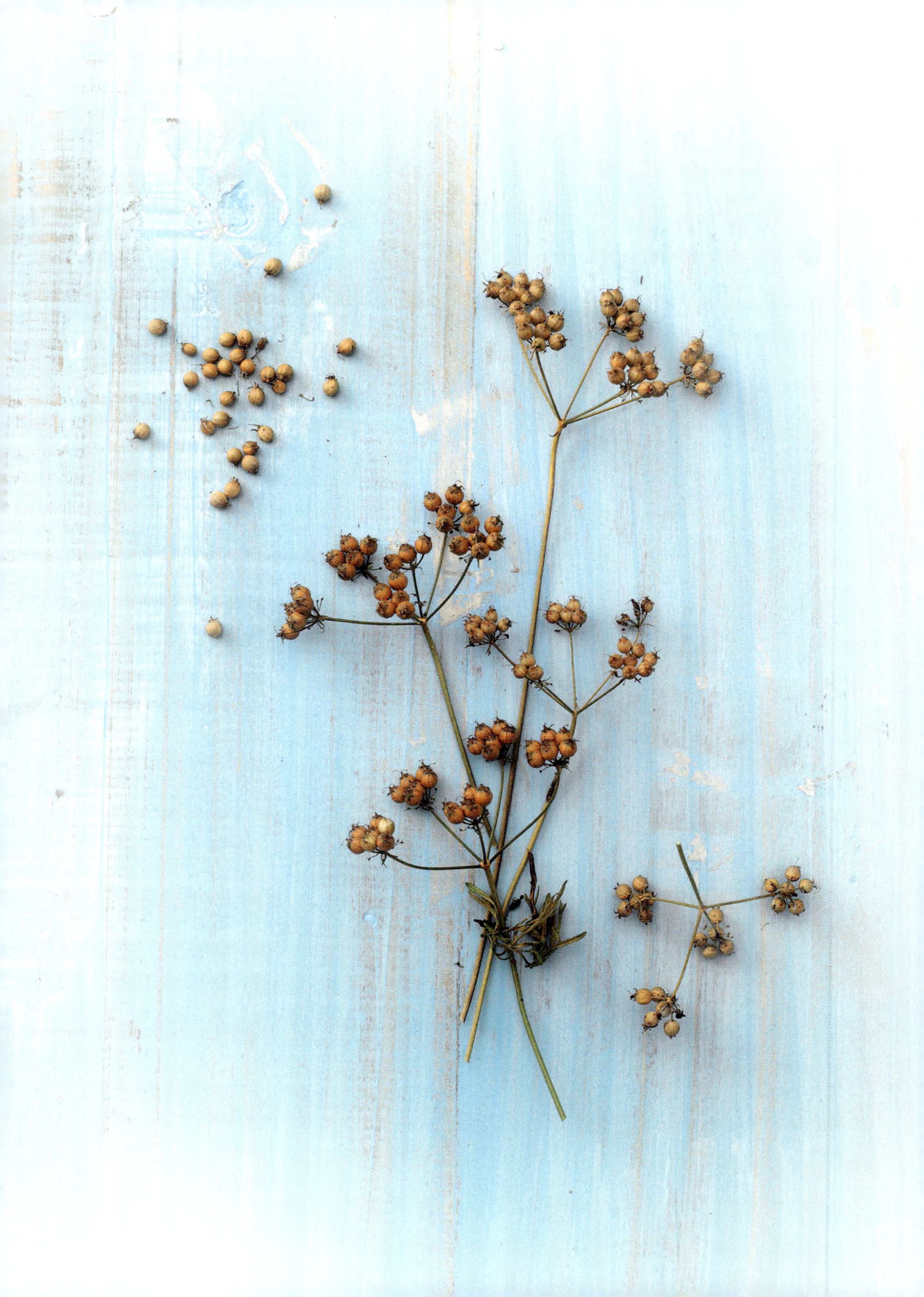

MÄNNER

So wie Frauen haben auch Männer ihre ganz speziellen »Wehwehchen« – und zum Glück gibt es auch gegen sie wirkungsvolle Rezepte aus der Natur. Denn auch für das starke Geschlecht gilt, dass man nicht immer gleich zu den »Hämmern« greifen muss, damit es einem besser geht.

EXTRA FÜR IHN
72

REZEPTE
74

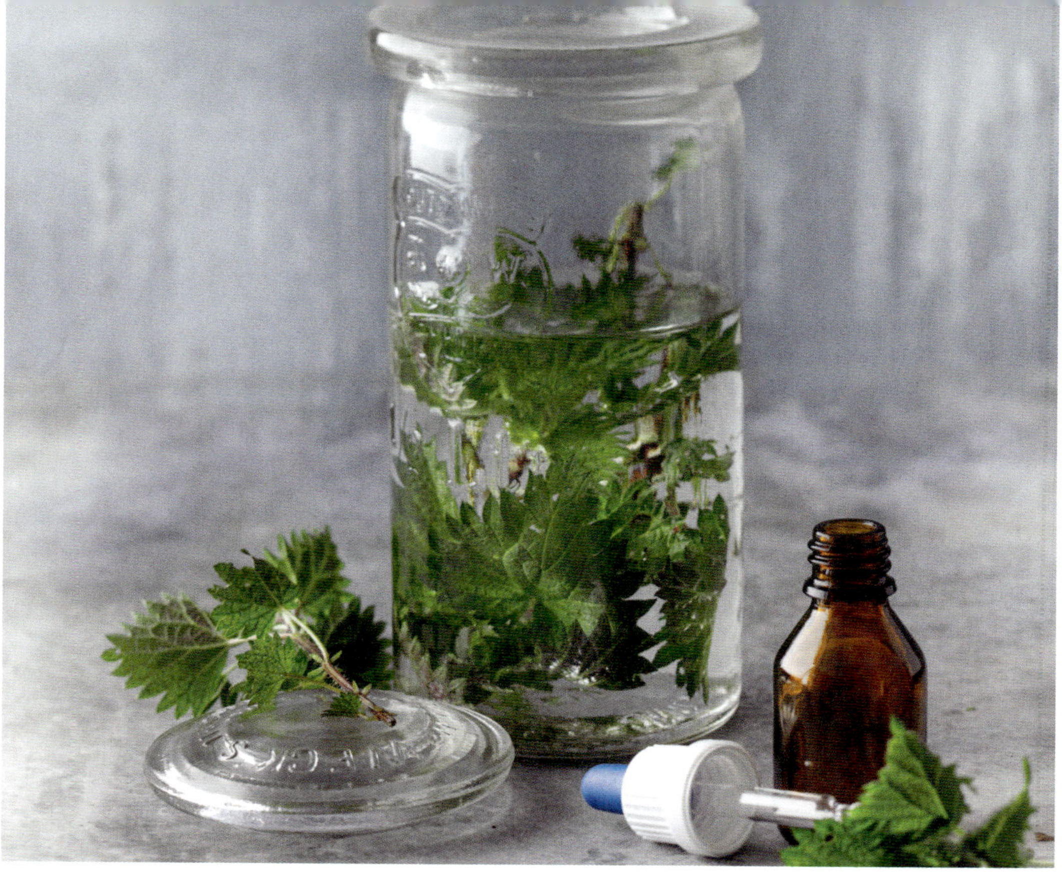

EXTRA FÜR IHN

Männer und Gesundheitsbewusstsein, das ist eine schwierige Sache. Vielleicht liegt es einfach daran, dass Männer keinen »eigenen« Arzt und somit keine spezielle Anlaufstelle haben wie Frauen beim Gynäkologen oder der Gynäkologin. Und so wundert es auch nicht, dass Männer tendenziell deutlich seltener zu Naturheilmitteln greifen als Frauen. Trotzdem soll in diesem Buch auf ein paar ausgewählte Rezepturen für das starke Geschlecht nicht verzichtet werden. Gerade wenn keine klare Diagnose vorliegt oder es um ein ausbalanciertes Hormonsystem geht, kann die Natur sanft regulieren.

NATÜRLICHE APHRODISIAKA

Was unter Männern noch weniger gern thematisiert wird als Krankheiten oder Arzneimittel, sind Potenz-, Libido- und Prostataprobleme. Die haben immer nur die an-

deren. Trotzdem (oder genau darum) geht es bei den »Männerrezepte« auf den folgenden Seiten auch um sie. Denn die Pflanzenheilkunde kann auf diesem Segment einiges ausrichten. Natürliche Aphrodisiaka stärken die Sexualorgane und steigern das sexuelle Erleben. So soll zum Beispiel schon der an die Küchenwürze Maggi® erinnernde Duft des Liebstöckels sexuell erregend wirken, während man Knoblauch und Brennnesselsamen eine die Potenz erhöhende Wirkung nachsagt. Weil Knoblauch zwar Ihre Lust steigert, die unvermeidbare »Fahne« die Gefühle Ihrer Partnerin aber auch gewaltig reduzieren kann, gibt es Rezepturen ohne »Beigeschmack«. In Verbindung mit einem gemeinsamen Bad oder einer Massage können sie wahre Wunder bewirken.
Wenn wir schon dabei sind: Die Naturheilkunde kann auch dann gute Dienste leisten, wenn die Liebesnächte nicht nur Spaß machen, sondern auch für Nachwuchs sorgen sollen. Denn bestimmte Kräuter erhöhen nicht nur die Potenz, sondern auch die Qualität der Spermien ungemein – und so auch die Chance, dass Ihre Partnerin schwanger wird. Ein Rezept für spermienverbessernden Tee finden Sie auf **Seite 79**.

ANDERE MÄNNERPROBLEME

Wenn schon Ihr Vater und Großvater eine Glatze hatten, liegt der Verdacht nahe, dass der kahle Schädel genetisch bedingt ist. Gegen diese Diagnose ist leider kein Kraut gewachsen. Allen anderen Männern ist nur zu empfehlen, ihre Kopfhaut regelmäßig mit dem Haarwasser oder der Rezeptur von **Seite 77** und **78** zu massieren. Ersteres enthält mit Brennnessel, Walnuss und Hamamelis Stoffe, die die Haarwurzeln mit Nährstoffen versorgen, die Kopfhaut pflegen und das Haar selbst glänzend und geschmeidig machen. Und jucken tut es auch nicht. Versprochen! Zweiteres stimuliert das Haarwachstum durch Rizinusöl. Beide Geheimwaffen wirken natürlich genauso gut auch bei Frauen.

Männerhaut

Apropos massieren: Der Markt an Männerkosmetik boomt und es wird für viele immer normaler, sich das Gesicht nicht nur am Strand oder beim Skifahren einzucremen, sondern jeden Morgen – und manchmal sogar noch dazu abends.
Die Haut von Männern ist in der Regel zwar weniger empfindlich als die von Frauen, was unter anderem daran liegt, dass sie mehr Kollagen enthält und dadurch deutlich dicker und fester ist. Männerhaut ist auch weniger trocken, weil sie aufgrund des Sexualhormons Testosteron mehr Talg produziert – während bei Frauen mit den Jahren östrogenbedingt die Talgzufuhr eher noch abnimmt. Doch auch wenn die Haut deutlich unempfindlicher ist, sollte sie nicht mit künstlichen Inhaltstoffen belastet werden. Zur Pflege ist selbst hergestellte Naturkosmetik, wie Sie sie etwa ab **Seite 245** finden, allemal besser. Das gilt erst recht für Hautprobleme, denen Sie mit den Kräften der Natur besonders effektiv zu Leibe rücken können. Blättern Sie also bei Bedarf auf **Seite 147**.

RASIERSEIFE

FÜR DIE RASUR

25 g Kokosöl • 25 g unraffinierte Sheabutter • 20 g Mandelöl • 1 EL Bio-Flüssigseife • 20 Tropfen Calendulatinktur
Außerdem: kleiner Topf • Löffel • Einmachglas

1. Kokosöl und Sheabutter in einem Topf bei kleiner Hitze schmelzen.
2. Die anderen Zutaten dazugeben und gründlich unterrühren.
3. Die Seife in ein sauberes Einmachglas abfüllen.

ANWENDUNG

Etwas Seife entnehmen, mit dem Rasierpinsel aufschlagen und auf den zu rasierenden Partien verteilen. Dann wie gewohnt rasieren.

HALTBARKEIT

Die Rasierseife hält sich etwa 6 Monate.

SANFTE PFLEGE

Diese Seife pflegt die Haut durch die enthaltenen Öle schon beim Rasieren und versorgt sie mit reichlich Fett und Feuchtigkeit. Dadurch vermeiden Sie Irritationen und die Haut wird schön weich und glatt. Die Seife ist außerdem sehr viel nachhaltiger als Rasierschaum aus der Sprühdose.

SHEABUTTER

Sheabutter enthält Wirkstoffe, die die Heilung fördern und Entzündungen hemmen – ideal bei der Rasur, bei der gerade trockene Haut ganz schön mitgenommen wird. Außerdem ist Sheabutter auch noch reich an Hautvitamin E und Betacarotin, die als Antioxidanzien gleich noch vor freien Radikalen schützen und der vorzeitigen Alterung entgegenwirken.
Ganz wichtig: Greifen Sie ausschließlich zu unraffinierter Sheabutter, denn nur in ihr stecken all die wertvollen Inhaltsstoffe. Und der ungewohnte Geruch verschwindet nach dem Auftragen auf die Haut.

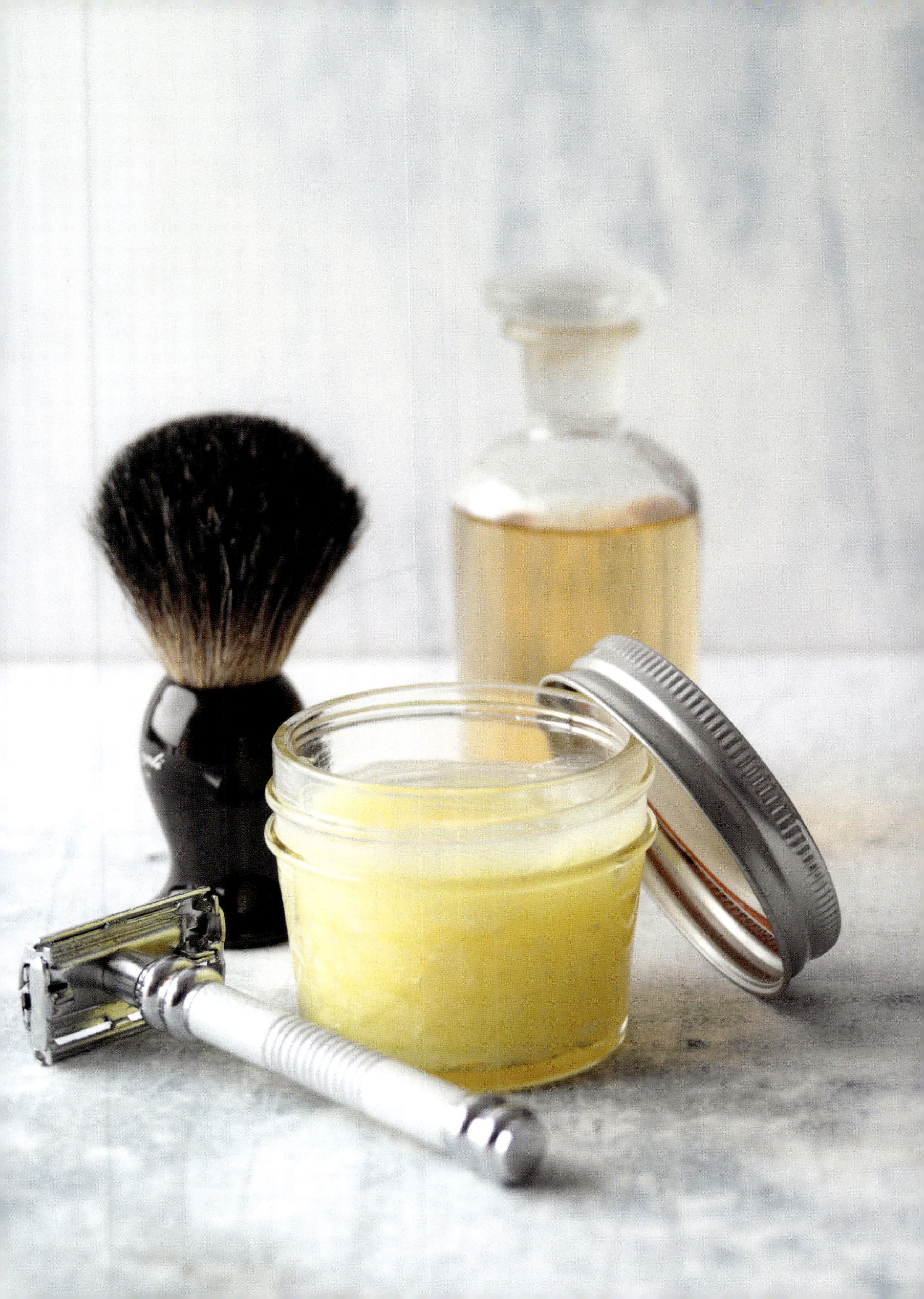

AFTERSHAVE

NACH DER RASUR

50 g Weingeist • je 5 Tropfen ätherisches Sandelholz- und Rosenholzöl • 50 g Hamameliswasser • 30 Tropfen Calendulatinktur (aus der Apotheke) • 1 Msp. Allantoin (gibt's im Internet) • 1 TL Moringaöl
Außerdem: kleiner Trichter • kleine Flasche oder anderes Glasgefäß

1. Zunächst den Weingeist und die ätherischen Öle mithilfe eines Trichters in eine Flasche oder ein anderes Glasgefäß füllen und kräftig verschütteln.
2. Dann die restlichen Zutaten zufügen und nochmals gründlich schütteln.

ANWENDUNG

Geben Sie nach jeder Rasur eine kleine Menge Aftershave in die hohle Hand, verteilen Sie es zwischen den Händen und benetzen Sie dann die rasierte Haut damit.

HALTBARKEIT

Das Aftershave hält sich etwa 6 Monate.

BARTÖL

PFLEGT DAS BARTHAAR

30 g Mandelöl • 30 g Arganöl • je 7 Tropfen ätherisches Zedern-, Orangen- und Zimtöl
Außerdem: kleiner Trichter • kleine Flasche

1. Ein superschnelles Blitzrezept: Einfach alle Öle mithilfe eines kleinen Trichters in ein Fläschchen füllen, einmal kräftig schütteln, fertig!

ANWENDUNG

Das Öl täglich in den Bart und die darunterliegende Haut einmassieren. Damit die Barthaare die Pflegestoffe gut aufnehmen, tragen Sie das Öl am besten direkt nach dem Duschen auf, wenn der Bart noch leicht feucht ist. Danach nicht mehr ausspülen. Und: Vor Gebrauch gut schütteln, da die ätherischen Öle sich gerne an der Oberfläche absetzen.

HALTBARKEIT

Kühl und dunkel gelagert, hält das Öl etwa 1 Jahr.

BARTWACHS

Wenn Sie noch eine einfache Rezeptur für ein Bartwachs suchen, können Sie es mit dieser Mischung probieren: Für 100 ml 65 g Bienenwachs über dem heißen Wasserbad schmelzen, 25 ml Mandelöl und ca.15 Tropfen ätherisches Öl Ihrer Wahl unterrühren. Die Mischung in ein Döschen füllen und bei geöffnetem Deckel erkalten lassen. Erst dann verschließen. Bei Bedarf ein wenig Wachs entnehmen, zwischen den Fingern erwärmen und die Bartspitzen damit wie gewünscht formen.

HAARWASSER

BEI HAARAUSFALL (NICHT ERBLICH ODER HORMONELL BEDINGT)

100 ml Hamameliswasser • 50 ml Brennnessel-tinktur • 30 ml Walnusstinktur (nur bei dunklem Haar, sonst weglassen)
Außerdem: Flasche mit Spritzaufsatz (mind. 150 ml) • kleiner Trichter

1. Schrauben Sie den Aufsatz von der Spritzflasche und füllen Sie alle Zutaten in die Flasche.
2. Schrauben Sie die Flasche wieder zu und schütteln Sie alles kräftig durch.

ANWENDUNG

Massieren Sie morgens oder abends etwas Haarwasser in die Kopfhaut ein. Sie können dazu ein paar Spritzer direkt aus der Flasche auf die Kopfhaut geben oder sich ein wenig Flüssigkeit in die hohle Hand träufeln, sie zwischen den Fingerspitzen verteilen und anschließend auf die Kopfhaut auftragen und einmassieren.

HALTBARKEIT

Das Haarwasser hält sich gut verschlossen mindestens 6 Monate.

VIELFÄLTIGE WIRKUNG

Brennnessel und Walnuss sorgen in dieser Tinktur dafür, dass die Kopfhaut gut durchblutet wird, und somit für die optimale Versorgung der Haarwurzeln. Hamamelis steuert die nötige Pflege dazu bei. Regelmäßig angewandt können Sie sprödem und dünner werdendem Haar auf natürliche Art vorbeugen.

1. Alles, was Sie brauchen, bereitstellen. 2. Zutaten in eine Sprühflasche füllen. 3. Kräftig durchschütteln.

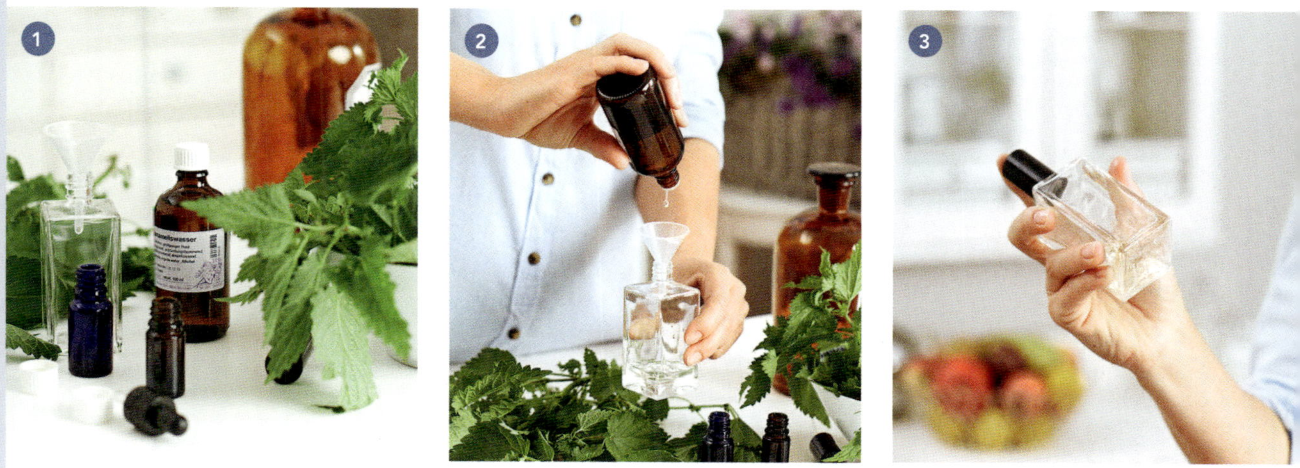

GEGEN HAARAUSFALL

25 g Kokosöl • 2 EL Rizinusöl • 2 TL Amlapulver (siehe Bezugsquellen, ***Seite 266****)*
Außerdem: kleiner Topf • kleiner Trichter • kleine Flasche oder Einmachglas

1. Kokos- und Rizinusöl in einem kleinen Topf auf ca. 60° erwärmen. Das Amlapulver hinzufügen und alles 5 Min. ziehen lassen.
2. Die Mischung mithilfe eines Trichters in eine kleine Flasche oder ein Einmachglas füllen.

ANWENDUNG

1- bis 2-mal pro Woche etwas Öl entnehmen und in die Kopfhaut einmassieren – am besten abends, damit es über Nacht einziehen kann. Morgens die Haare wie gewohnt waschen, eventuell 2-mal einshampoonieren. Der Geruch ist zwar etwas gewöhnungsbedürftig, aber die enorme Wirkung lässt Sie ihn schnell vergessen.

HALTBARKEIT

Das Öl hält sich etwa 1 Jahr.

DAS STECKT DRIN

Rizinusöl gilt das der Wachstumsbooster, wenn es um die Haare geht. Es ist reich an Fettsäuren und spendet viel Feuchtigkeit. Dadurch wird die Schuppenschicht jedes einzelnen Haars geglättet, die Spitzen brechen weniger und das Haar wirkt insgesamt voller und gesünder. Ein weiterer Vorteil: Es beschwert die Haare nicht und verwöhnt sie auch noch mit einer Extraportion Vitamin B. Kokosöl wirkt ebenfalls gegen brüchige Spitzen und versorgt die Haare zugleich über die Haarwurzeln von innen mit Mineralstoffen. Greifen Sie bei beiden Ölen zu kalt gepressten Produkten, die frei von Zusatzstoffen sind.
Amla-Pulver enthält ebenfalls viele Vitalstoffe und Fettsäuren, die das Haarwachstum anregen. Das Pulver, das auch in der Ayurvedischen Medizin einen festen Platz hat, soll zudem Haarausfall verhindern.

VIRILITÄTSTEE

ZUR VERBESSERUNG DER SPERMIENQUALITÄT

1 haselnussgroßes Stück frische Pastinakenwurzel (2–3 cm) • 20 g getrocknete Angelikawurzel • 20 g getrocknete Liebstöckelwurzel • 20 g getrocknete Brennnesselwurzel • 20 g getrockneter Ehrenpreis
Außerdem: Teedose • scharfes Messer • Schneidebrett • Topf • Kochlöffel • Teesieb • Thermoskanne

1. Pastinakenwurzel schälen und klein würfeln.
2. Angelika-, Liebstöckel- und Brennnesselwurzel sowie Ehrenpreis in einer Teedose mischen.
3. In einem Topf 4 Teelöffel der Kräutermischung mit 400 ml Wasser zum Kochen bringen. Pastinake zufügen und alles bei geschlossenem Deckel 5 Min. leise vor sich hin köcheln lassen.
4. Tee durch ein Sieb in eine Thermoskanne füllen.

ANWENDUNG

Trinken Sie über 6 Wochen morgens und abends je 1 Tasse Tee.

HALTBARKEIT

Der Tee wird jeden Tag neu zubereitet, wobei Sie die Pastinake immer frisch dazugeben müssen. Die restliche Teemischung hält sich luftdicht verschlossen mindestens 1 Jahr.

1. Pastinakenwurzel schälen. 2. Mit der Kräutermischung aufkochen. 3. In Thermoskanne abfiltern.

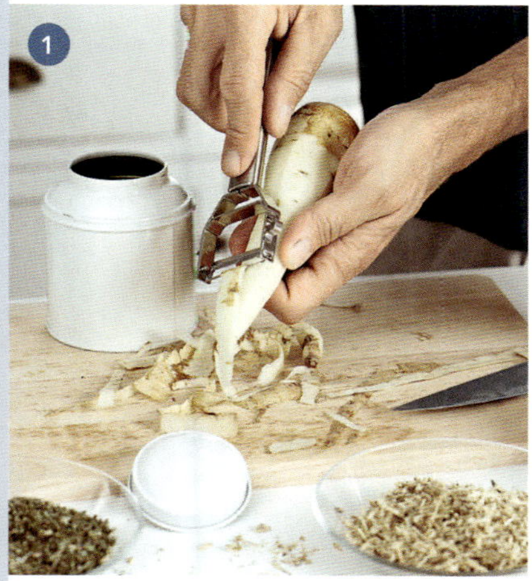

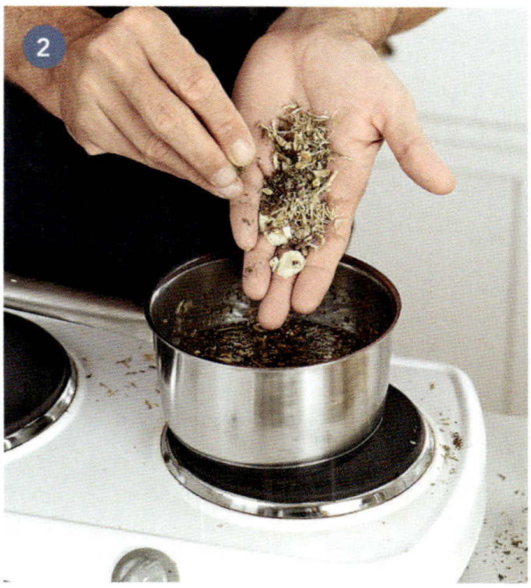

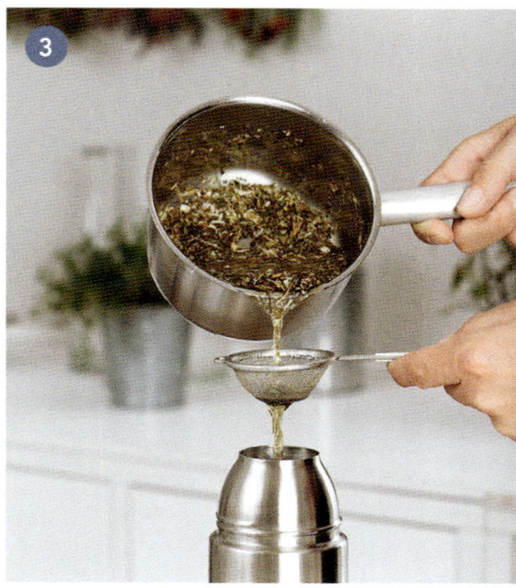

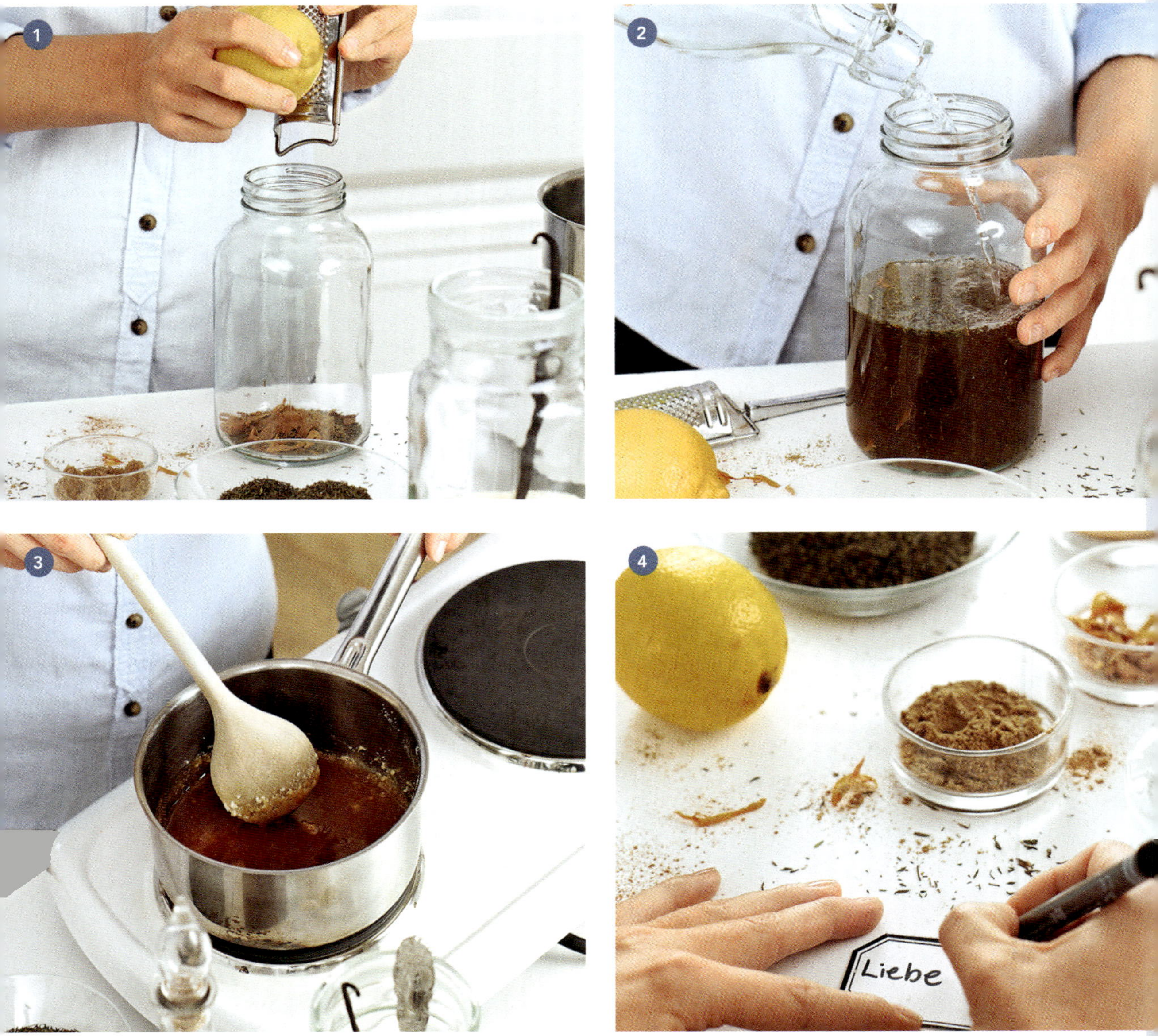

1. Kräuter und Gewürze in ein großes Glas füllen. 2. Branntwein angießen. 3. Nach 2 Wochen den Ansatz mit heißem Zuckersirup mischen. 4. Etikett für die Flasche beschriften.

LIEBESLIKÖR

BEI SEXUELLER UNLUST UND ZUR STÄRKUNG DER LIEBESKRAFT

10 g gemahlener Zimt • 20 g frisch geriebene Zitronenschale • 15 g getrockneter Thymian • 5 g gemahlener Koriander • 5 g Muskatblüte • 1 Vanilleschote • 1 l Branntwein • 1 kg Rohrohrzucker
Außerdem: großes Schraubglas (etwas mehr als 1 000 ml) • Schüssel • Sieb • Topf • Kochlöffel • Trichter • Flasche (1 000 ml)

1. Füllen Sie alle Kräuter und Gewürze in ein ausreichend großes Schraubglas und gießen Sie den Branntwein dazu. Verschließen Sie das Glas gut und stellen Sie es 2 Wochen an einen möglichst sonnigen Platz. In regelmäßigen Abständen kräftig durchschütteln.
2. Nach 14 Tagen gießen Sie die Flüssigkeit durch ein Sieb in eine Schüssel. Kräuter wegwerfen.
3. Geben Sie den Zucker mit ½ l kaltem Wasser in den Topf und lösen sie ihn auf mittlerer Flamme und unter stetigem Rühren auf. Ein paar Min. leise köcheln lassen (dabei weiterrühren), bis das Ganze eine sirupartige Konsistenz bekommen hat.
4. Fügen Sie den aromatisierten Branntwein hinzu und rühren Sie ein letztes Mal kräftig um, ehe Sie den fertigen Likör in eine saubere Flasche füllen.

ANWENDUNG

Trinken Sie 1 Gläschen Likör, die Wirkung setzt nach circa ½ Stunde ein.

HALTBARKEIT

Kühl und dunkel aufbewahrt hält der Likör ungefähr 1 Jahr.

STEIGERT DIE LUST

Die Bestandteile dieses »Wundermittels« wirken wie natürliche Aphrodisiaka, indem sie die Durchblutung der männlichen Geschlechtsorgane erhöhen. Schon der Geruch der enthaltenen Gewürze entführt ins Reich von 1001 Nacht und weckt die Lust auf Liebe viel mehr als eine schnöde blaue Pille.

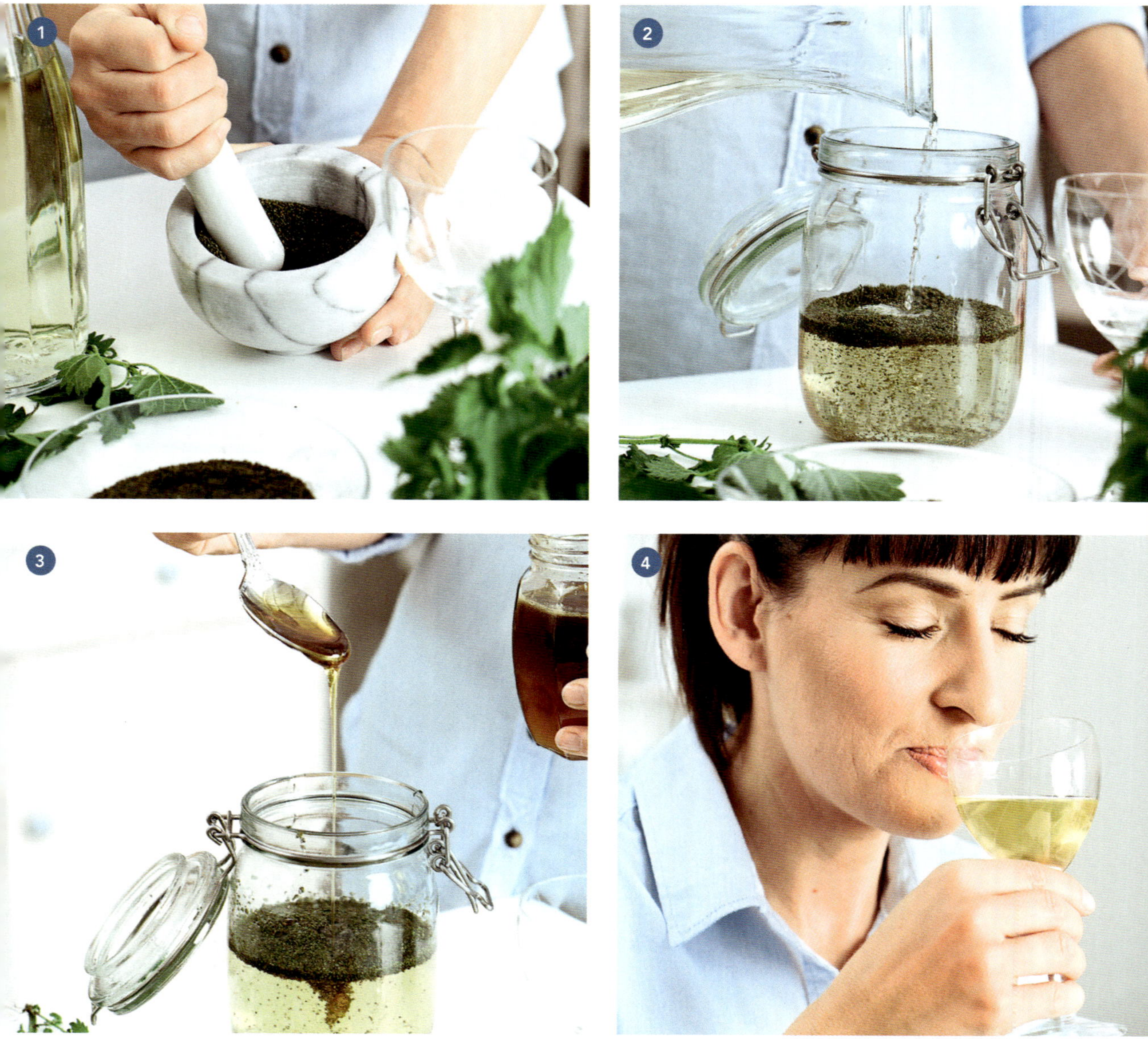

1. Brennnesselsamen im Mörser zerstoßen. 2. In einem großen Glas mit Wein aufgießen. 3. Honig dazugeben. 4. Das Ergebnis: ein herrlich aromatischer Trunk.

BRENNNESSELWEIN

BEI GUTARTIGER PROSTATAVERGRÖSSERUNG

50 g Brennnesselsamen • 750 ml guter Weißwein (möglichst Bioqualität) • 100 g Bio-Honig
Außerdem: Mörser • großes Einmachglas (1 000 ml) • Sieb • Schüssel • Kochlöffel • Topf (bei Bedarf) • dunkle Flasche (mind. 750 ml) • Trichter

1. Zerstoßen Sie die Brennnesselsamen im Mörser und geben Sie sie zusammen mit dem Weißwein in ein großes Einmachglas. Lassen Sie die Mischung gut verschlossen 14 Tage bei Zimmertemperatur ruhen.
2. Gießen Sie die Flüssigkeit durch ein Sieb in eine Schüssel ab. Die Brennnesselsamen können Sie getrost entsorgen; sie haben ihre Wirkstoffe an den Wein abgegeben.
3. Fügen Sie den Honig hinzu. Wenn er sich nicht gut unterrühren lässt, erwärmen Sie den Wein vorsichtig in einem Topf, bis sich der Honig komplett aufgelöst hat.
4. Füllen Sie den Wein in eine dunkle Flasche und verschließen Sie diese gut.

ANWENDUNG

Für eine Kur trinken Sie 4 Wochen lang morgens und abends jeweils 1 Gläschen Brennnesselwein.

HALTBARKEIT

Im Kühlschrank hält sich der Wein gut verschlossen 4 Wochen.

OHNE ALKOHOL

Wenn Sie eine alkoholfreie Variante bevorzugen, machen Sie sich einen Brennnesseltee. Dazu pflücken Sie ein paar frische Brennnesselblätter (bitte unbedingt Handschuhe tragen!), übergießen diese in einer Tasse mit kochendem Wasser und lassen alles 7–10 Min. zugedeckt ziehen.

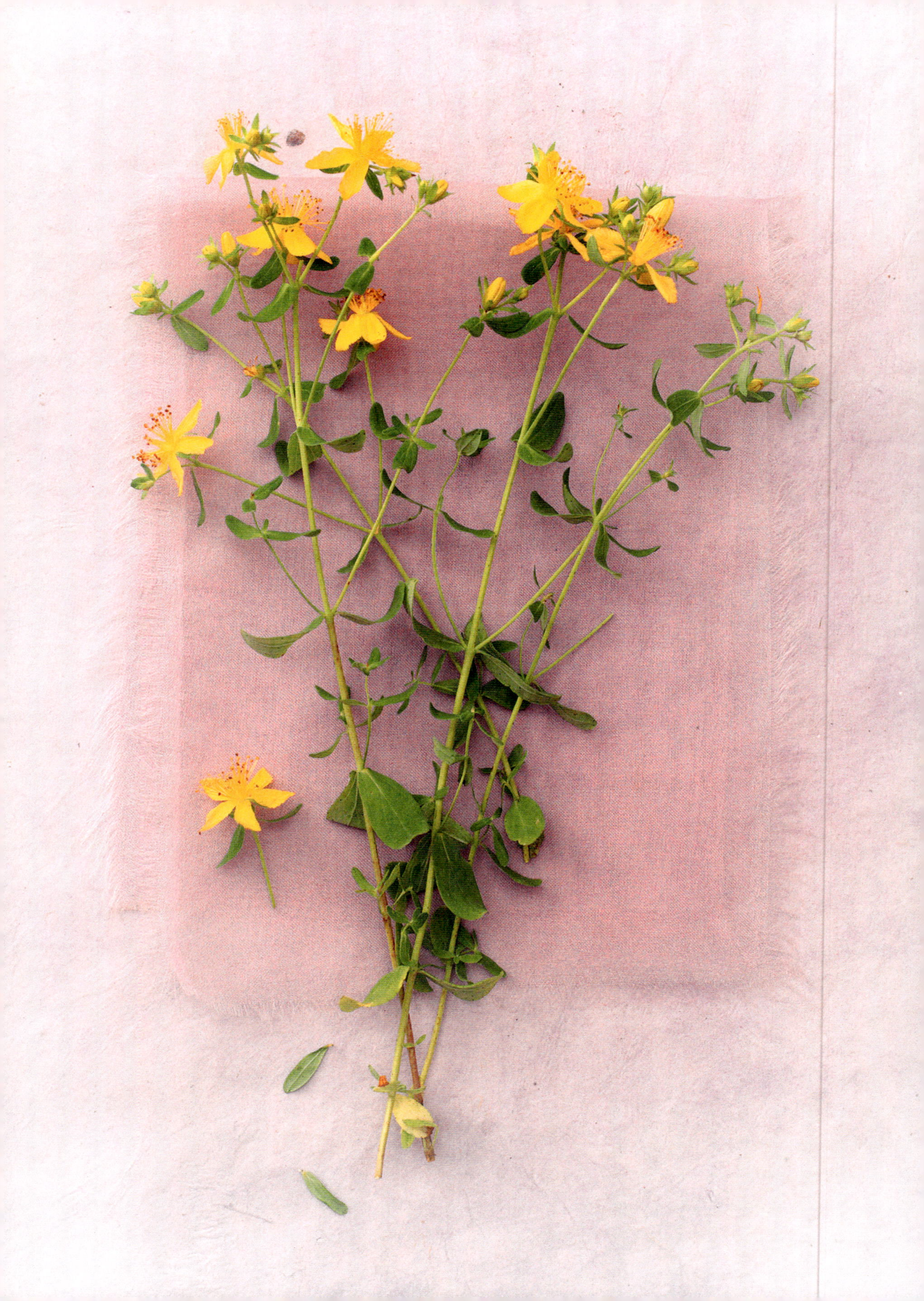

SCHLECHTE STIMMUNG

Jedem läuft irgendwann mal eine Laus über die Leber, das ist normal. Wenn die schlechte Laune aber zum Dauerzustand wird oder Erschöpfung und Müdigkeit den Tag bestimmen, sollte man schleunigst etwas dagegen unternehmen. Natürliche »Stimmungsmacher« können hier oft helfen.

WAS DIE LAUNE WIEDER HEBT
86

REZEPTE
90

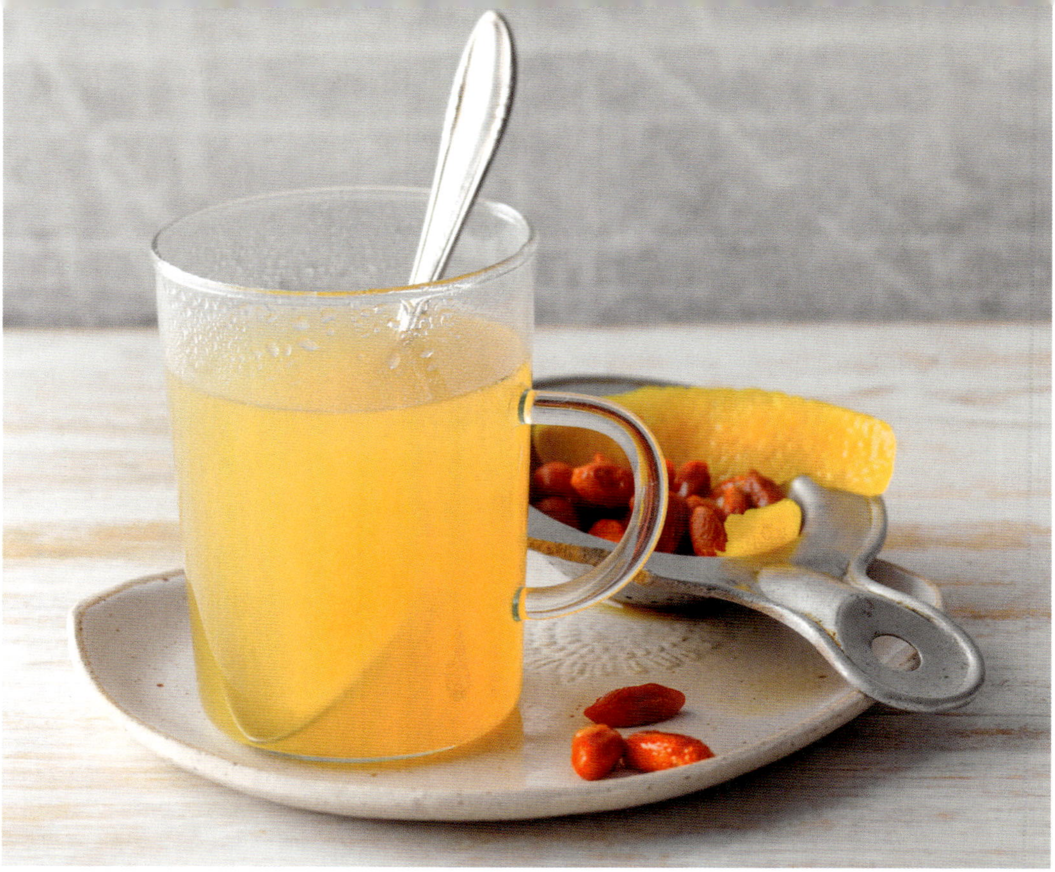

WAS DIE LAUNE WIEDER HEBT

Wir alle erleben Phasen, in denen das Leben an uns vorbeizugehen scheint, die Freuden rar sind und eben einfach »alles Mist« ist. Ob vorübergehendes Stimmungstief oder echte Seelenkrise: Ohne Hilfe kommt man nur schwer raus. Bei psychischen Problemen in pathologischer Dimension wie Depressionen oder Burnout kommt man dabei mit Melissengeist, Duftölen und Ohrmassage leider nicht sehr weit. Genauso sollten Sie sich nicht scheuen, einen Experten aufzusuchen, wenn die Symptome auch nach längerer Zeit weiter bestehen bleiben. Aber durch die kleineren grauen Wölkchen schaut nach Anwendung der Haus- und Naturheilmittel auf den folgenden Seiten doch recht schnell wieder ein Sonnenstrahl.

Wenn die Stimmung mal wieder vorübergehend den Tiefpunkt erreicht, Sie müde, matt und niedergeschlagen sind und sich zu nichts aufraffen können, ist das also noch lang kein Grund, zu Tabletten zu greifen. Denn gerade für diesen Fall gibt es tolle Pflanzen und Substanzen, die eine echte Alternative sind. Sie werden in der Regel gut vertragen, haben keine Nebenwirkungen und machen nicht abhängig. Vielleicht wirken sie nicht ganz so schnell wie chemische Arzneimittel. Aber wenn Sie Tees, Tinkturen und Öle regelmäßig anwenden, steigt das Stimmungsbarometer bald wieder auf normale Höhe.

FÜR ALLE »LEICHTEN« FÄLLE

»Es gibt nichts, was du nicht mit Melissengeist heilen könntest«, pflegten unserer Großmütter zu sagen. Vermutlich wussten sie um den angreifbaren Wahrheitswert der Aussage, aber darum ging es ja auch gar nicht. Was Oma sagen wollte: Eine positive Einstellung, Zuversicht und eine Prise »Stell-dich-nicht-so-an-es-gibt-für-alles-eine-Lösung« sind für das Wohlbefinden und fürs Gesundwerden am wichtigsten. Der Satz war also genauso Teil der Therapie wie der Melissengeist selbst.
Großmutters Melissengeist kann aber auch wirklich eine ganze Menge: Er hilft bei Migräne, Magen- und Darmbeschwerden, bei Menstruations- und nervösen Herzbeschwerden, bei Spannungskopfschmerz und Erkältungskrankheiten. Und er hilft uns, die angespannte Seele endlich wieder ein wenig baumeln zu lassen. Klingt super, oder? Dann brauchen Sie ja jetzt eigentlich nur noch das Rezept! Und das finden Sie auf **Seite 97**.
Doch das ist noch längst nicht alles:

Johanniskraut

Bei mieser Laune und depressiver Verstimmung empfehlen viele Ärzte ihren Patienten Präparate aus Johanniskraut – und sie tun gut daran. Denn Wissenschaftler haben bewiesen, dass diese Pflanze synthetischen Antidepressiva in nichts nachsteht. Als Alternative zu Tees und Extrakten in Tabletten- oder Kapselform empfiehlt sich die Tinktur von **Seite 101**.

Lavendel

Ähnliche Wirkung wie das Johanniskraut hat auch Lavendel. Verantwortlich dafür ist die Substanz Linalylacetat, die in den ätherischen Ölen der Lavendelblüten enthalten ist und besänftigend auf das zentrale Nervensystem wirkt. Lavendel ist also ein echter Stimmungsaufheller. Eine Nase voll färbt mindestens jedes zweite Wölkchen rosa. Überzeugen Sie sich mit den Rezepten auf **Seite 95** und **96**.
Die Aromatherapie setzt überhaupt viele Kräuter- beziehungsweise Fruchtöle ein, weil ihr Duft eine positive Wirkung auf das seelische Befinden hat. Das selbst gemachte Rosen-Riechpulver von **Seite 91** beispielsweise wirkt bei Anspannung und Stress wahre Wunder.
Eine spritzige, duftende Mischung aus 3 ml ätherischem Grapefruitöl, je 2 ml ätherischem Zypressen- und Lemongrasöl sowie 1 ml ätherischem Rosmarinöl dagegen vertreibt Mattheit und Lustlosigkeit mit einem knalligen Aromafeuerwerk aus herrlich mediterranen Duftnoten. Das macht selbst die Müdesten unter Ihnen wieder munter.

Kraut der Unsterblichkeit

Vor gut 35 Jahren wurde ein Forscherteam aus Japan auf der Suche nach alternativen Süßungsmitteln auf das Kraut der Unsterblichkeit, auch Jiaogulan genannt, aufmerksam. Da das Laub einen süßlichen Geschmack hat, wurden Untersuchungen angestellt, bei denen man herausfand, dass Jiaogulan eine ähnliche Wirkung wie das »Allheilmittel« Ginseng besitzt. Neben vielen anderen positiven Wirkungen soll das Kraut Stress mindern, weil es beruhigend, harmonisierend und regulierend auf das Nervensystem wirkt, und einen erholsamen Schlaf fördern. Überzeugen Sie sich selbst: Auf **Seite 105** finden Sie ein einfaches Teerezept.

Baldrian und Hopfen

Zwei ideale Heilpflanzen gegen Angst, Nervosität, Reizbarkeit und Schlaflosigkeit sollen hier nicht fehlen – und die erste davor ist Baldrian. Er erleichtert das Einschlafen und verbessert, wie zahlreiche Studien wissenschaftlich belegen, auch die Schlafqualität. Das bedeutet: Sie fühlen sich nach dem Aufwachen ausgeruhter und das allgemeine Wohlbefinden steigt. Damit Baldrian seine Wirkung voll entfalten kann, sollten Sie entsprechende Zubereitungen über mindestens vier Wochen anwenden. Aber Achtung: 1–2 Stunden nach der Einnahme kann die Reaktionsfähigkeit vermindert sein (Sie sollten dann nicht Auto fahren!). Außerdem sollten Sie in der Schwangerschaft aufgrund fehlender wissenschaftlicher Erkenntnisse auf Baldrian verzichten.

Hopfen wirkt ähnlich wie Baldrian äußerst entspannend, beruhigend und schlaffördernd, weshalb beide Heilpflanzen auch gerne zusammen eingesetzt werden. Sehr beliebt sind auch Hopfenkissen: kleine Baumwollsäckchen, die mit Hopfenzapfen gefüllt sind und einen guten, erholsamen Schlaf fördern. Da Hopfen nicht nur beruhigend, sondern regelrecht einschläfernd wirkt und daher das Reaktionsvermögen beeinträchtigen kann, sollten Sie entsprechende Mittel ebenfalls nicht einnehmen, wenn Sie Auto fahren oder an einer Maschine arbeiten müssen.

Wenn Probleme auf den Magen schlagen

Wenn Ihnen der Stress eher auf den Magen drückt und Sie zu den von Sodbrennen geplagten Typen zählen, empfiehlt sich ein Blick ins – nicht erschrecken – Schwangerschaftskapitel (siehe **Seite 180, 187** und **189**). Dort finden Sie verschiedene natürliche Säurehemmer, die schnell und verlässlich für Linderung sorgen. Und wenn Magen und Darm aus Nervorsität anderweitig streiken, blättern Sie mal ab **Seite 200**. Vielleicht entdecken Sie dort ein passendes Rezept.

RAUS AUS DEM TIEF

Bewegung an der frischen Luft zählt mit Sicherheit zu den besten Maßnahmen gegen seelische Tiefs. Denn sie kurbelt die Bildung von körpereigenen Glücks- (Endorphine) und Antistresshormonen wie Noradrenalin an. Keine Angst, Sie müssen deshalb nicht zum Spitzensportler mutieren. Schon eine halbe Stunde zügiges Spazierengehen, leichtes Walken oder Radfahren am Tag genügen, um von diesem positiven Effekt zu profitieren. Zusätzliches Plus der »Freilufttherapie«: Sie tanken dabei jede Menge natürliches Licht. Das regt die Ausschüttung eines weiteren Glückshormons an: Serotonin. Gleichzeitig hemmt Licht die Produktion des Schlafhormons Melatonin. Das ist übrigens auch der Grund dafür, dass viele Menschen gerade im Winter oft schlapp und deprimiert sind. Denn in diesen Monaten bekommen wir einfach nicht genug natürliches Licht ab. Was dagegen hilft, ist eine »Lichttherapie« mit speziellen Tageslichtlampen (die gibt es mittlerweile in jedem Kaufhaus).

Meditation

Was besonders gut gegen Stress hilft? Einfach mal Tempo rausnehmen! Leider ist das jedoch einfacher gesagt als getan, denn in unserer modernen Leistungsgesellschaft tun sich sehr viele Menschen immens schwer damit, mal Nein zu sagen und mehr Zeit für sich selbst einzuplanen. Allen, die es versuchen wollen, sei die sogenante Achtsamkeitsmeditation oder MBSR (Mindfulness-Based Stress Reduction) ans Herz gelegt, deren Ziel es ist, die eigenen Gedanken, Gefühle und Sinneseindrücke wahrzunehmen, ohne sie jedoch zu beurteilen oder zu steuern. Ihr Ursprung geht zurück in die 1970er-Jahre und der Molekularbiologe Jon Kabat-Zinn gilt als ihr geistiger »Vater«. Er löste die Meditation aus ihrem spirituellen Kontext und entwickelte ein Programm zur Behandlung von Schmerzpatienten. Heute gilt MBSR als effektive Methode zur Stressbewältigung und zur Linderung von Burnout und Depression, ihre Wirkung ist durch Studien belegt. Es gibt zahlreiche Bücher, Videos und Kurse, die Ihnen zeigen, wie es geht und worauf Sie genau achten müssen.

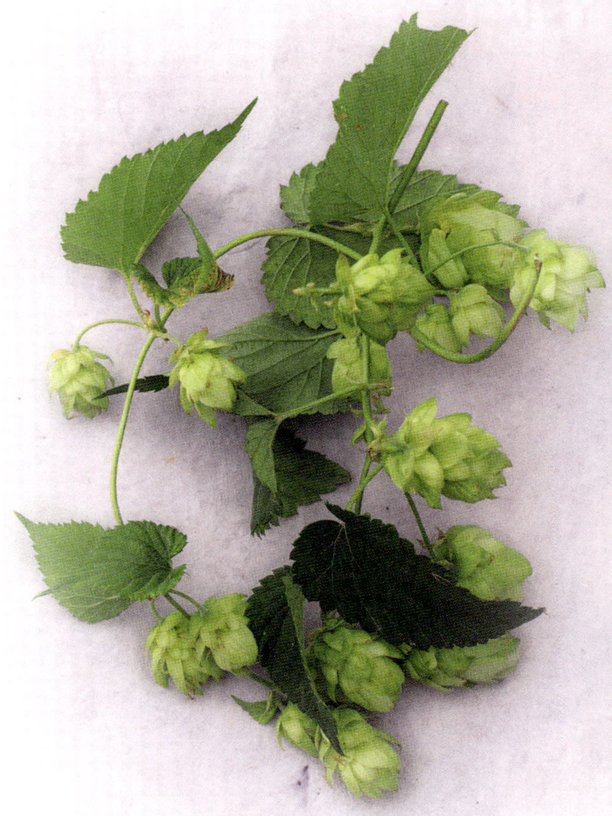

Die beruhigenden Wirkstoffe des Hopfens stecken in den zarten Zapfen, mit denen auch Bier gebraut wird.

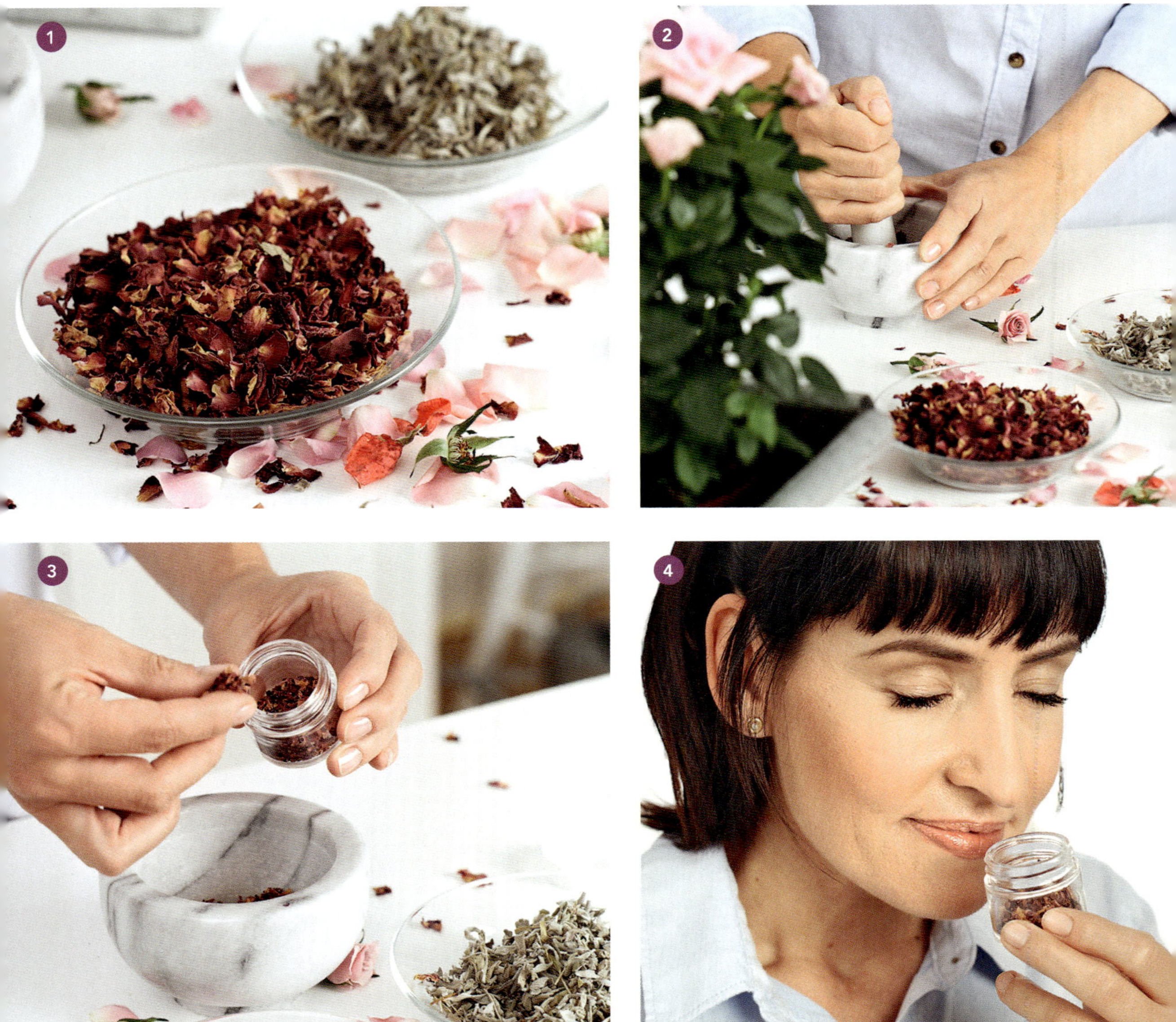

1. Hochwertige Zutaten: Rosenblüten und Salbeiblätter. 2. Blüten und Blätter im Mörser zerreiben. 3. Das Pulver in ein kleines Gläschen füllen. 4. In Stresssituationen: kräftig schnuppern.

ROSEN-RIECHPULVER

BEI INNERER UNRUHE UND IN STRESSSITUATIONEN

15 g getrocknete Rosenblütenblätter • 5 g getrocknete Salbeiblätter
Außerdem: Mörser • Cremedose oder kleines Schraubglas

1. Reiben Sie die Rosenblüten und Salbeiblätter in einem Mörser möglichst fein.
2. Füllen Sie das Pulver vorsichtig in die bereitgestellte Dose. Jetzt schnell den Deckel darauf, damit das Aroma nicht entweicht. Fertig!

ANWENDUNG

Tragen Sie eine kleine Dose mit dem Riechpulver immer bei sich und riechen Sie am Inhalt, sobald Sie in eine Stresssituation geraten oder sich besser konzentrieren möchten (der Duft fördert nämlich auch die Konzentrationsfähigkeit).

HALTBARKEIT

Wie alle Düfte verflüchtigt sich auch das Aroma dieser Kräuter irgendwann. Daher müssen Sie von Zeit zu Zeit das Pulver gegen eine frisch zubereitete Mischung auswechseln.

ROSENBAD

Sie haben noch getrocknete Rosenblätter übrig? Dann machen Sie sich doch ein Entspannungsbad. Im warmen Wasser werden die ätherischen Öle gelöst und verbreiten ihren herrlichen Duft. Alternativ könne Sie dazu auch 10 Tropfen ätherisches Rosenöl mit 50 g Sahne verrühren und ins warme Badewasser geben.

BITTE NUR BIO

Es sind zwar keine Nebenwirkungen bei der Anwendung von Rosen-Präparaten bekannt. Allerdings sollten Sie unbedingt auf Qualität achten. Verwenden Sie ausschließlich unbehandelte Rosenblüten und naturreines ätherisches Rosenöl in Bioqualität, auch wenn dieses mit circa 16 Euro pro Milliliter sehr teuer ist. Synthetischer Rosenduft ist zwar billiger, hat aber keine Heilwirkung.

ANTI-STRESS-TEE

WIRKT AUSGLEICHEND UND STRESSLINDERND

1 EL getrocknete Tulsi-Blätter (aus dem Teefachhandel oder Bioladen)
Außerdem: Teekanne • Teesieb • Tasse

1. Überbrühen Sie die Tulsi-Blätter in einer Teekanne mit 1 l kochendem Wasser.
2. Lassen Sie den Tee 10 Min. zugedeckt ziehen.
3. Füllen Sie anschließend den Tee durch ein Teesieb in eine Thermoskanne – oder direkt in eine Tasse.

ANWENDUNG

Trinken Sie im akuten Fall über den Tag verteilt mehrere Tassen Tulsi-Tee.

HALTBARKEIT

In einer Dose halten sich Tulsi-Blätter 6 Monate.

ACHTUNG

Dieser Tee ist nicht für Schwangere geeignet, weil noch keine wissenschaftlichen Erkenntnisse vorliegen.

1. Tulsiblätter in ein Teesieb füllen. 2. Mit kochendem Wasser aufgießen.

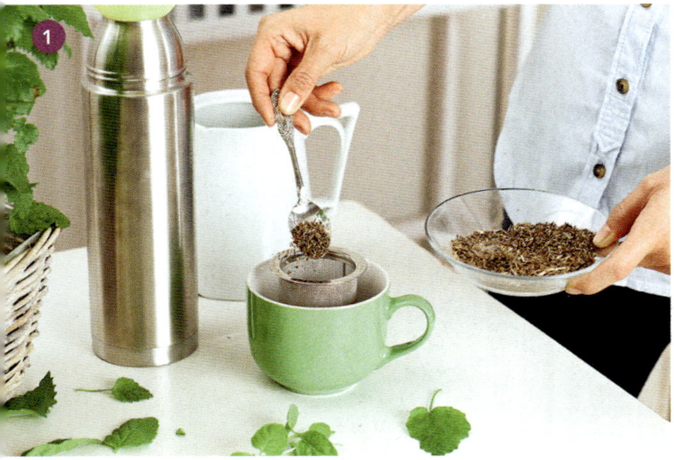

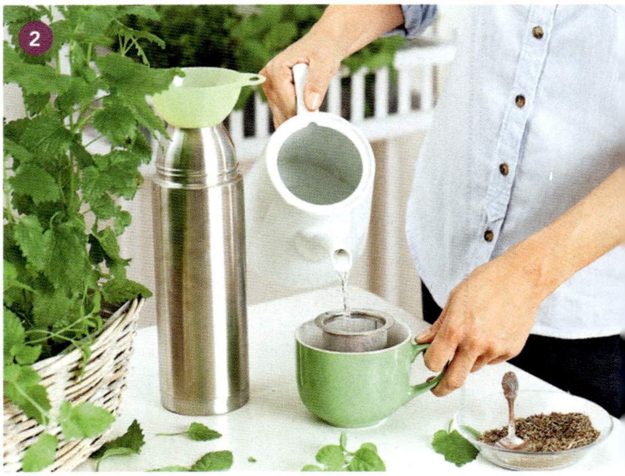

SCHLUMMERTRUNK

HILFT GEGEN EINSCHLAFSTÖRUNGEN

½ TL getrocknete Lavendelblüten (oder die doppelte Menge frische Blüten) • 1 TL Cashewmus • ½ TL Backkakao • 2 Prisen Zimt • 1 Schuss Milch (nach Geschmack)

Außerdem: feines Sieb • Tasse

1. Lavendelblüten mit 150 ml Wasser in einen Topf geben, auf ca. 100° erhitzen und 7 Min. leise köcheln lassen.
2. Die Flüssigkeit durch ein feines Sieb in eine große Tasse abseihen. Cashewmus, Kakao und Zimt zufügen, gründlich umrühren und ab damit auf die Couch oder ins Bett.

ANWENDUNG

Kurz vor dem Schlafengehen in langsamen Schlucken genießen.

HALTBARKEIT

Jeden Abend frisch zubereiten.

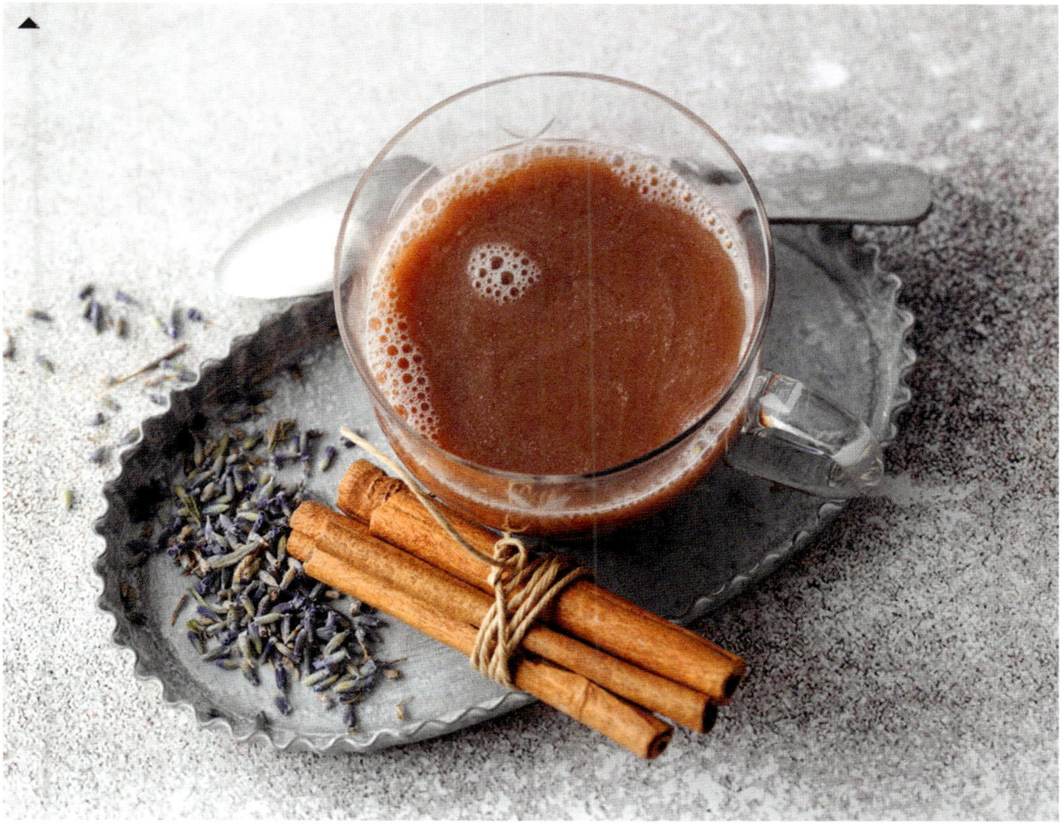

LAVENDELÖL

BEI EINSCHLAFSCHWIERIGKEITEN, STIMMUNGSTIEFS UND ANSPANNUNG

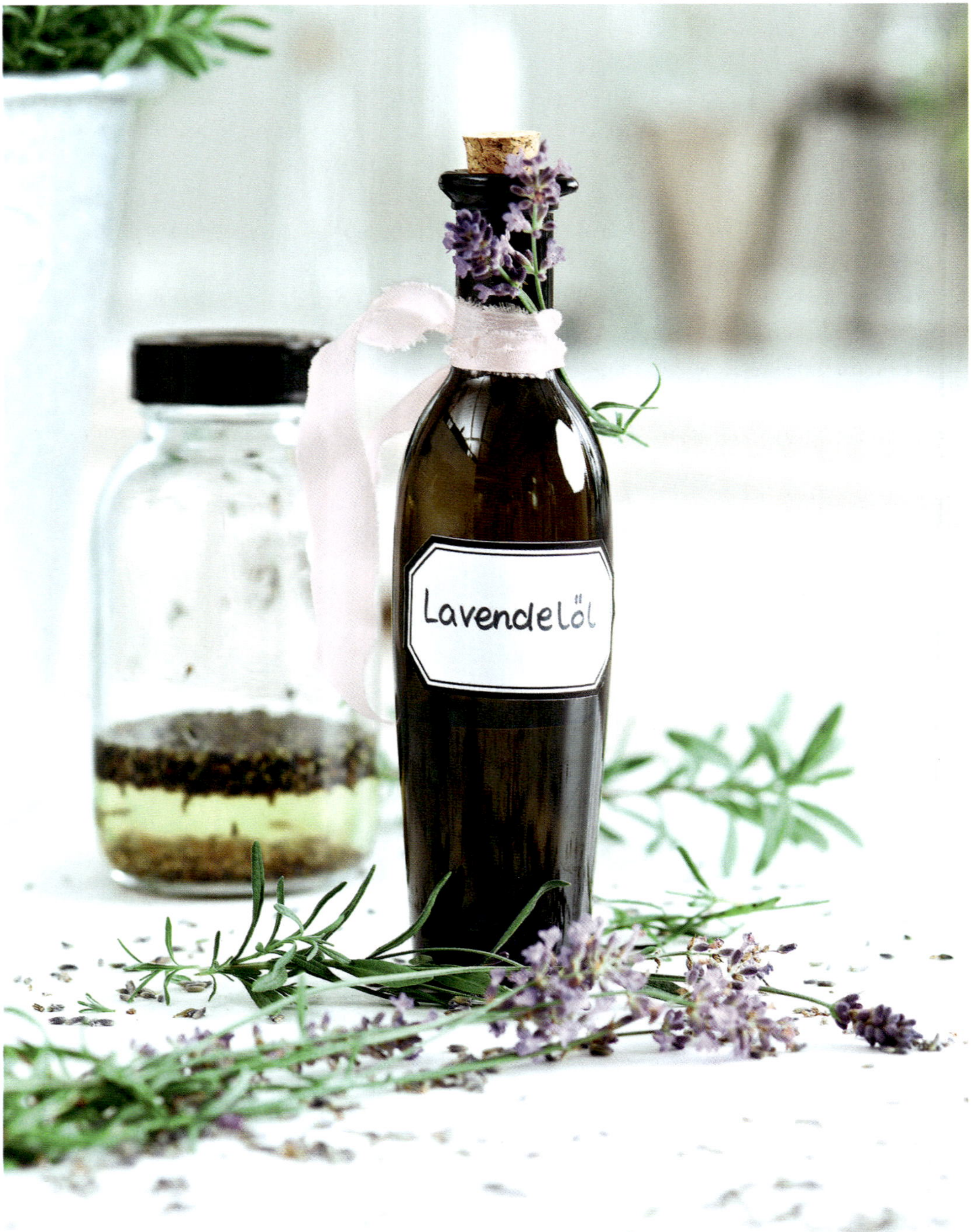

2 Hände voll frische Lavendelblüten (oder ca. 100 g getrocknete Blüten) • 200 ml Mandel- oder Distelöl
Außerdem: großes Schraubglas • Sieb • Schüssel • Trichter • dunkle Flasche (250 ml)

1. Zupfen Sie die einzelnen Lavendelblüten in ein Schraubglas und bedecken Sie sie mit dem Öl.
2. Schließen Sie das Gefäß und stellen Sie es für 6–8 Wochen an einen warmen, sonnigen Platz.
3. Schütten Sie das Öl durch ein Sieb, pressen Sie die Blüten noch einmal aus und füllen Sie das fertige Öl anschließend mithilfe eines Trichters in eine dunkle Flasche.

ANWENDUNG

Für ein Entspannungsbad verrühren Sie 10 Tropfen Lavendelöl und 2 EL Sahne (dadurch verbindet sich das Lavendelöl mit dem Wasser und die Sahne pflegt auch noch toll die Haut) und geben diese Mischung ins warme Wasser.
Reiben Sie bei Husten oder Bronchitis die Brust mit Lavendelöl ein.
Als Stimmungsaufheller für zwischendurch riechen Sie bei Bedarf einfach an der Flasche. Sie können auch ein Taschentuch mit Lavendelöl beträufeln und hin und wieder daran schnuppern.
Ein paar Tropfen in der Duftlampe erfüllen den Raum mit beruhigendem Duft.

HALTBARKEIT

Das Öl hält sich mindestens 1 Jahr.

GLÜCKSMOMENT

Der Duft des Lavendels bewirkt, dass unser Gehirn vermehrt das »Glückshormon« Serotonin ausschüttet, dass wir uns entspannen und die »Alles-Mist«-Stimmung ganz einfach verduftet.

1. Einzelne Blüten abzupfen. 2. In ein Glas geben und mit Öl bedecken. 3. In eine dunkle Flasche umfüllen.

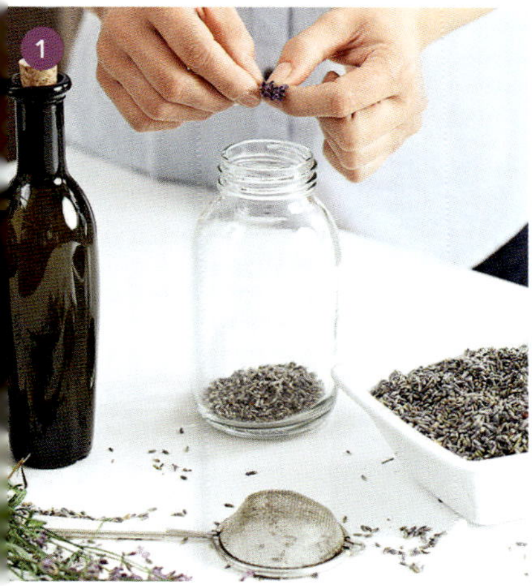
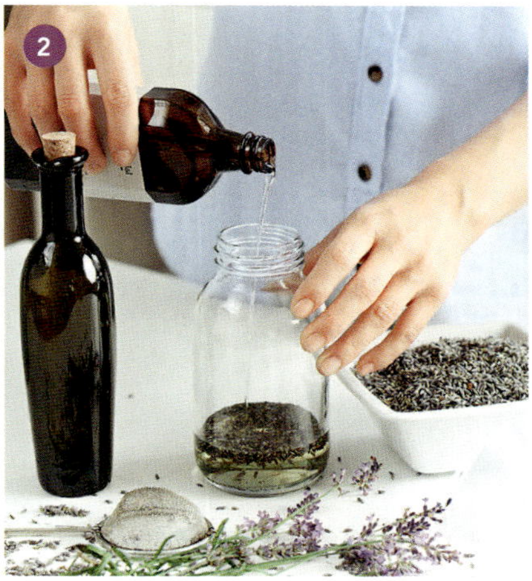
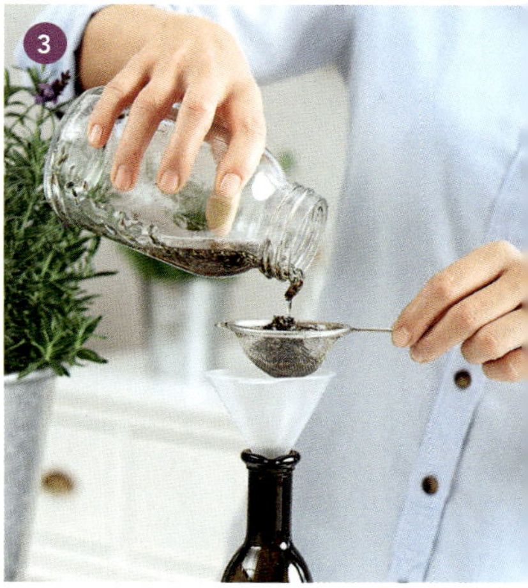

LAVENDELRIECHPULVER

BEKÄMPFT STRESS

5 g getrocknete Lavendelblüten (oder die doppelte Menge frische Blüten) • 3–4 Tropfen ätherisches Lavendelöl (aus dem Handel oder nach Rezept **Seite 95***)*

Außerdem: Cremedose oder kleines Schraubglas

1. Die Lavendelblüten im Mixer auf höchster Stufe fein zermahlen.
2. Die gemahlenen Blüten in eine Cremedose füllen und das ätherische Öl darüber träufeln. Sofort verschließen.

ANWENDUNG

Schnuppern Sie am Inhalt der Dose, sobald Sie in eine Stresssituation geraten oder sich entspannter fühlen möchten.

HALTBARKEIT

Wie alle Düfte verflüchtigt sich auch hier das Aroma nach und nach. Dann müssen Sie das Riechpulver auswechseln oder die Blüten mit ein paar Tropfen ätherischen Öls wieder »aktivieren«.

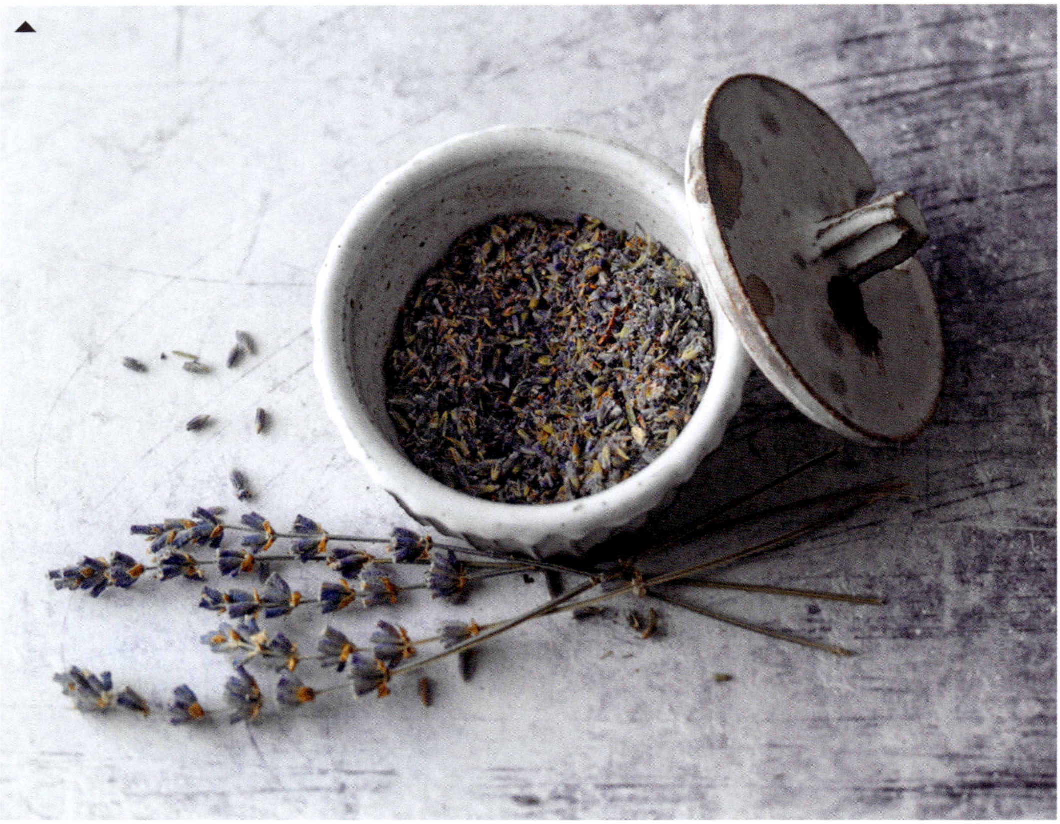

MELISSENGEIST

INNERLICH BEI NERVÖSEN MAGEN- UND HERZBESCHWERDEN, EINSCHLAFSCHWIERIGKEITEN UND ZUR ALLGEMEINEN BERUHIGUNG; ÄUSSERLICH BEI MUSKELKATER UND KOPFSCHMERZEN

200 g frische Melissenblätter (oder 10 g getrocknete Blätter) • 1 l medizinischer Alkohol (60 Prozent, aus der Apotheke)
Außerdem: Schraubglas • Teesieb • Trichter • dunkle Flasche (1 000 ml)

1. Gießen Sie die Melissenblätter in einem Schraubglas vollständig mit Alkohol auf.
2. Stellen Sie das verschlossene Glas 10 Tage an einen warmen Ort. Schütteln Sie es in dieser Zeit ab und zu.
3. Am 11. Tag sieben Sie die Flüssigkeit ab und füllen sie mithilfe eines Trichters in eine dunkle Flasche.

ANWENDUNG

- Innerlich: Nehmen Sie 1- bis 3-mal täglich 5 ml Melissengeist in warmem Tee oder Wasser zu sich oder träufeln Sie ihn auf 1 TL Zucker.
- Äußerlich: Tragen Sie bei Muskelkater den Melissengeist unverdünnt in kreisenden Bewegungen auf die schmerzende Partie auf oder massieren Sie bei Kopfweh Ihre Schläfen damit.

HALTBARKEIT

Der Melissengeist hält sich im Kühlschrank mindestens 1 Jahr.

1. Melissenblätter abschneiden. 2. In ein Glas geben und mit Alkohol bedecken. 3. Nach 10 Tagen abfiltern.

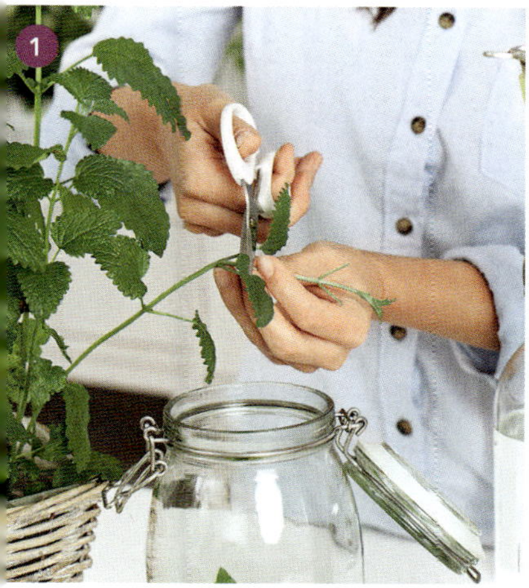

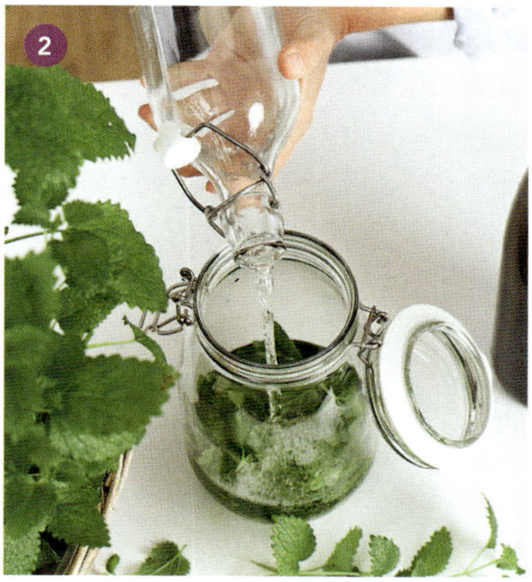

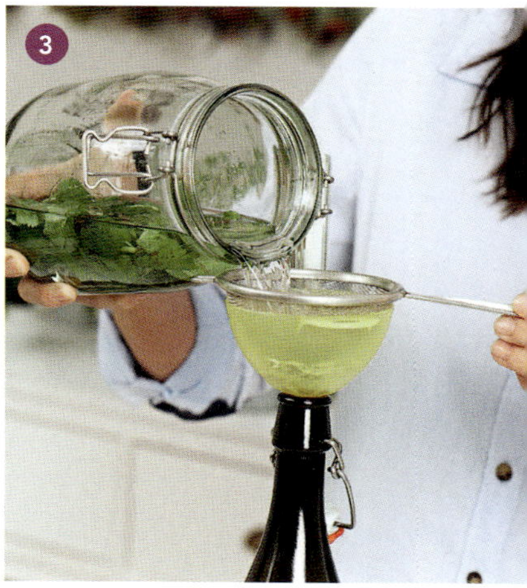

TULSITRANK

BEI DEPRESSIVER VERSTIMMUNG

1 TL getrocknetes Tulsikraut (oder die doppelte Menge frisches Kraut) • 2 Pfefferkörner
Außerdem: Topf • feines Sieb

1. Tulsikraut, Pfefferkörner und 250 ml Wasser in einen Topf geben, erhitzen und 10 Min. bei ca. 80° ziehen lassen (das Wasser soll gerade nicht kochen).
2. Den Trank durch ein feines Sieb in eine Tasse abseihen.

ANWENDUNG
Trinken Sie bis zu 2-mal täglich 1 Tasse des Tulsitranks.

HALTBARKEIT
Den Trank am besten bei Bedarf immer frisch zubereiten.

STRESSKILLER
Es ist wissenschaftlich erwiesen, dass das ayurvedische Heilkraut Tulsi äußerst effektiv gegen Stress wirkt. Es beruhigt die Nerven und steigert die Konzentration. Darüber hinaus unterstützt das im Pfeffer enthaltene Piperin die körpereigene Produktion von Endorphinen und sorgt so für mehr Wohlbefinden. Aber Vorsicht: Tulsi darf weder in der Schwangerschaft noch in der Stillzeit angewendet werden.

EIGENE ERNTE
Sie können Tulsi oder indisches Basilikum, wie das Kraut hierzulande auch genannt wird, selbst im Garten, auf dem Balkon oder dem Fensterbrett anbauen. So haben Sie immer ein paar frische Blätter zur Hand.
Die Pflanze mag es warm, windgeschützt und sonnig und will regelmäßig gegossen werden. Im Beet kann sie unter diesen Voraussetzungen bis zu 1 Meter groß werden. Aber Achtung: Tulsi ist zwar mehrjährig, aber nicht winterfest und braucht draußen daher einen entsprechenden Kälteschutz. Wer es mit dem Eigenanbau probieren möchte, fragt am besten in gut sortierten Bio-Gärtnereien nach oder sucht im Internet nach einem Pflanzenhändler.

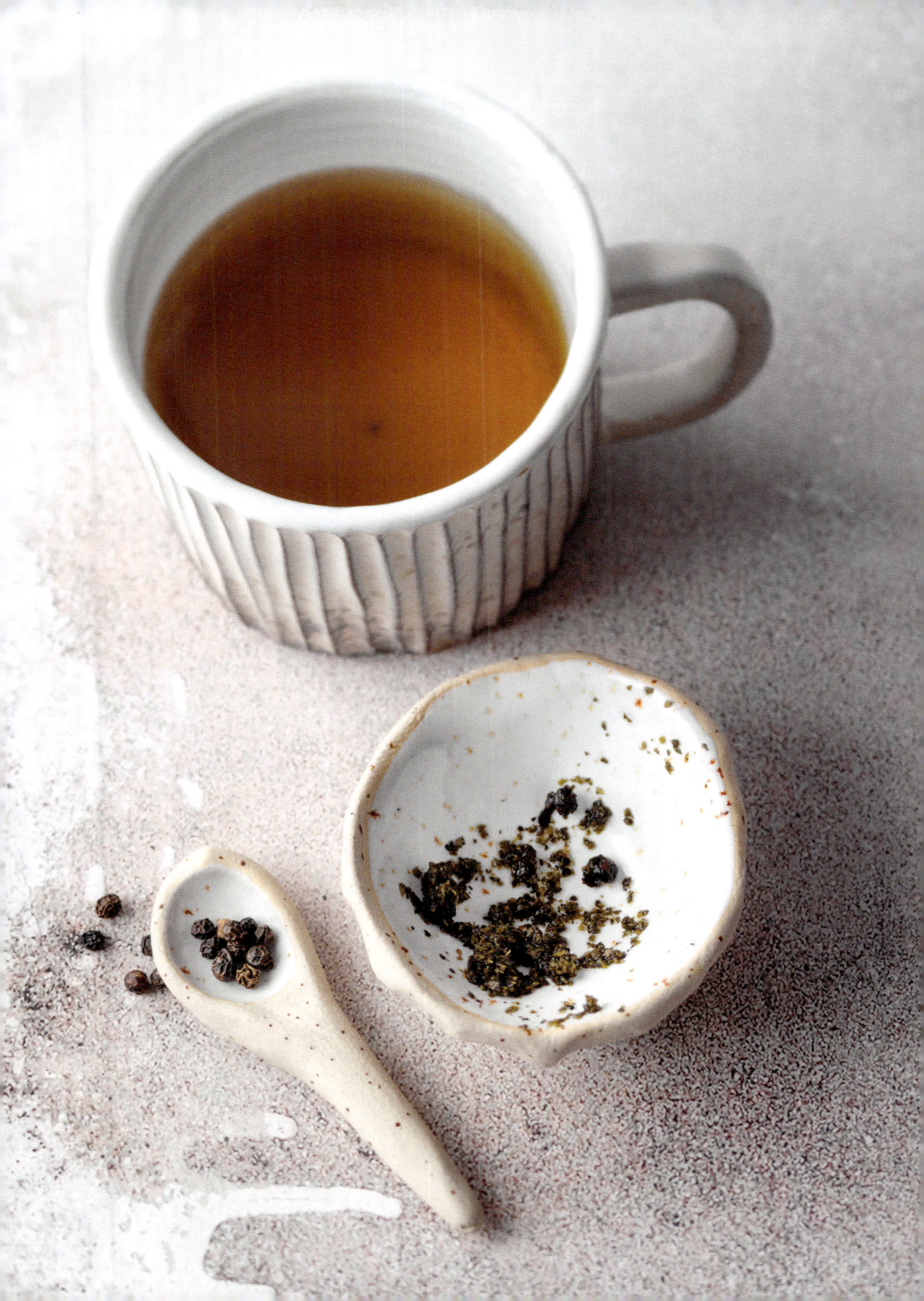

JOHANNISKRAUT-TINKTUR

BEI DEPRESSIVER VERSTIMMUNG UND ÄNGSTEN

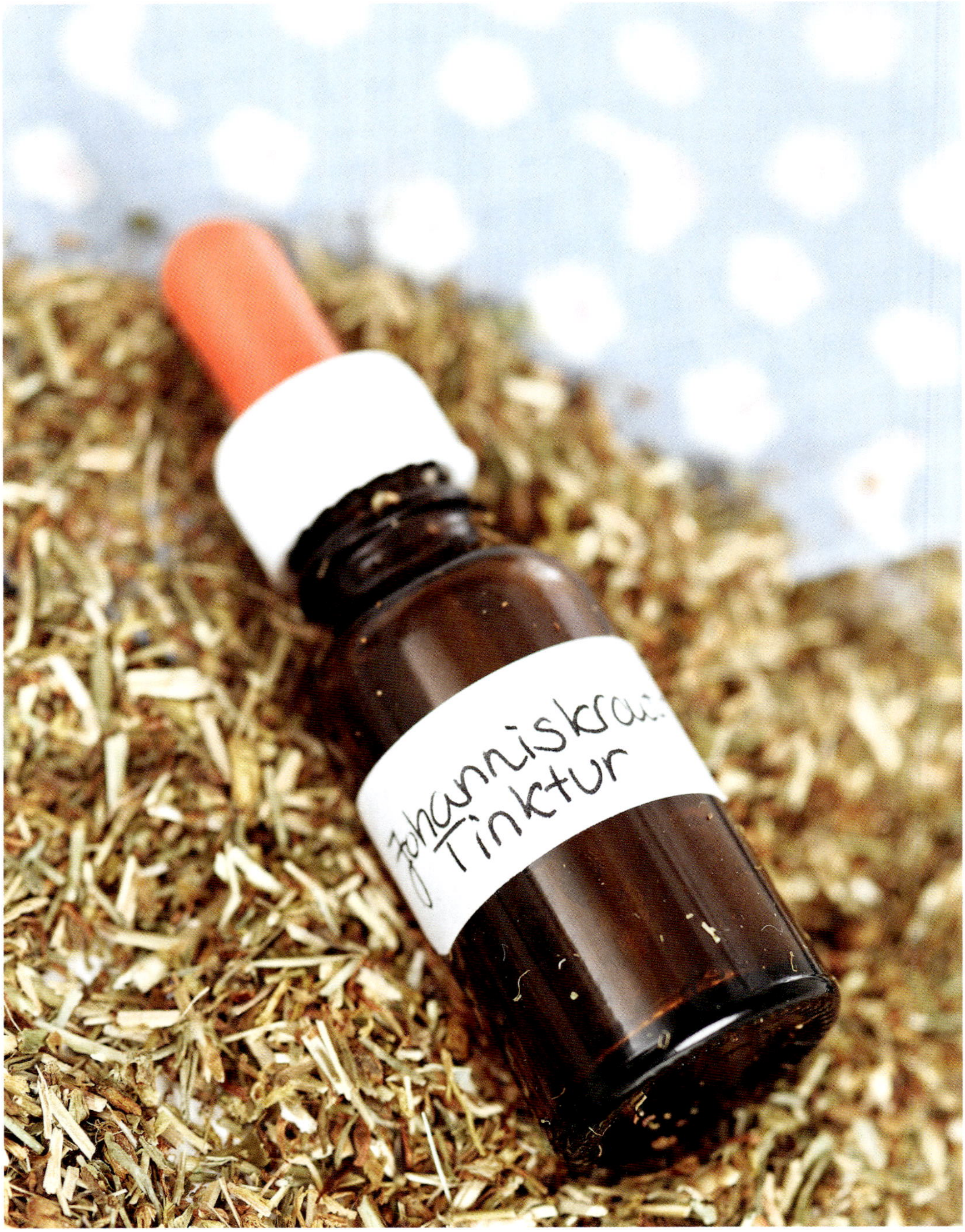

60 g frische Johanniskrautblüten (oder 30 g getrocknete Blüten) • 200 ml Korn (oder ähnlich Hochprozentiges)
Außerdem: Einmachglas (250 ml) • Sieb • Schüssel • kleiner Trichter • dunkle Flasche mit Pipette (250 ml)

1. Füllen Sie die Johanniskrautblüten in ein Einmachglas und gießen Sie den Korn dazu. Die Blüten müssen vollständig mit Alkohol bedeckt sein.
2. Verschließen Sie das Glas und stellen Sie es für 4–6 Wochen an einen warmen, sonnigen Platz. Zwischendurch immer wieder kräftig schütteln.
3. Seihen Sie die Flüssigkeit erst durch ein Sieb ab und füllen Sie sie dann mithilfe eines Trichters in eine Pipettenflasche.

ANWENDUNG

Nehmen Sie im akuten Fall 1-mal täglich 20–40 Tropfen in etwas Wasser ein. Oder machen Sie eine Kur über mehrere Monate (dann jeweils 1 Glas mit 20–40 Tropfen am Tag). In manchen Fällen kann es mehrere Wochen dauern, bis die Tinktur ihre Wirkung entfaltet. Bleiben Sie also unbedingt dran!

HALTBARKEIT

Die Tropfen halten sich circa 1 Jahr.

VORSICHT

Es ist nachgewiesen, dass Johanniskraut Botenstoffe des Gehirns positiv beeinflusst. Aber Achtung: Es steigert die Lichtempfindlichkeit der Haut, nehmen Sie die Tinktur daher nicht vor einem Sonnenbad ein. Es kann zudem zu Wechselwirkungen mit anderen Arzneimitteln kommen. Sprechen Sie daher mit Ihrem Arzt bzw. Ihrer Ärztin, wenn Sie regelmäßig Medikamente einnehmen.

1. Johanniskrautblüten in ein Glas füllen. 2. Korn darübergießen. 3. In eine dunkle Flasche umfüllen.

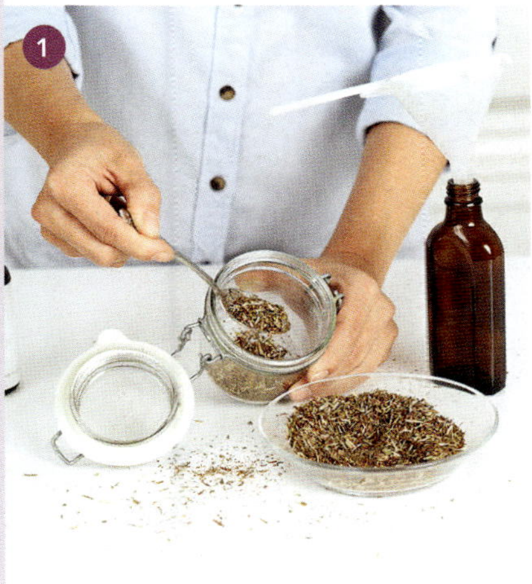

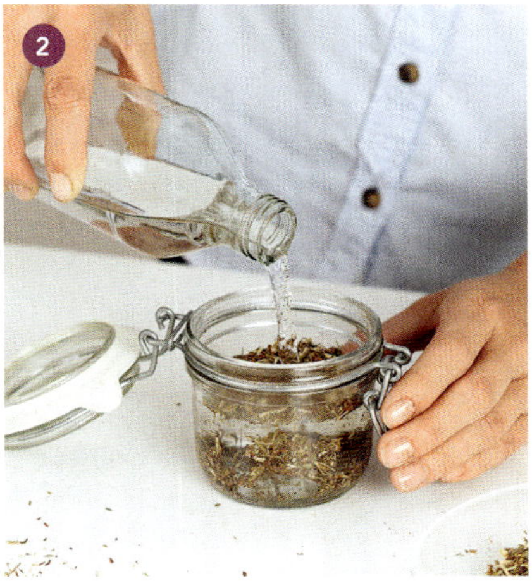

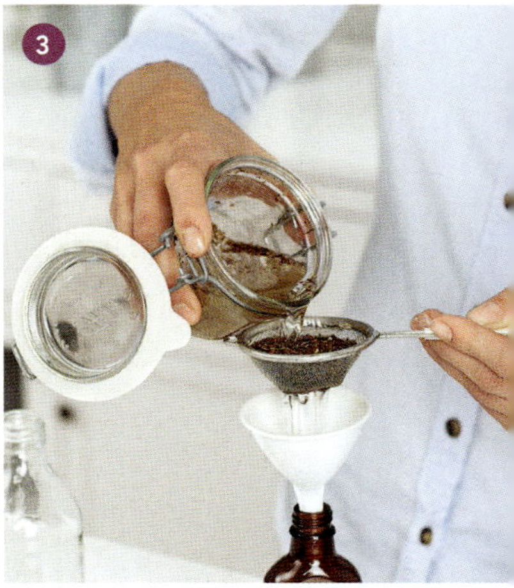

FRÜHLINGSTEE

GEGEN FRÜHJAHRSMÜDIGKEIT

15 g getrocknete Löwenzahnblätter • 15 g getrocknete Brennnesselblätter • 15 g getrocknete Veilchenblüten • 15 g getrocknete Ehrenpreisblätter • 15 g getrocknete Schlüsselblumenblüten • 15 g getrocknete Birkenblätter
Außerdem: Teedose • Teetasse • Teesieb

1. Füllen Sie alle Kräuter in eine Teedose, schließen Sie diese und schütteln Sie sie dann einmal kräftig, damit sich die Zutaten gut vermengen.
2. Übergießen Sie 1 TL der Mischung mit 200 ml kochendem Wasser und lassen Sie den Tee zugedeckt 10 Min. ziehen.

ANWENDUNG
Sinnvoll ist eine Frühjahrskur, bei der Sie täglich morgens und abends jeweils 1 Tasse Frühlingstee trinken.

HALTBARKEIT
Die Teemischung hält sich 1 Jahr.

FASTENKUR
Da die Wirkstoffe dieses Tees helfen, den Körper zu entgiften und zu entschlacken, eignet er sich hervorragend als Begleitung während einer Fastenkur.

1. Kräuter mischen. 2. Teemischung in eine Tasse geben. 3. Mit kochendem Wasser aufgießen.

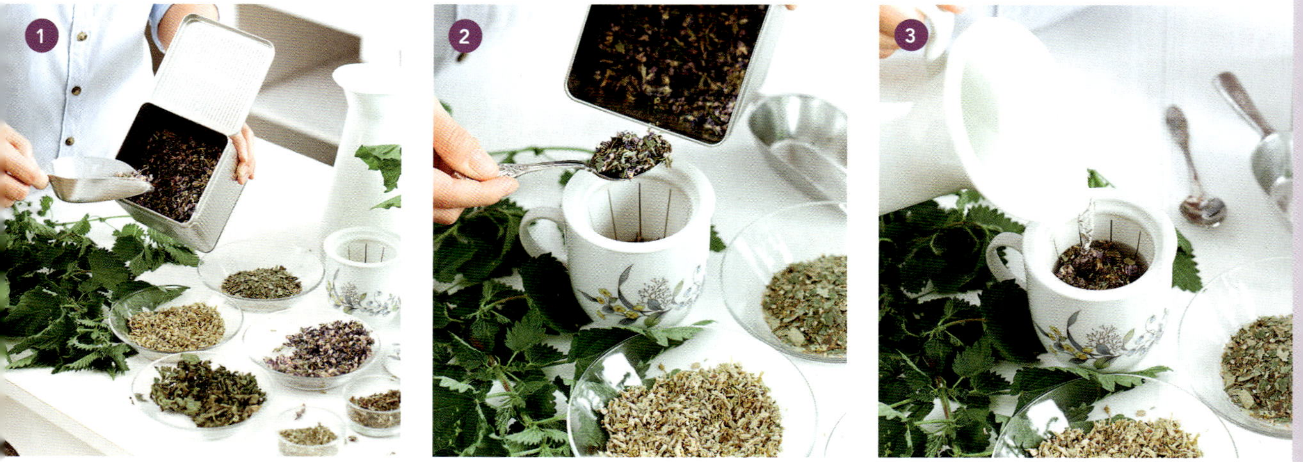

BOCKSHORNKLEE-AUSZUG

BEI APPETITLOSIGKEIT

2 EL Bockshornkleesamen
Außerdem: Mörser • 2 Teekannen oder Karaffen • Teesieb

1. Zerstoßen Sie zunächst die Bockshornkleesamen in einem Mörser.
2. Geben Sie die gemörserten Samen in eine Teekanne oder Karaffe und füllen Sie mit 500 ml kaltem Wasser auf.
3. Lassen Sie den Kaltauszug 2–3 Std. ziehen. Filtern Sie ihn dann durch ein Teesieb in ein zweites Gefäß ab.

ANWENDUNG

Trinken Sie über 2–3 Wochen täglich 3 Tassen des Kaltauszugs. Noch ein Wort zum Geschmack: Wirksame Medizin kann bitter schmecken, Bockshornklee ist der beste Beweis dafür.

HALTBARKEIT

Der fertige Auszug hält sich im Kühlschrank bis zu 2 Tage.

MILCHBILDEND

Bockshornklee regt die Milchproduktion bei stillenden Müttern an. Trinken Sie eine Tasse davon, wenn Ihr Körper zu wenig Milch bildet und Ihr Baby nach dem Stillen noch immer hungrig ist.

1. Bockshornklee im Mörser zerreiben. 2. In eine Karaffe mit kaltem Wasser füllen. 3. Abseihen.

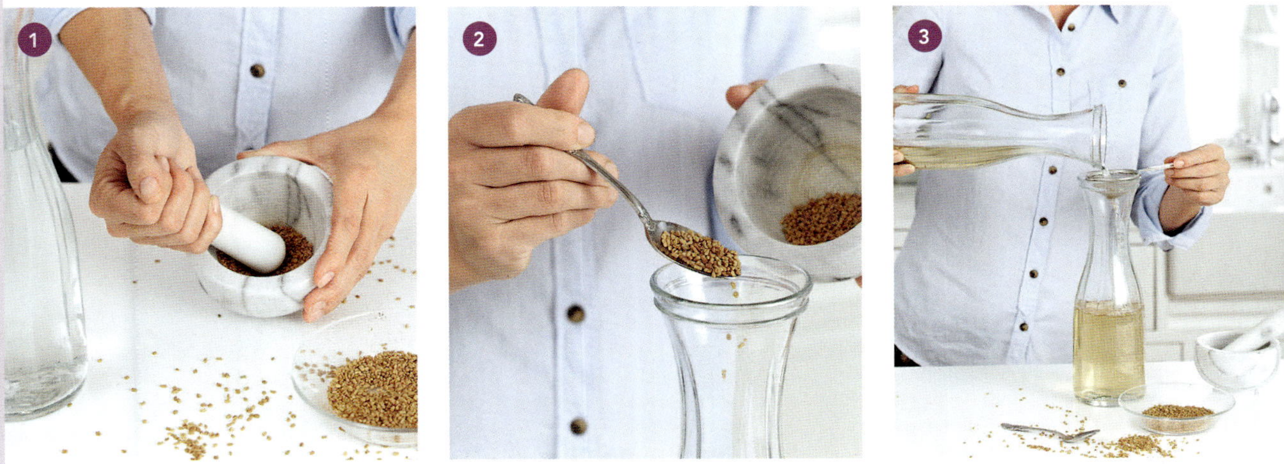

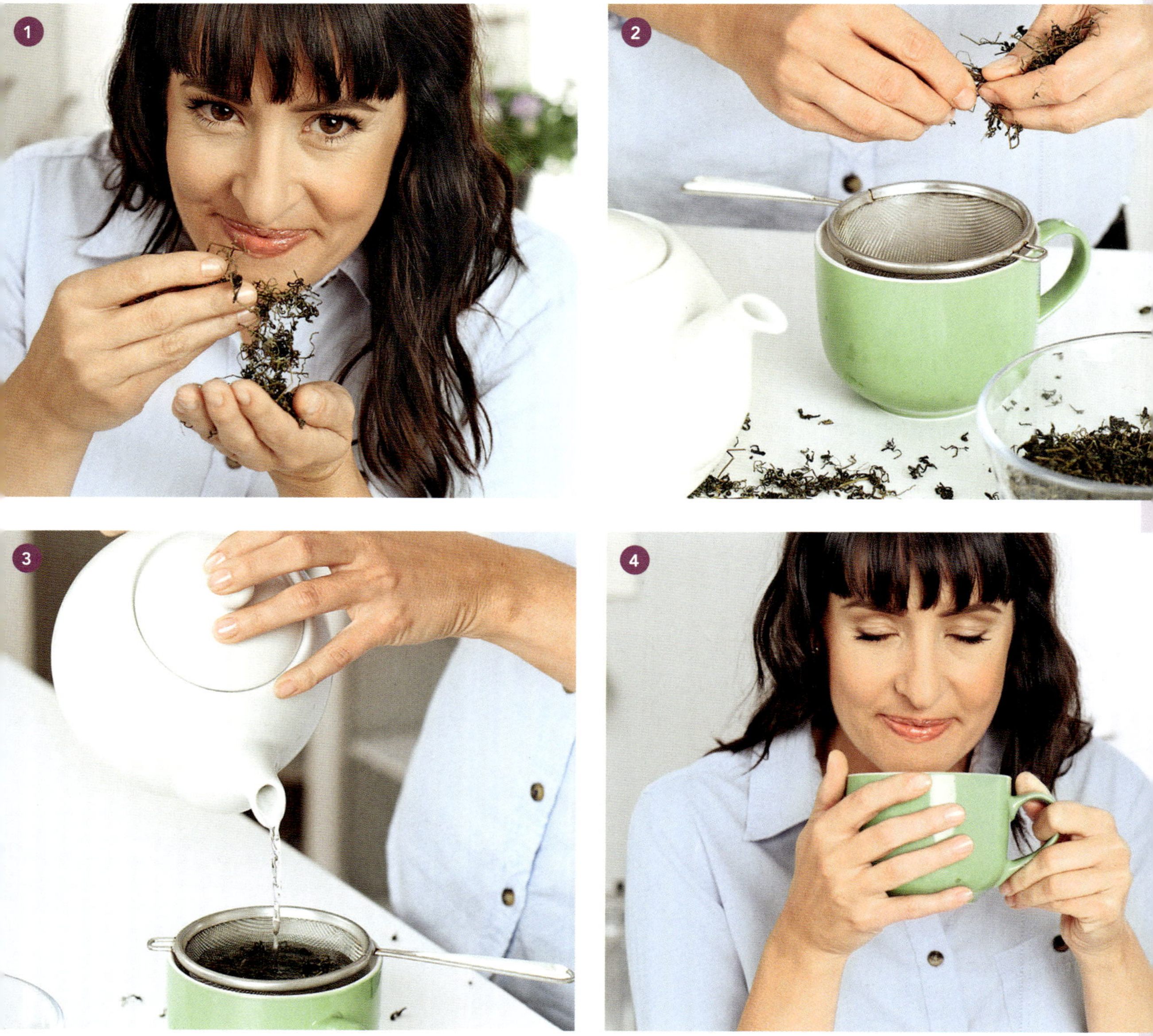

1. Der Schnuppertest zeigt: Prima Qualität! 2. Blätter in ein Teesieb zupfen. 3. Mit kochendem Wasser aufgießen. 4. Den Tee genießen.

KRAUT-DER-UNSTERBLICHKEIT-TEE

WIRKT VITALISIEREND UND »VERJÜNGEND«

7–10 frische, junge Triebe der Jiaogulan-Pflanze (oder 1 TL getrocknete Jiaogulan-Blätter) • Zitronensaft und Honig (nach Geschmack)
Außerdem: scharfes Messer • Schneidebrett • 2 Teetassen • Teesieb

HALTBARKEIT

Der Tee wird nach Bedarf frisch zubereitet. Getrocknete Blätter halten in einer luftdichten Dose ca. 1 Jahr.

1. Schneiden Sie die jungen Triebe mit dem Messer oder der Küchenschere klein.
2. Geben Sie das Kraut in eine Teetasse und gießen Sie mit kochendem Wasser auf.
3. Lassen Sie den Tee mindestens 5 Min. zugedeckt ziehen, damit er seine volle Wirkungskraft entwickelt. Viel länger sollten Sie die Blätter nicht im Wasser lassen, weil der Tee sonst bitter schmeckt.
4. Den Tee durch ein Sieb in eine zweite Tasse abgießen – fertig! Wenn Sie möchten, können Sie den Tee noch mit etwas Honig süßen oder mit ein paar Spritzern Zitrone verfeinern.

ANWENDUNG

Um einen positiven Effekt zu erzielen, empfehlen sich täglich 2 Tassen Jiaogulan-Tee; Teeliebhaber können auch mehr trinken. Da Jiaogulan keine aufputschende Wirkung hat, können Sie ihn auch abends und vor dem Schlafengehen genießen.

EIGENANBAU

Die Jiaogulan-Pflanze, auch als Kraut der Unsterblichkeit bekannt, gedeiht problemlos auf der Fensterbank oder auf dem Balkon. Sie mag es feucht, braucht aber ansonsten wenig Pflege und ist in der Regel auch in unseren Breiten winterhart. Fragen Sie in einer Gärtnerei in Ihrer Nähe, ob man Ihnen das Kraut besorgen kann, oder suchen Sie im Internet nach einer entsprechenden Online-Gärtnerei (**Seite 266**).
Es lohnt sich, denn Studien aus dem asiatischen Raum belegen, dass dieses Kraut tatsächlich eine dem Ginseng ähnliche, jedoch weitaus intensivere immunstärkende, blutdrucksenkende und antioxidative Wirkung hat.

MORINGA-SMOOTHIE

STEIGERT DAS ALLGEMEINE WOHLBEFINDEN

100 ml Granatapfelsaft (frisch gepresst oder aus dem Reformhaus oder dem Drogeriemarkt) • 100 ml Sojadrink (ersatzweise Vollmilch) • 2 EL Leinsamen • 2 EL getrocknete Goji-Beeren • 2 gehäufte TL Moringablattpulver (siehe Bezugsquellen, ***Seite 266****) • 1–2 Eiswürfel*
Außerdem: Mixer (kein Pürierstab) • großes Glas

1. Geben Sie alle Zutaten in den Mixer und mixen Sie sie 10 Sek. auf der höchsten Stufe.
2. Füllen Sie den Drink in ein Glas und genießen Sie die grüne Kraftquelle.

ANWENDUNG

Trinken Sie täglich einen Smoothie, zum Beispiel anstelle eines Frühstücks. Denn mit diesem »Energie-Drink« starten Sie gesund in den Tag. Machen Sie aber nach 3 Monaten für 4 Wochen eine Smoothiepause, damit kein Gewöhnungseffekt auftritt.

HALTBARKEIT

Mixen Sie den Smoothie immer frisch, dann enthält er die meisten Vitamine und Mineralstoffe.

1. Goji-Beeren in den Mixer geben. 2. Restliche Zutaten zugeben und kräftig durchmixen. 3. Sofort genießen.

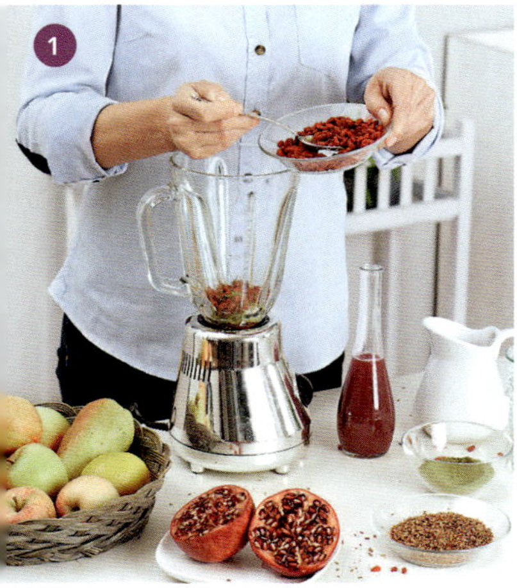

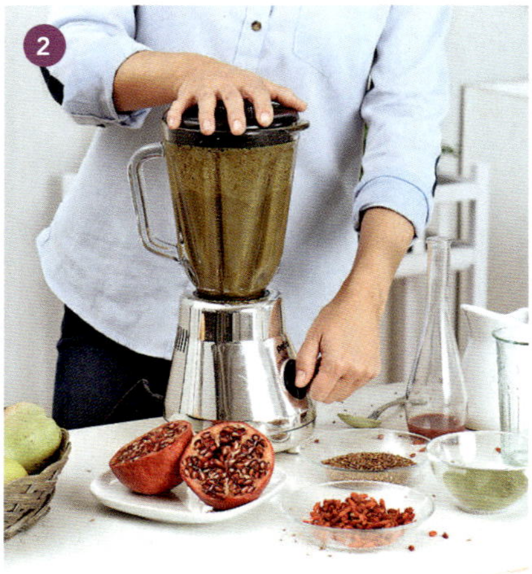

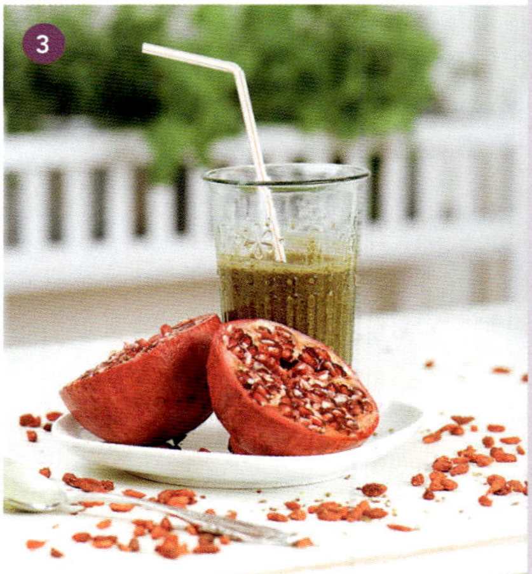

HERZ-NERVEN-TONIKUM

BEI UNRUHEZUSTÄNDEN, NERVÖSEN HERZBESCHWERDEN UND NERVOSITÄT

50 g getrocknete Passionsblume (oder die doppelte Menge frische Blüten) • 35 g getrocknete Baldrianwurzel • 35 g getrocknete Hopfenzapfen • 25 g getrocknetes Johanniskraut • 25 g getrocknete Melissenblätter (oder die doppelte Menge frischer Blätter) • 1 l Obstbrand (40 Prozent Alkohol)
Außerdem: großes Einmachglas (1 500 ml) • Flasche (1 000 ml) • Trichter • Teesieb

1. Schichten Sie alle Kräuter in ein großes Einmachglas. Gießen Sie den Obstbrand darüber, verschließen Sie das Glas und stellen Sie es an einen Platz, an dem es viel Sonne abbekommt.
2. Schütteln Sie das Glas in den nächsten 2 Wochen jeden Tag einmal kräftig.
3. Am 15. Tag füllen Sie das Tonikum durch ein Teesieb in eine Flasche.

ANWENDUNG
Bei Bedarf 1 Schnapsglas am Tag trinken.

HALTBARKEIT
Hält sich im Kühlschrank 6 Monate.

BEWÄHRTE WIRKUNG
Die angstlösende, entspannende oder schlaffördernde Wirksamkeit aller in diesem Tonikum enthaltenen Kräuter ist durch wissenschaftliche Studien bewiesen.

1. Kräuter in ein großes Glas geben. 2. Mit Obstbrand auffüllen. 3. Nach 14 Tagen in eine Flasche umfüllen.

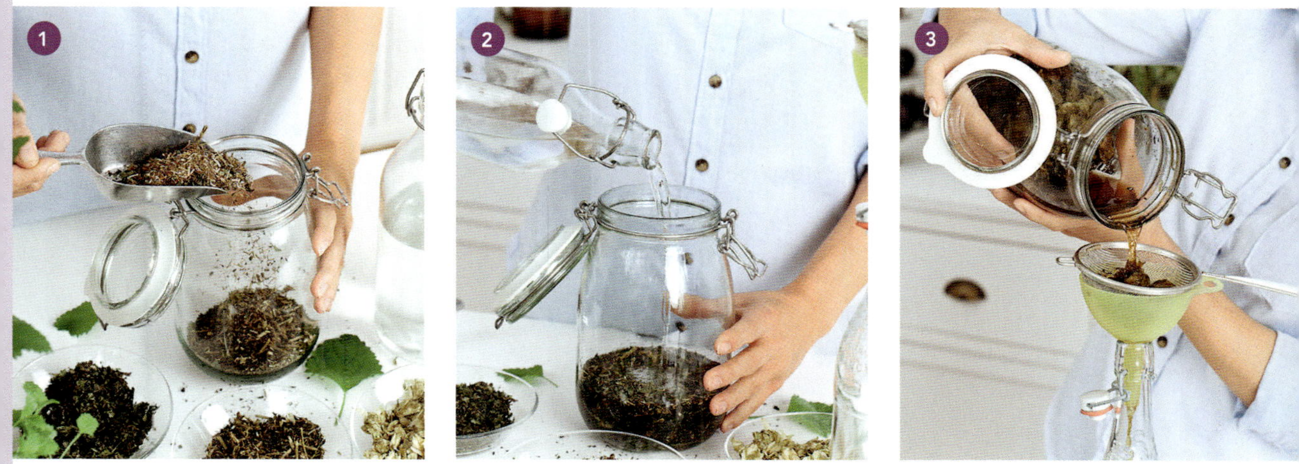

ROSMARINWEIN

BEI ERSCHÖPFUNG UND KOPFSCHMERZEN

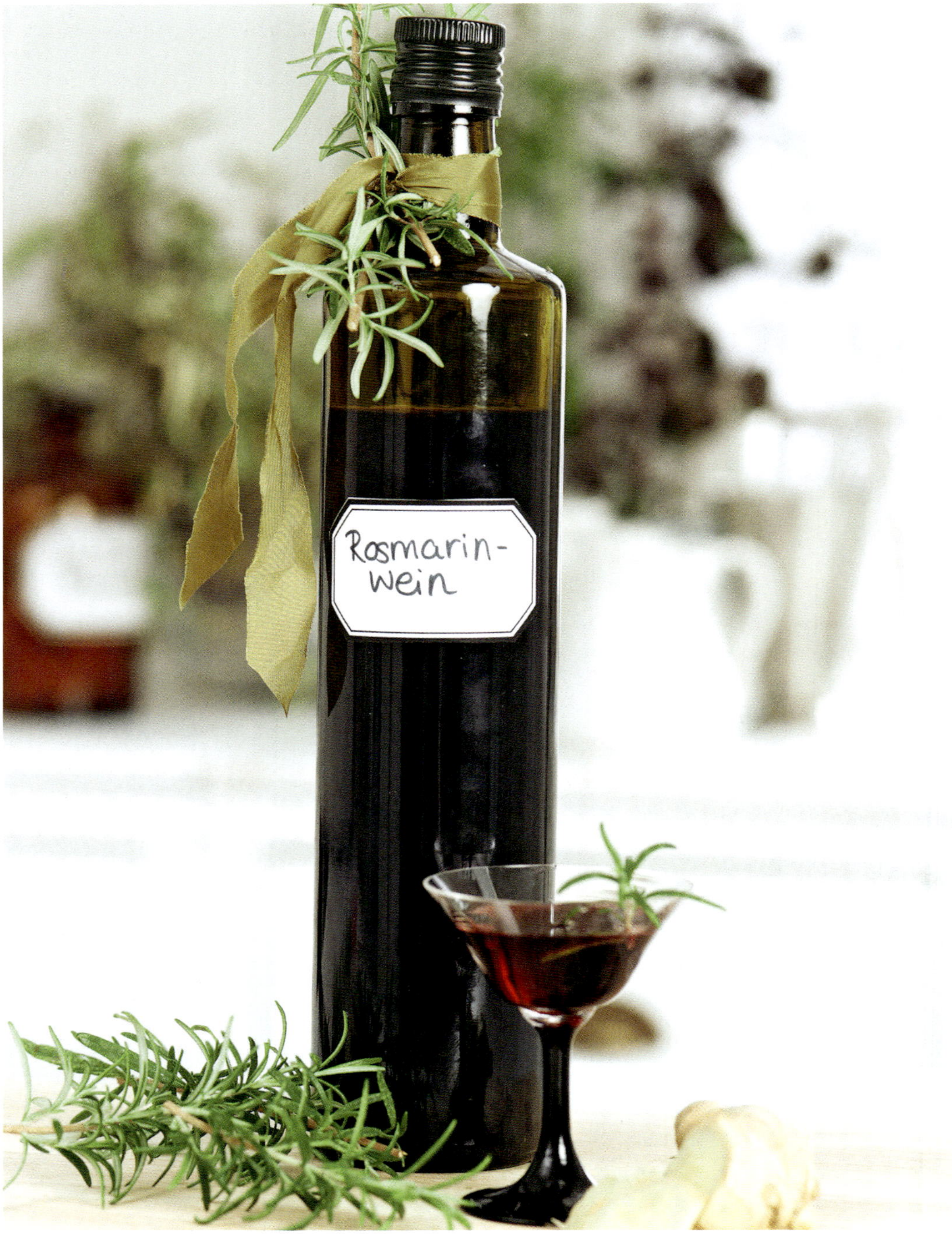

1 haselnussgroßes Stück frischer Ingwer (ca. 2 cm) • 5 frische Rosmarinzweige • 1 Flasche trockener Rotwein (aus ökologischem Anbau) • 1 Zimtstange
Außerdem: scharfes Messer • Schneidebrett • Trichter • Teesieb • 2 dunkle Flaschen (jeweils mind. 750 ml)

1. Zupfen Sie die Rosmarinnadeln von den Stängeln und hacken Sie sie möglichst klein. Schälen Sie den Ingwer dünn.
2. Füllen Sie den Wein in eine dunkle Flasche und fügen Sie den gehackten Rosmarin, den geschälten Ingwer und die Zimtstange hinzu.
3. Verschließen Sie die Flasche und lassen Sie den Wein an einem sonnigen Ort 2 Wochen ziehen. In dieser Zeit schütteln Sie die Flasche einmal täglich.
4. Nach 14 Tagen füllen Sie den Wein mithilfe eines Trichters durch ein Teesieb in eine zweite Flasche, verschließen diese und stellen sie kühl.

ANWENDUNG

Trinken Sie nach dem Abendessen 1 Likörglas voll Rosmarinwein. Damit das abendliche Schlückchen nicht zur Gewohnheit wird, sollten Sie nach 4 Wochen für 1 Monat ein Päuschen einlegen.

HALTBARKEIT

Der Wein hält sich im Kühlschrank rund 2 Monate.

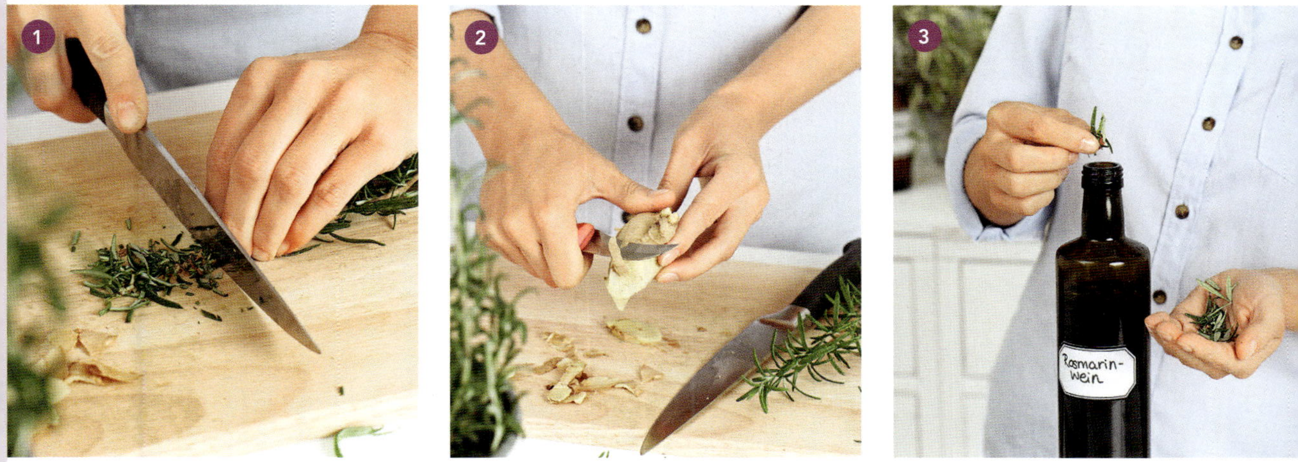

1. Rosmarin fein hacken. 2. Ingwer schälen. 3. Zutaten in eine dunkle Flasche füllen.

ENERGY-DRINKS

FÜR EINEN SCHNELLEN ENERGIEKICK

FÜR FRAUEN

100 g gemischte Beeren (frisch oder TK) • 40 g frische Petersilie • 2–3 Zweige frische Minze
Außerdem: Mixer

1. Alle Zutaten mit 250 g Wasser in einen Mixer geben und ca. 30 Sek. auf höchster Stufe pürieren. Sofort genießen.

FÜR MÄNNER

50 g Kürbiskerne • 30 g Brennnesselsamen • 20 g Macapulver • 10 g Moringapulver
Außerdem: Einmachglas

1. Alle Zutaten im Mixtopf 30 Sek. zerkleinern. Die Powermischung in ein Einmachglas füllen.
2. Täglich 1- bis 2-mal je 1 gehäuften TL davon in einen Smoothie, Joghurt oder Fruchtsaft rühren. Die Mischung reicht also für etwa 5–10 Tage.

FÜR SPORTLER

100 g Skyr natur • 1 walnussgroßes Stück frische Ingwerwurzel, geschält • 1 TL Moringapulver • 100 g Granatapfelsaft (ersatzweise Apfelsaft)
Außerdem: Mixer

1. Alles in den Mixer geben und 30 Sek. auf höchster Stufe pürieren. Der Shake fördert den Muskelaufbau und schenkt jede Menge neue Energie.

FÜR KINDER

½ Banane • 1 Handvoll Blaubeeren • 1 kleiner Apfel, entkernt und klein geschnitten (alternativ anderes Obst der Saison) • 60 g Kefir
Außerdem: Mixer

1. Banane, Blaubeeren und Apfel (beziehungsweise andere Früchte) mit dem Kefir sowie 150 g Wasser in den Mixer geben und alles 30 Sek. kräftig durchmixen. Gleich trinken. Lecker!

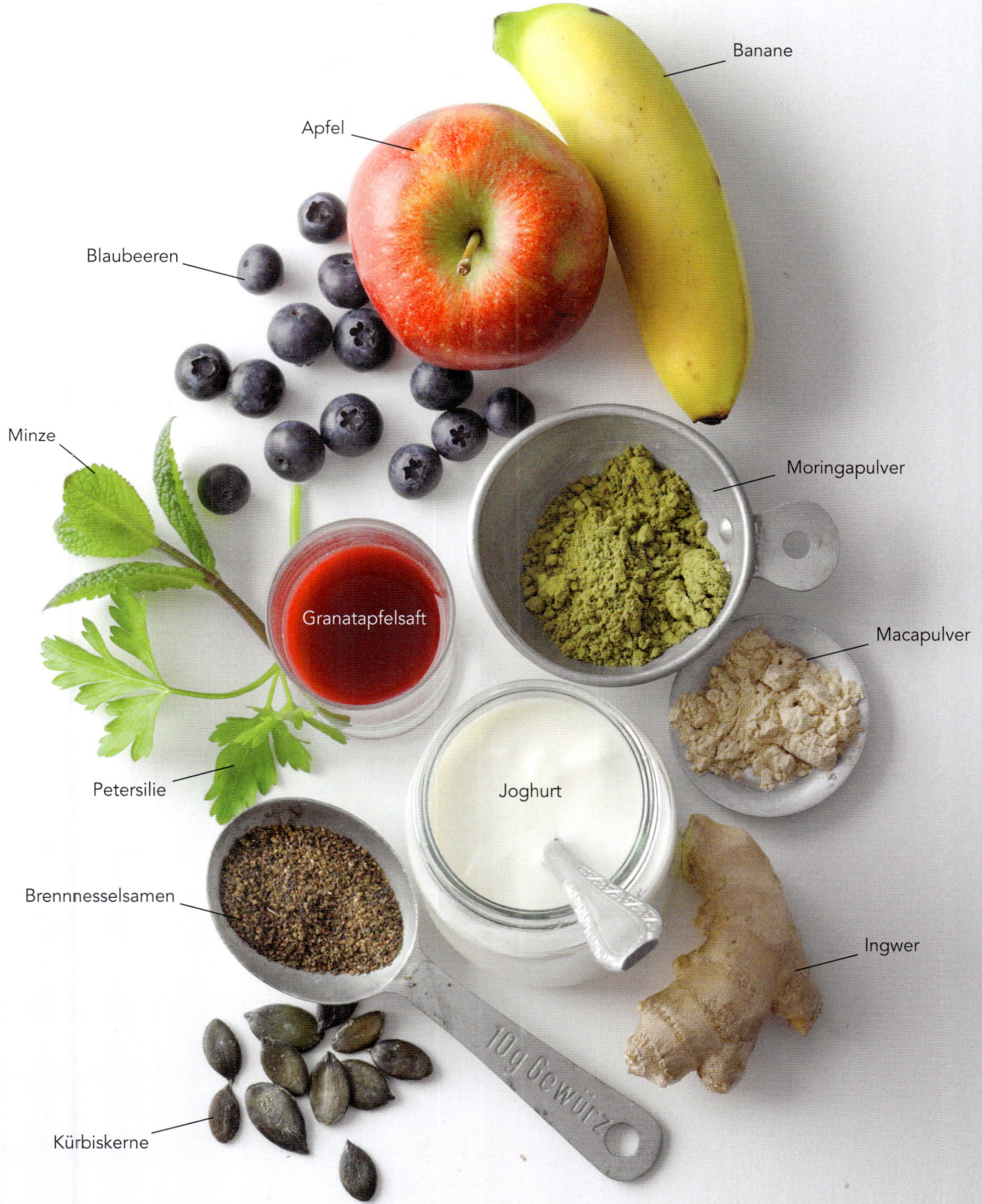
Banane
Apfel
Blaubeeren
Minze
Moringapulver
Granatapfelsaft
Macapulver
Petersilie
Joghurt
Brennnesselsamen
Ingwer
10g Gewürz
Kürbiskerne

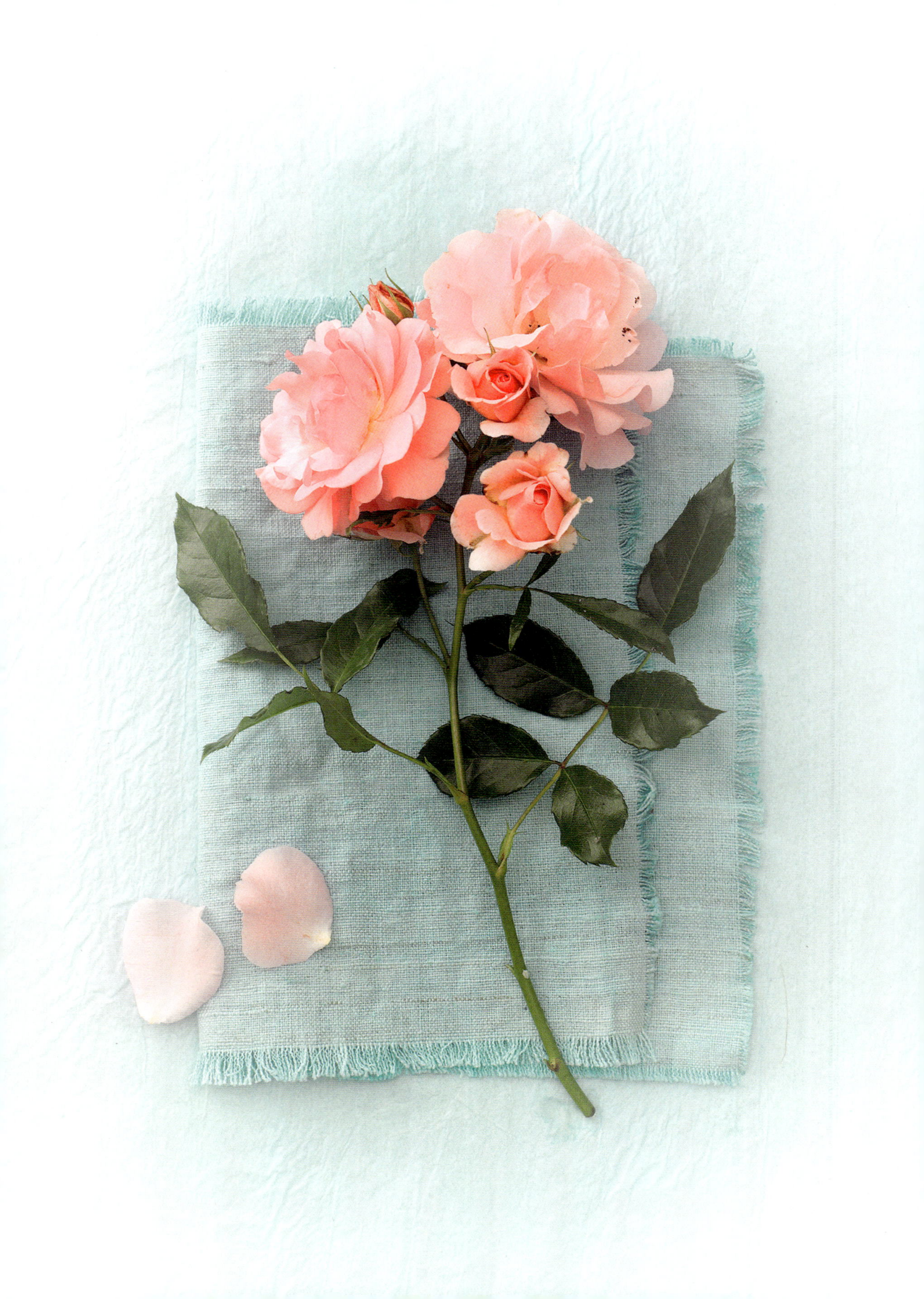

KINDER

Kinder leben im Augenblick und erst recht, wenn ihnen etwas wehtut, wollen sie sofort Hilfe und Linderung. Wie gut, dass Hausmittel fast immer ganz schnell zubereitet sind – und dass man das meiste noch dazu immer zur Hand hat. Für Eltern ist es einfach ein beruhigendes Gefühl, dass sie im Notfall etwas in petto haben, womit sie ihrem Kind helfen können.

»ZWERGEN«-APOTHEKE
114

REZEPTE
118

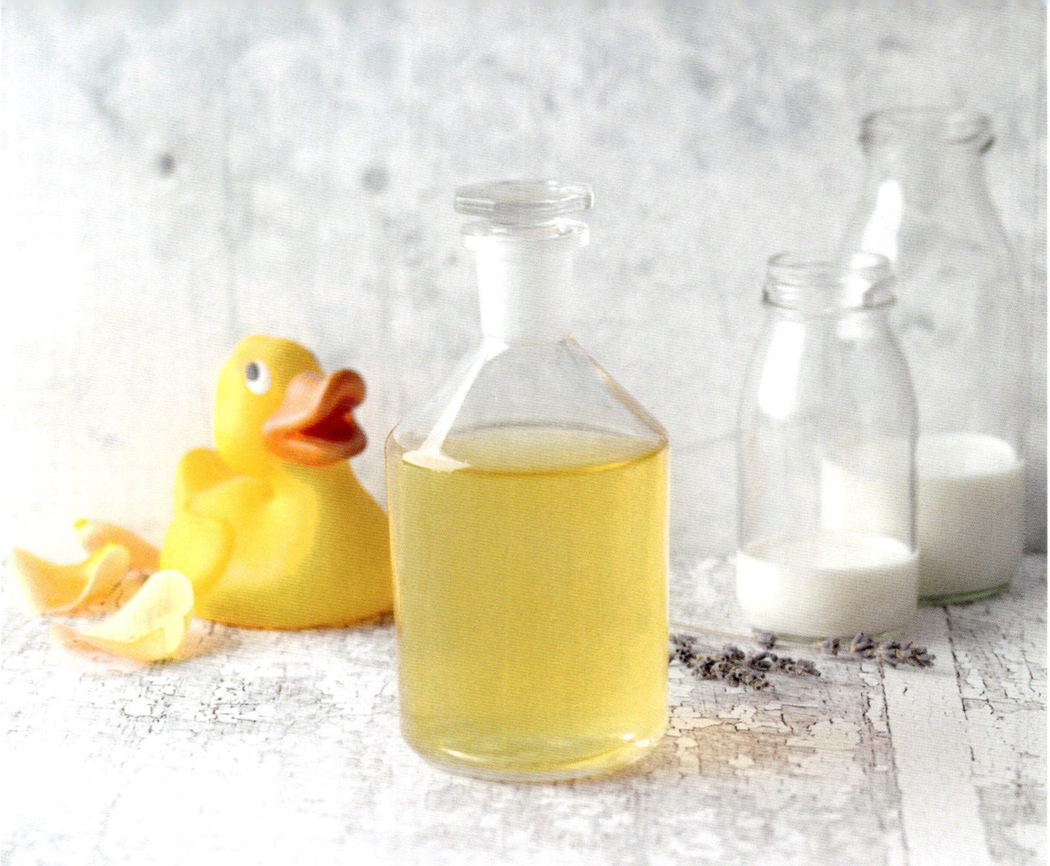

»ZWERGEN«-APOTHEKE

Arzneimittel für Kinder sind immer eine heikle Sache. Schließlich will man hier wirklich auf der sicheren Seite sein, kein Risiko eingehen, dem kleinen Menschlein helfen, ohne es zu quälen, und dennoch wirksam Erleichterung verschaffen. Kurzum: Das kranke Kind stellt für seine Eltern eine große emotionale Herausforderung dar.
Auf der Suche nach sanften Behandlungsmethoden stoßen Mütter und Väter immer öfter auf die traditionelle Naturheilkunde. Und tatsächlich kann diese gerade bei Kindern schulmedizinische Arzneimittel oft vollwertig ersetzen. Gleichzeitig haben die Mittel aus der Natur deutlich weniger Nebenwirkungen. Kein Wunder, dass sie immer beliebter werden.
Man kann davon ausgehen, dass junge Eltern ganz viel zum Siegeszug der Naturapotheke beigetragen haben (und noch immer beitragen). Die wenigsten wollen nämlich bei den eigenen Kindern gleich

mit Kanonen auf Spatzen schießen. Viel lieber versuchen sie, Schnupfen, Halsweh, Bauchschmerzen und andere Wehwehchen erst mal auf möglichst sanftem Weg zu vertreiben.
Was noch dazukommt: Oft braucht man bei Kindern nur ein paar Löffelchen Medizin, den Rest muss man dann entsorgen. Ist es da nicht viel besser, selbst nur eine kleine Portion anzurühren?
Vielleicht gibt es auch deshalb gerade für die Jüngsten so viele Hausmittel. Und vielleicht helfen die auch deshalb so gut, weil sie neben all ihren gesundheitsfördernden Wirkstoffen noch zwei ganz besondere Zutaten enthalten: Zeit und Liebe. Die Zeit, die man sich nimmt, um sie anzumischen. Liebe, weil man nur das Beste für seine Tochter oder seinen Sohn will. Diese Fürsorge spüren Kinder, bewusst oder unbewusst. Und sie kann die Heilung durchaus positiv beeinflussen und beschleunigen. Egal ob Sie einen Wickel auflegen, eine Geschichte vorlesen, die Bettdecke um das Kind drapieren oder eine Salbe vorsichtig auftragen: Ihre Aufmerksamkeit tut Ihrem Kind gut.
Was auch immer guttut, ist viel Schlaf. Und um den zu unterstützen, können Sie ganz einfach ein herrlich duftendes Gute-Nacht-Spray anmischen. Dazu füllen Sie 100 g Rosenwasser und 3–5 Tropfen ätherisches Lavendelöl mithilfe eines kleinen Trichters in ein Sprühfläschchen, schütteln dieses kräftig und versprühen ein wenig vom Inhalt vor dem Einschlafen im Zimmer – vor allem in der Nähe des Betts und/oder auf dem Kopfkissen. Das Spray hält sich etwa 2 Monate. Vor Gebrauch immer sehr gut schütteln.

KINDGERECHTE MEDIZIN

Dass Kinder keine kleinen Erwachsenen sind, dieser Merksatz gilt jedoch auch für die Naturapotheke. Ihr Körper (und auch ihr Geschmack) verlangt nach ganz eigenen Rezepturen. Ob ein Mittel für Kinder geeignet ist, richtet sich daher nicht nur nach seiner Wirksamkeit. Wenn Sie Ihrem Kind beispielsweise gegen Husten einen Saft verabreichen, der so eklig schmeckt, dass das Kind würgen muss, werden Sie in Zukunft als »Hausarzt« einen schweren Stand haben. Ein anderes Beispiel: Babys, die die bitteren Anti-Bläh-Tropfen sofort aus der Milch schmecken, verübeln Mama diese Geschmacklosigkeit noch lange. Ich habe schon Mütter gesehen, die ihr Kind mit einem Löffel in der Hand weinend anflehten: »Bitte, bitte mach doch deinen Mund auf.« So weit sollten Sie es erst gar nicht kommen lassen.
Das bedeutet: Man muss frühzeitig daran arbeiten, dass das Kind dem »Medizinmann« Papa und der »Medizinfrau« Mama blind vertraut. Die Rezepte auf den folgenden Seiten helfen, dieses Vertrauen zu schaffen und zu erhalten. Bei der Auswahl wurde ganz genau darauf geachtet:

- Was ist drin in der Rezeptur?
- Wie wirkt das Mittel?
- Wie schmeckt es?
- Wie fühlt es sich an?
- Wie wird es vertragen?
- Hat sich der Einsatz bewährt?

- Und nicht zuletzt: Wie ist die Akzeptanz bei Kindern? Will heißen: Wie gerne nehmen die Kleinen die Medizin ein?

Wundern Sie sich übrigens nicht, wenn Sie in diesem Kapitel gegen Schnupfennasen, Husten und Co. lediglich die Majoransalbe auf **Seite 124** entdecken. Was sonst noch hilft, finden Sie im Kapitel »Erkältungskrankheiten« ab **Seite 11** ganz vorn in diesem Buch. Viele der Rezepturen dort eignen sich schon für die Jüngsten.

SANFTE PFLEGE FÜR ZARTE KINDERHAUT

Die Haut unserer Kinder ist noch viel empfindlicher als unsere eigene, weil sie kaum Talg und Schweiß produziert, die Hornschicht noch viel dünner und ihr Säureschutzmantel viel anfälliger für Störungen ist. Und weil die Kosmetikhersteller wissen, dass Eltern für den Nachwuchs nur das Beste wollen, lassen sie sie dafür oft tief in die Tasche greifen. Dann kostet zum Beispiel ein Tütchen duftender Badezusatz gleich mal knapp zwei Euro. Es lohnt sich also doppelt, die Pflegeprodukte für die Jüngsten selbst zu machen – zumal Sie dann sichergehen können, dass keine Duft- und anderen Zusatzstoffe die zarte Kinderhaut irritieren.

FÜR WELCHES ALTER?

Viele der Rezepturen in diesem Kapitel eignen sich schon für die Jüngsten. Sie sind aber auch im Schulalter noch sehr gut wirksam. Jugendliche können ab ungefähr zwölf Jahren dann aber auch die Rezepturen für Erwachsene anwenden.

ICH BIN DOCH SCHON GROSS

Kleine Kinder, kleine Probleme – große Kinder, große Probleme? Ach was, die Probleme wandeln sich lediglich. Und dementsprechend bleibt selbstverständlich auch beim »großen« Kind der Anspruch bestehen, Beschwerden auf natürliche Art schnell, sanft und vor allem ohne Nebenwirkungen zu heilen.

Weil mit den Jahren zum Glück auch die Vernunft wächst, können Sie bei Schulkindern und Teenagern auf mehr Einsicht für die ein oder andere medizinische Notwendigkeit hoffen. Da der Nachwuchs allerdings nicht immer im gewünschten Umfang von seinem Verstand Gebrauch macht, müssen Eltern auch weiterhin mit Widerstand rechnen. Diesem ist bei den Großen zwar oft so leicht nichts entgegenzusetzen. Aber spätestens wenn es die kleinen Großen erwischt hat, geben sie dann doch nach. Denn wer wollte am Ende eine sonnenverbrannte Nase oder einen nervigen Pickel nicht möglichst rasch wieder loswerden? Das ist Ihre Chance! Apropos: Die besten Rezepte für eine gesunde, gepflegte Haut finden Sie ab **Seite 147**. Und auf **Seite 245** erfahren Sie und Ihr Nachwuchs, wie Sie selbst Naturkosmetik herstellen können – zum Beispiel ein wirkungsvolles Deo gegen den berühmt-berüchtigten Teen Spirit.

KEIN APPETIT?

Kranke Kinder haben oft keinen Appetit, weil der Körper alle Kraft zur Abwehr der Krankheit benötigt und nicht auch noch verdauen will. Dabei bräuchten die Kleinen gerade jetzt Energie und vor allem Vitalstoffe, die das Immunsystem ankurbeln und so helfen, gesund zu werden. Mit einem fruchtigen Smoothie können Sie beides liefern – und das Trinken fällt den Kleinen oft deutlich leichter als das Kauen. Ein weiterer Vorteil: Das Obst im Smoothie regt durch die Säure darin den Appetit an und die flüssige Konsistenz fördert die Produktion der Drüsen.

Für eine Beeren-Vitaminbombe beispielsweise geben Sie je 1 Handvoll Blaubeeren und Erdbeeren (frisch oder TK), ein paar Zweige frische Minze und Basilikum, jeweils 3–4 Brennnesselblätter und Gänseblümchen (Wildkräuter sind echte Vitalstoffbomben), 1 TL Zitronensaft, 300 ml Wasser und nach Belieben 1 TL Mandelmus zum Süßen in den Mixer und pürieren alles kräftig durch. Die Menge ergibt zwei Gläser, wovon Sie eins für später im Kühlschrank aufbewahren können. Sie müssen es dann vor dem Trinken nur noch einmal durchrühren. Oder Sie trinken es einfach selbst. Auch Eltern brauchen Vitamine!

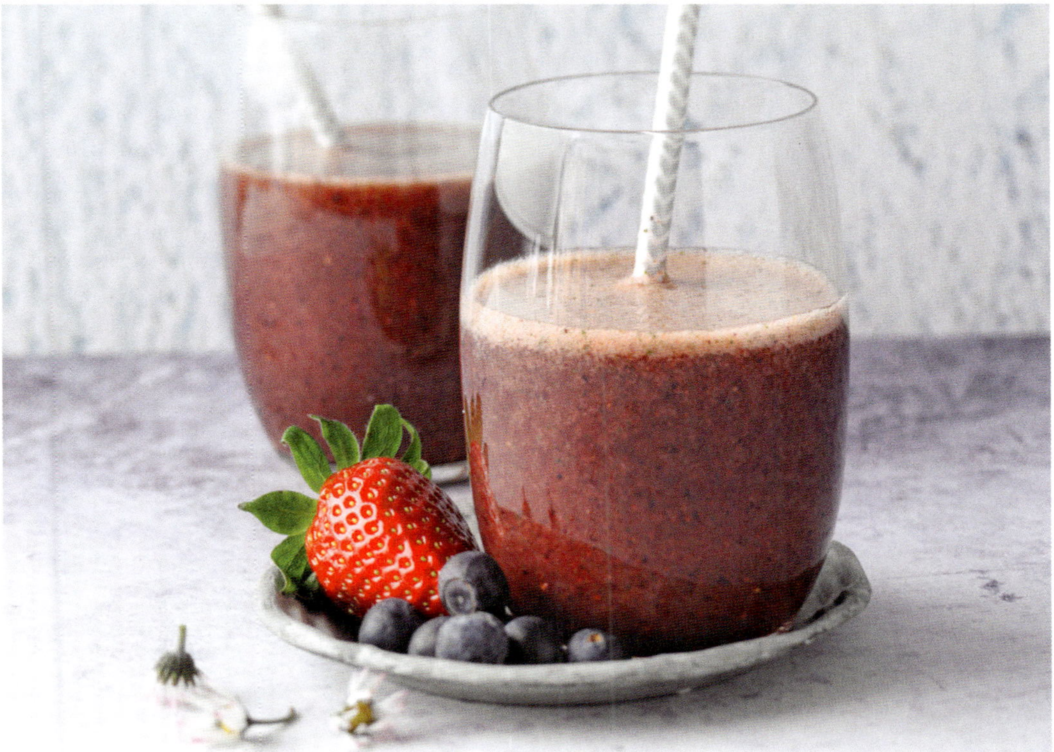

Fruchtige Smoothies sind wahre Vitalstoffbomben und werden von kranken Kindern meist sehr gerne getrunken.

BERUHIGUNGSBAD

ALS PFLEGENDER BADEZUSATZ

50 g Sahne • 10 Tropfen ätherisches Lavendelöl (aus dem Handel oder nach Rezept ***Seite 95****)*
Außerdem: Tasse • Löffel

1. Die Sahne und das Lavendelöl in eine Tasse geben, einmal kräftig umrühren, fertig!

ANWENDUNG

Die duftende Mischung kommt in die mit warmem Wasser gefüllte Wanne. Vorsicht: Der Wannenboden kann dadurch rutschiger werden als sonst.

HALTBARKEIT

Den Badezusatz immer frisch anrühren.

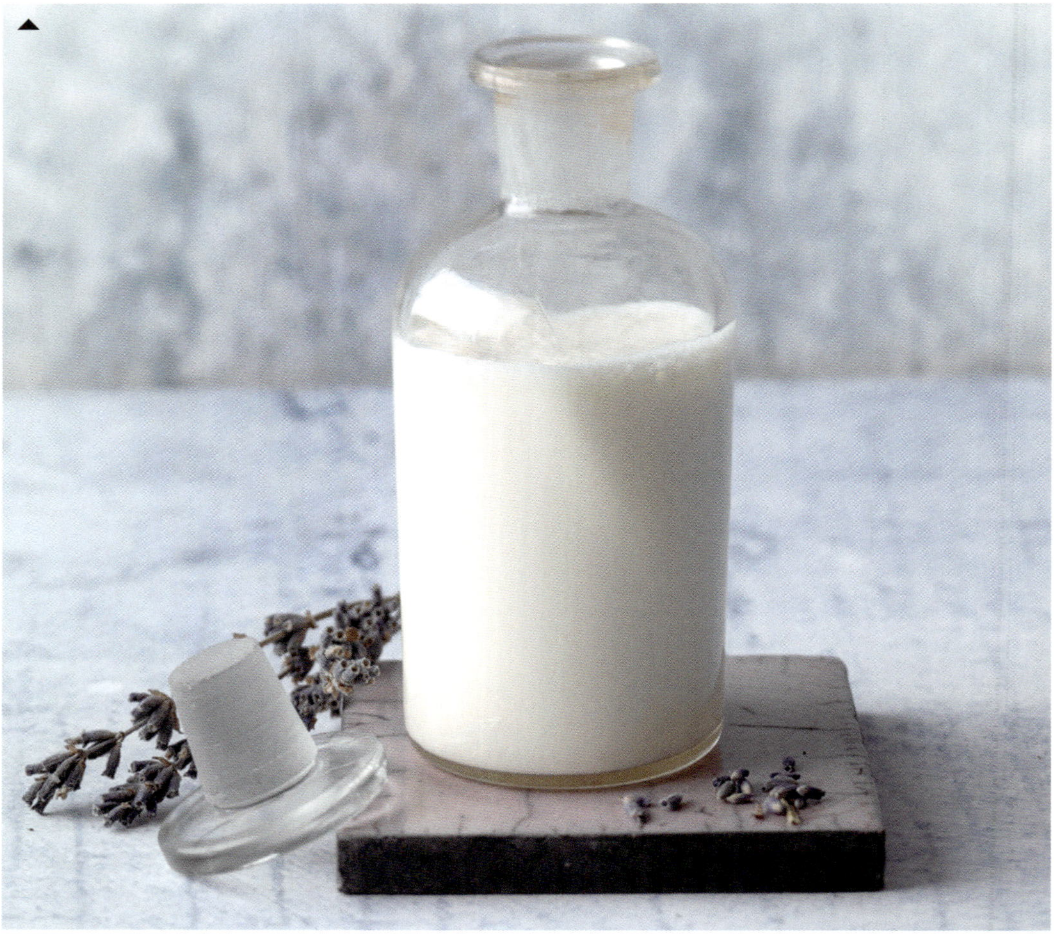

BABYÖL

FÜR DIE PFLEGE UND BABYMASSAGE

50 g Mandelöl • 50 g kalt gepresstes Olivenöl • 6 Tropfen ätherisches Lavendelöl (aus dem Handel oder nach Rezept ***Seite 95****) • 4 Tropfen ätherisches Rosenöl*
Außerdem: kleiner Trichter • kleine Flasche

1. Alle Zutaten mithilfe eines kleinen Trichters in ein Fläschchen füllen und einmal gründlich verschütteln.

ANWENDUNG

Wärmen Sie einige Tropfen Öl in Ihren Händen an und verteilen Sie es mit gleichmäßigen Bewegungen auf der Babyhaut.

HALTBARKEIT

Das Öl hält sich, kühl und dunkel gelagert, etwa 1 Jahr.

EMPFINDLICHE HAUT

Für Babys mit trockener, schuppiger Haut, Psoriasis oder Neurodermitis verwenden Sie statt Mandelöl dieselbe Menge natives, kalt gepresstes Hanföl. Seine Fettsäuren, Mineralstoffe und Vitamine machen dieses Öl einzigartig: Es spendet Feuchtigkeit, baut die Hautbarriere auf und wirkt stark entzündungshemmend.

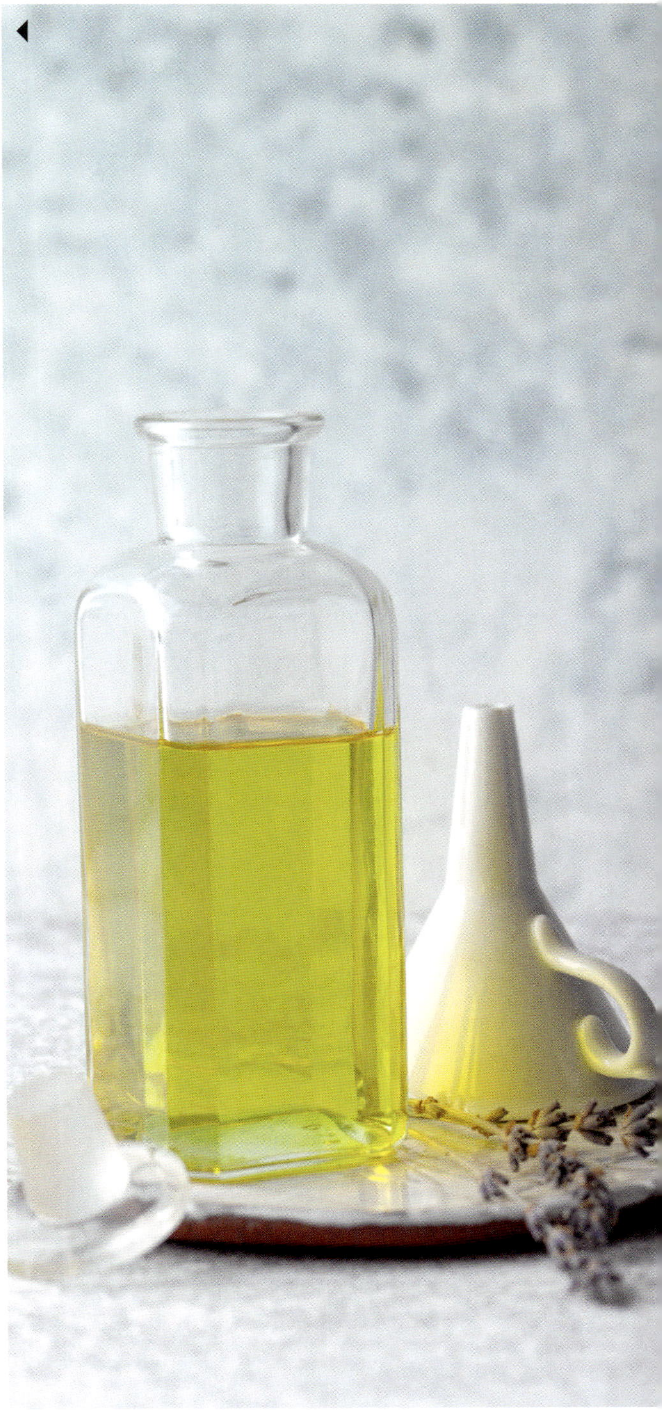

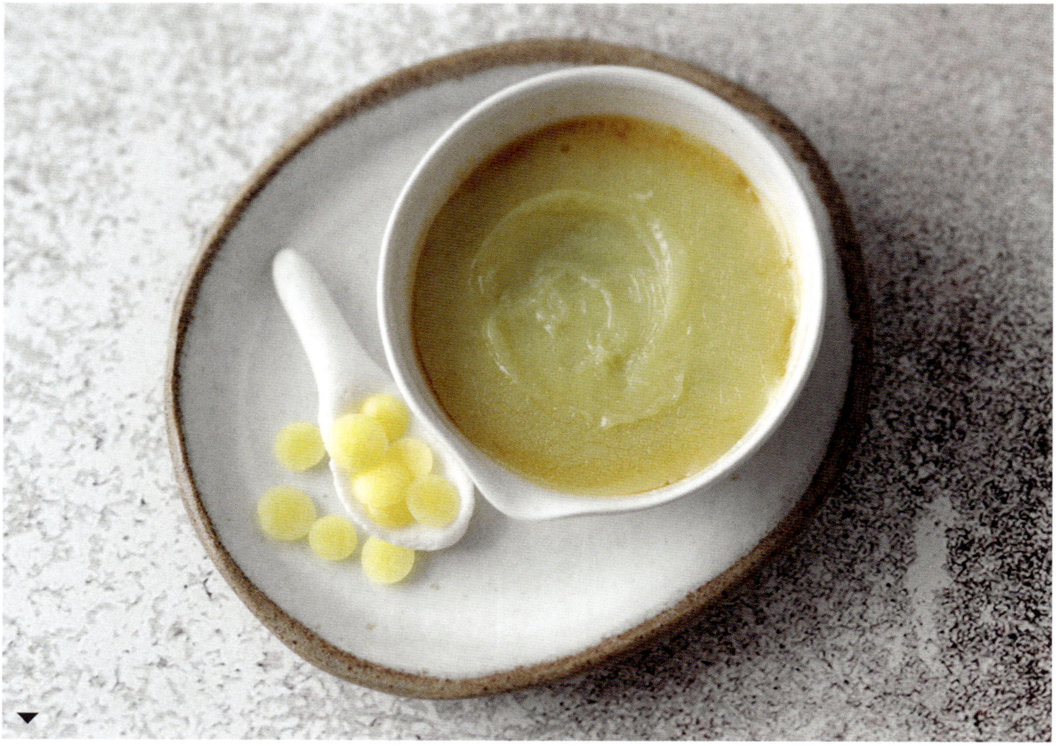

CALENDULASALBE

WUNDCREME

60 ml Calendulaöl • ½ TL Bienenwachs • 8 g Kakaobutter • 5 Tropfen Rescue-Tropfen (Bach-Blüten-Notfalltropfen)
Außerdem: Schüssel • Topf • Löffel • Salbendöschen

1. Calendulaöl und Bienenwachs in einer Schüssel über dem heißen Wasserbad erhitzen, bis das Wachs ganz geschmolzen ist.
2. Kakaobutter hinzufügen und ebenfalls vollständig schmelzen lassen. Dann die Rescue-Tropfen gründlich untermischen.
3. Die flüssige Salbe in ein sauberes Cremedöschen füllen, ohne Deckel vollständig abkühlen lassen und die Dose erst dann verschließen.

ANWENDUNG

Reiben Sie die Salbe nach dem Reinigen dünn auf die betroffene Hautpartie.

HALTBARKEIT

Die Salbe hält sich etwa 1 Jahr.

WIND-UND-WETTER-CREME

AN KALTEN TAGEN

50 g Sheabutter • 30 g kalt gepresstes Olivenöl

Außerdem: Schüssel • Handrührgerät • Cremedose

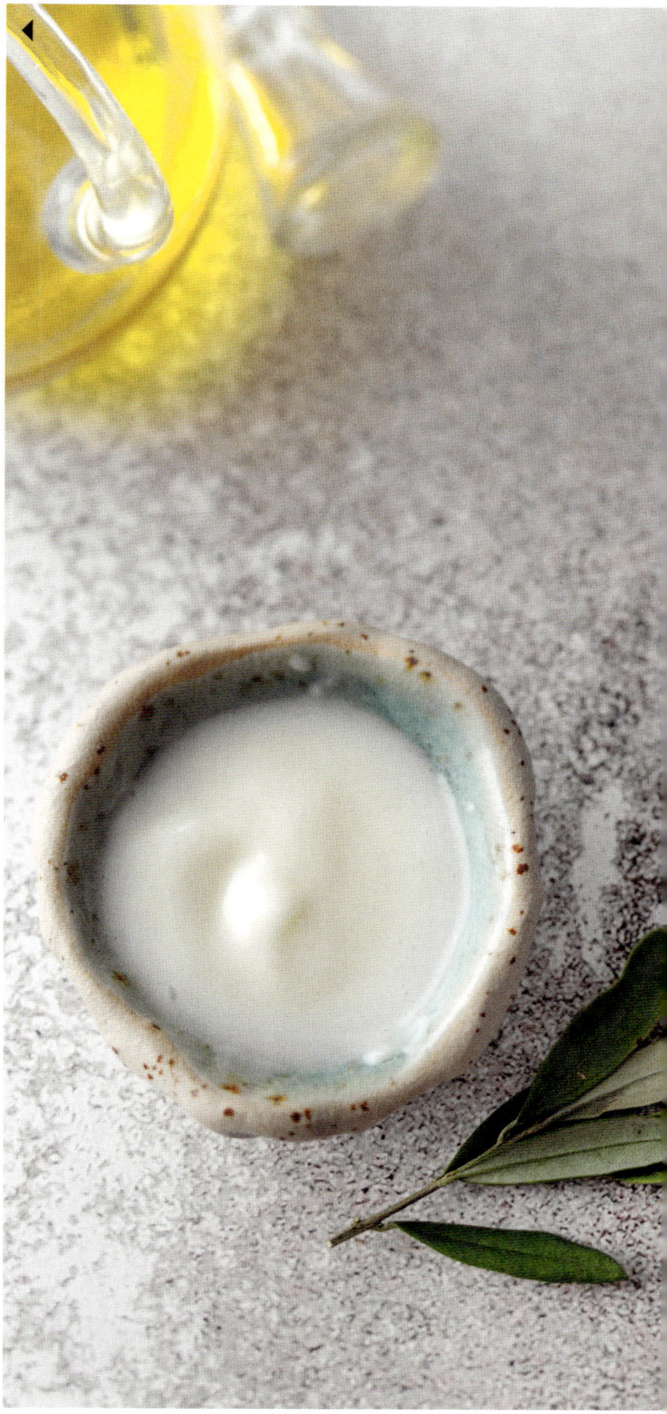

1. Sheabutter und Olivenöl mit den Quirlen des Handrührgeräts aufschlagen, bis die Creme eine sahnige, fluffige Konsistenz hat. Ist sie zu dünnflüssig, noch etwas Sheabutter zufügen und nochmals aufschlagen.
2. Die Creme in eine saubere Dose füllen und diese gleich verschließen.

ANWENDUNG

Tragen Sie die Creme auf Gesicht, Hals und Händen auf, bevor Ihr Kind ins Freie geht.

HALTBARKEIT

Etwa 1 Jahr.

FÜR DEN GANZEN KÖRPER

In der kalten Jahreszeit, wenn Heizungsluft die empfindliche Kinderhaut zusätzlich strapaziert, können Sie nicht nur das Gesicht, sondern den ganzen Körper mit dieser wunderbaren Pflege versorgen. Sie eignet sich sogar zur Pflege allergischer Haut wie etwa bei Neurodermitis.

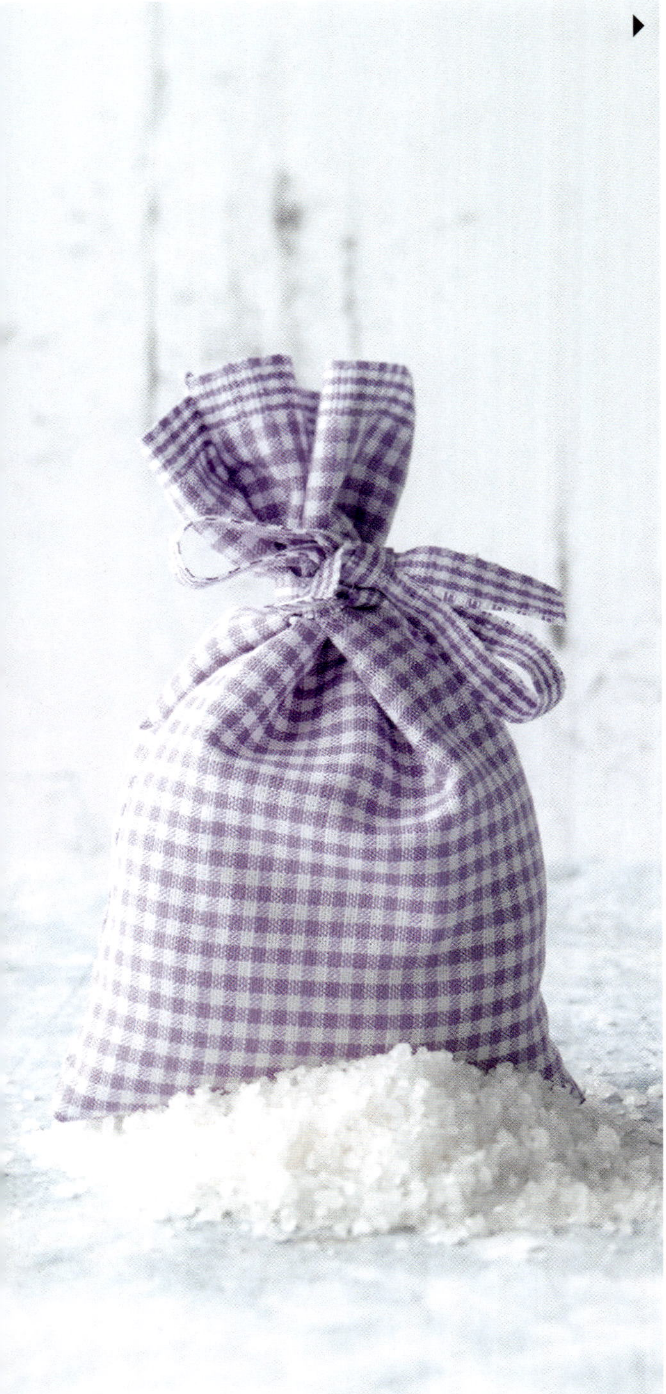

SALZSÄCKCHEN

LINDERT OHRENSCHMERZEN

100–200 g Kristallsalz (je nach Größe des Säckchens)
Außerdem: Baumwollsäckchen oder eine kleine Baumwollsocke • Mütze, Stirnband oder Schal

1. Füllen Sie das Salz in das Baumwollsäckchen oder das Söckchen und knoten Sie dieses sorgfältig zu.
2. Anschließend erhitzen Sie das »Päckchen« im Backofen ungefähr 20 Min. bei 50–60°. Prüfen Sie die Temperatur: Das Säckchen sollte zwar richtig warm, aber nicht heiß sein.

ANWENDUNG

Legen Sie das Säckchen auf das schmerzende Ohr und fixieren Sie es mit einer Mütze, einem Stirnband oder Schal. Lassen Sie es so lange dort, bis es erkaltet ist. Gerne können Sie das Säckchen anschließend nochmals erwärmen und wieder auflegen.

HALTBARKEIT

Sie können das gefüllte Säckchen an einem trockenen Ort aufheben und immer wieder verwenden. Bei Bedarf müssen Sie es einfach nur aufwärmen.

PETERSILIENKISSEN

BEI OHRENSCHMERZEN, PAUKENERGUSS UND MITTELOHRENTZÜNDUNG

2 Hände voll frische Petersilie
Außerdem: scharfes Messer • Küchenbrett • Mulltuch oder Stoffwindel

1. Schneiden Sie die Petersilie samt Stängel sehr fein. Die Konsistenz sollte an Brei erinnern.
2. Geben Sie den Petersilienbrei auf die Mitte eines Mulltuchs beziehungsweise einer Stoffwindel und schlagen Sie den Stoff darüber.
3. Legen Sie das Päckchen auf das schmerzhafte Ohr und fixieren Sie es mit einem Schal oder – noch besser – mit einer Mütze.

ANWENDUNG

Das Petersilienkissen kann bis zu 2 Std. auf dem Ohr bleiben. Dauern die Schmerzen danach noch an, tauschen Sie es gegen ein neues aus.

HALTBARKEIT

Das Kissen wird vor jeder Anwendung frisch zubereitet.

ZWIEBELSÄCKCHEN

Sie können auch ein Zwiebelsäckchen gegen Ohrenschmerzen einsetzen (das Rezept dafür finden Sie auf **Seite 239**). Allerdings stößt das Päckchen mit der typischen Geruchsbelästigung bei Kindern nicht unbedingt auf große Akzeptanz.

1. Petersilie fein hacken. 2. Brei auf ein Tuch geben. 3. Zum Kissen zusammenfalten.

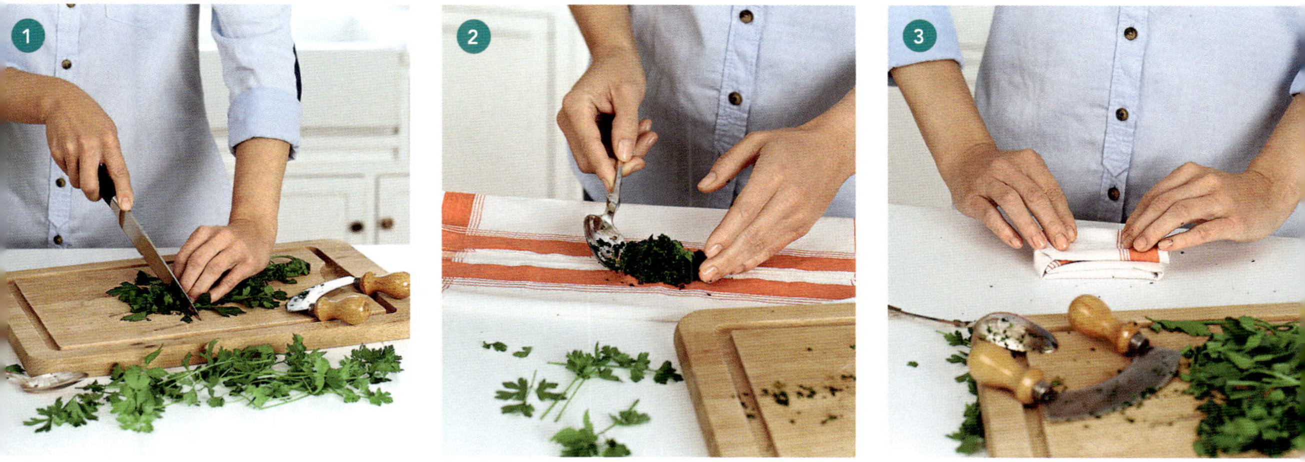

MAJORANSALBE

BEI SCHNUPFEN

1 EL getrockneter Majoran • 1 EL Butter
Außerdem: Mörser • Glasbecher • großer Topf mit heißem Wasser (fürs Wasserbad) • Löffel • Teesieb • Cremedöschen

1. Zerstoßen Sie den getrockneten Majoran in einem Mörser zu feinem Pulver.
2. Lassen Sie die Butter in einem Glasbecher über dem heißen Wasserbad schmelzen.
3. Rühren Sie den pulverisierten Majoran gründlich unter die flüssige Butter.
4. Gießen Sie die warme Flüssigkeit durch ein Teesieb in ein Cremedöschen. Sie härtet beim Abkühlen.

ANWENDUNG

Reiben Sie eine etwa erbsengroße Portion Salbe unter und in die Nase ein.

HALTBARKEIT

Gut verschlossen hält sich die Salbe im Kühlschrank 2 Monate.

SANFTE MASSAGE

Wenn Ihr Baby Blähungen hat, können Sie seinen Bauch im Uhrzeigersinn sanft mit etwas Majoransalbe massieren. Das unterstützt den Abgang der Winde.

1. Majoran im Mörser zerstoßen. 2. In die flüssige Butter rühren. 3. Durch ein feines Sieb abfüllen.

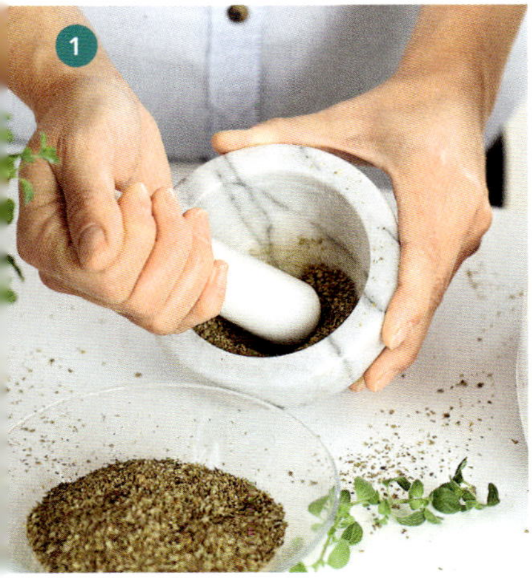

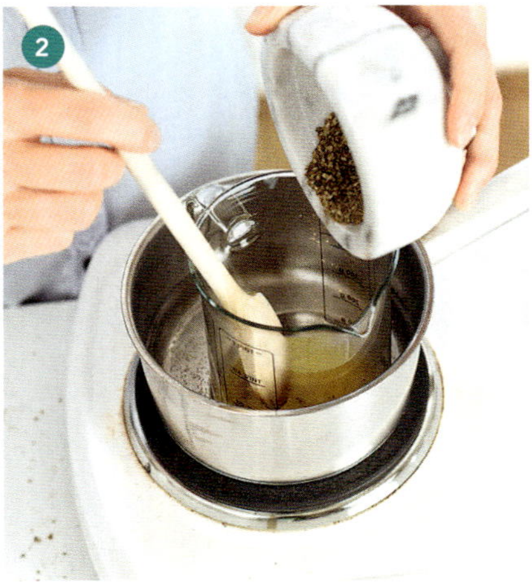

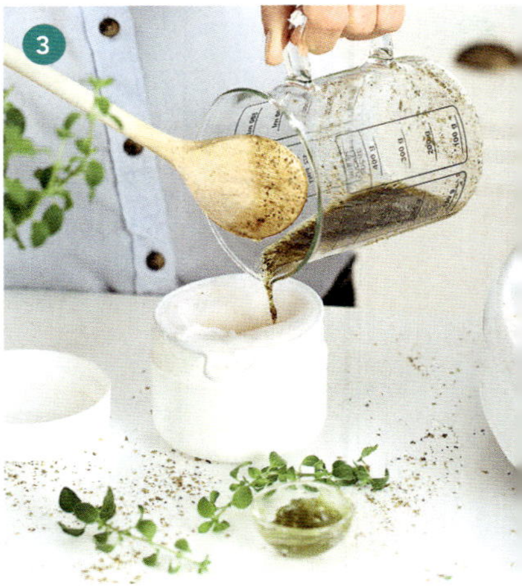

VIER-WINDE-TEE

BEI BLÄHUNGSKOLIKEN

25 g Anissamen • 25 g Fenchelsamen • 25 g Kümmelsamen • 25 g Koriandersamen
Außerdem: Teedose • Teetasse • Teesieb

1. Füllen Sie alle Samen in eine Teedose und schütteln Sie diese einmal kräftig.
2. Geben Sie 1 Teelöffel der Mischung in eine Tasse und gießen sie mit kochendem Wasser auf (etwa 200 ml). Lassen Sie den Tee zugedeckt 10 Min. ziehen (ohne Deckel gehen die wertvollen ätherischen Öle verloren).

ANWENDUNG

Geben Sie Ihrem Kind den lauwarmen Tee in kleinen Schlucken zu trinken. Mehr als 3 Tassen am Tag sollten es jedoch nicht sein, um die Wirkstoffe nicht überzudosieren. Der Tee sollte zudem nicht länger als 3 Wochen am Stück verabreicht werden, weil sonst ein Gewöhnungseffekt eintritt.

HALTBARKEIT

Die Mischung hält sich luftdicht verschlossen mindestens 1 Jahr.

1. Samen in einer Teedose mischen. 2. Pro Tasse 1 Teelöffel abmessen. 3. Mit kochendem Wasser aufgießen.

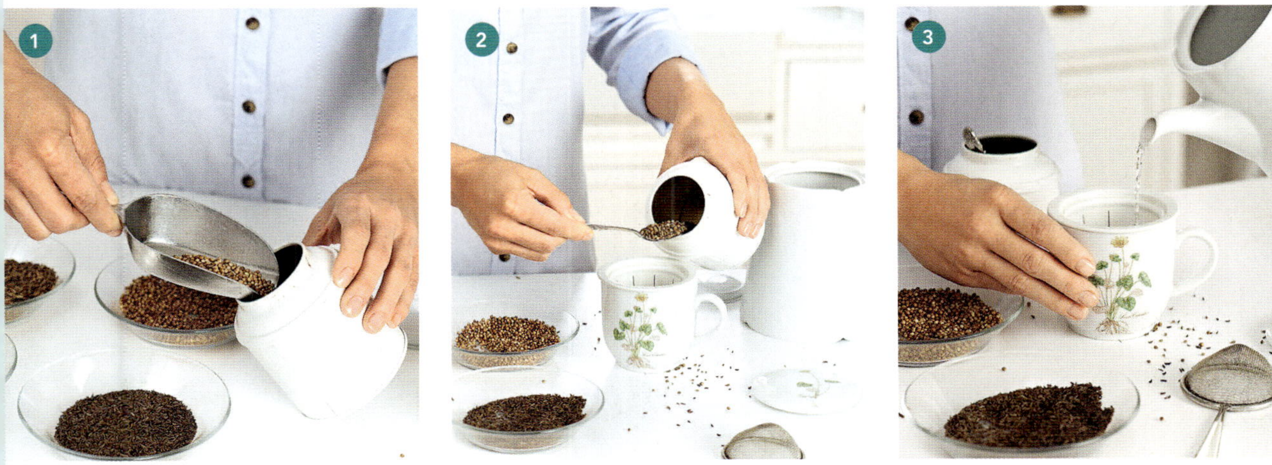

WUNDREINIGER

ZUM REINIGEN VON OFFENEN WUNDEN

10 g frisch geerntete Ringelblumenblüten • 100 ml 70-prozentiges Äthanol (aus der Apotheke)
Außerdem: Einmachglas (1000 ml) • feines Sieb • Trichter • dunkle Flasche

1. Geben Sie Blüten und Äthanol in ein Einmachglas, verschließen Sie dieses und stellen Sie es an einen warmen Ort. Schütteln Sie das Glas in den nächsten 2 Wochen ab und zu kräftig.
2. Nach 14 Tagen gießen Sie die Flüssigkeit durch ein Sieb (Blüten ausdrücken) in eine dunkle Flasche.

ANWENDUNG

Waschen Sie die Wunde mit der Tinktur aus oder legen Sie eine feuchte Kompresse auf die verletzte Partie.

HALTBARKEIT

Der Wundreiniger hält sich im Kühlschrank ungefähr 1 Jahr.

SCHNELLE LÖSUNG

Wenn Sie keine frischen Ringelblumen zur Hand haben oder es einmal ganz schnell gehen muss, mischen Sie für den Wundreiniger einfach 20 Tropfen Calendula-Urtinktur (aus der Apotheke) mit 100 ml abgekochtem, erkaltetem Wasser oder 100 ml isotonischer Kochsalzlösung (0,9 Prozent, Apotheke). Gut verschütteln und wie beschrieben anwenden.

1. Blüten in ein großes Glas schichten. 2. Mit Äthanol auffüllen. 3. In ein dunkles Fläschchen abfiltern.

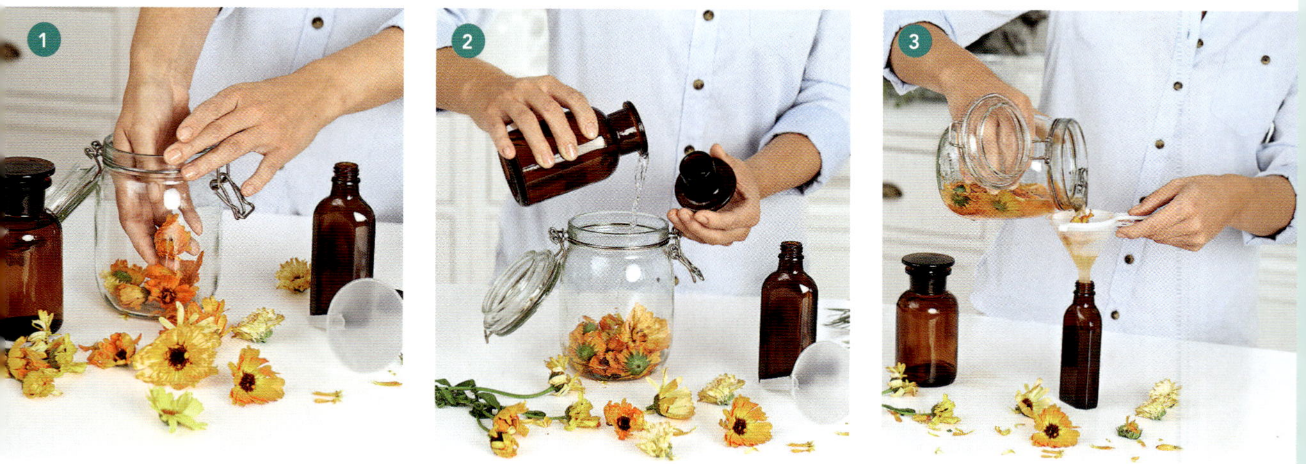

ARNIKASALBE

ZUR UNTERSTÜTZUNG DER HEILUNG

20 g Bienenwachs • 100 g Arnika-Ölauszug (aus der Apotheke)
Außerdem: Topf • Schüssel • Salbendöschen

1. Das Bienenwachs in einer Schüssel über dem heißen Wasserbad unter gelegentlichem Rühren langsam schmelzen. Dabei darf kein Wasser ins Wachs spritzen.
2. Den Arnika-Ölauszug zufügen, noch mal durchrühren und die warme Salbe in ein Döschen füllen. Ohne Deckel erkalten lassen. Erst dann verschließen.

ANWENDUNG

Bei Bedarf entnehmen Sie etwas Salbe mit einem Spatel und verteilen sie dünn auf den betroffenen Stellen.

HALTBARKEIT

Die Salbe hält sich etwa 1 Jahr.

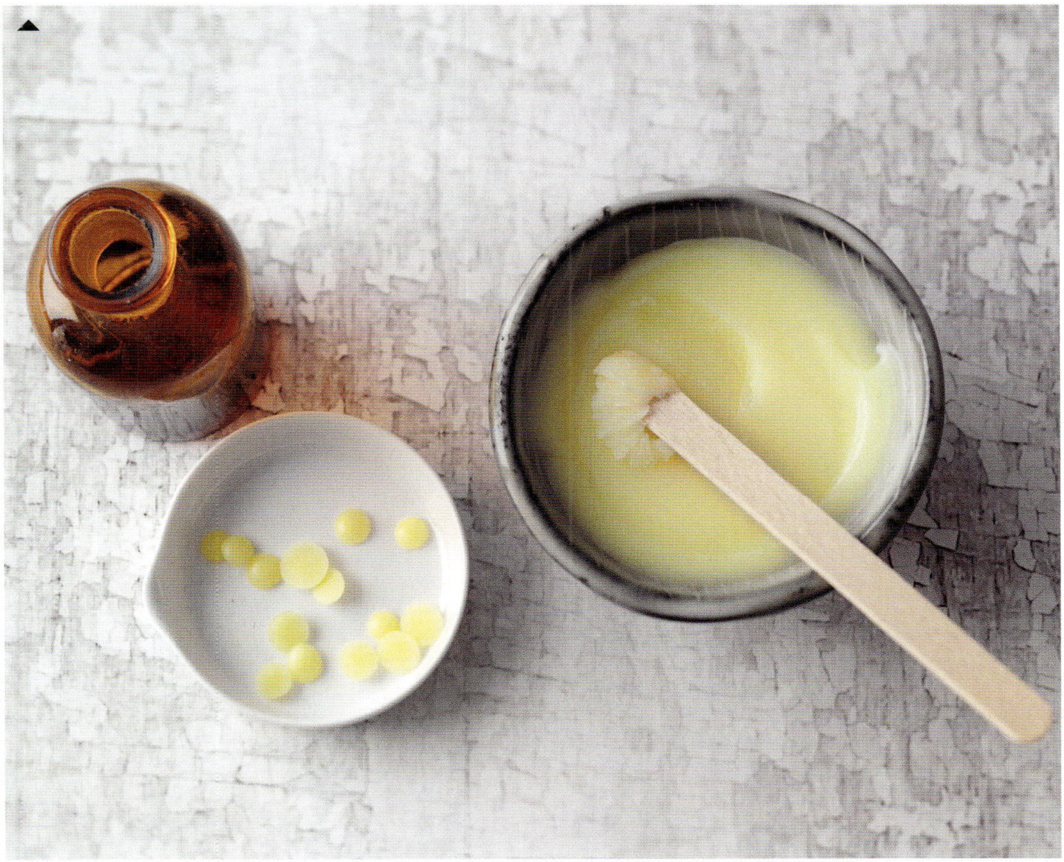

WUNDSALBE

UNTERSTÜTZT DIE WUNDHEILUNG

20 g Kokosöl • 30 g Sheabutter • 5 g Bienenwachs • 30 Tropfen alkoholische Propolistinktur (aus der Apotheke)
Außerdem: feuerfestes Schälchen • kleiner Topf • Löffel • Salbendöschen

1. Geben Sie das Kokosöl, die Sheabutter und das Bienenwachs in das Schälchen. Füllen Sie den Topf ein paar Zentimeter hoch mit Wasser, erhitzen Sie es und stellen Sie das Schälchen hinein. Vorsicht: Das Wasser darf nicht ins Gefäß laufen (auch wenn das Wasser kocht, darf nichts hineinspritzen).
2. Lassen Sie alles unter Rühren einschmelzen und nehmen Sie das Schälchen sofort aus dem heißen Wasserbad, sobald sich alles aufgelöst hat. Fügen Sie nun die Propolistinktur hinzu und rühren Sie noch einmal gut um.
3. Füllen Sie die Masse in das Salbendöschen und lassen Sie sie bei geöffnetem Deckel abkühlen. Erst schließen, wenn die Salbe ganz erstarrt ist.

ANWENDUNG

Je nach Größe der zu behandelnden Fläche entnehmen Sie etwas Salbe und tragen sie dünn auf die betroffene Stelle auf.

HALTBARKEIT

Die Creme hält sich etwa 9 Monate.

OFFENE WUNDEN

Tragen Sie die Creme nicht auf offene Wunden auf. Hier hilft besser feine Heilerde, die Sie einfach direkt aufstäuben. Keine Sorge, die Wunde wird dadurch nicht verunreinigt, denn Heilerde bietet Erregern keinen Nährboden. Im Gegenteil: Das Sekret wird aufgesaugt und die Wunde trocknet leichter ab. Das fördert die Wundheilung.

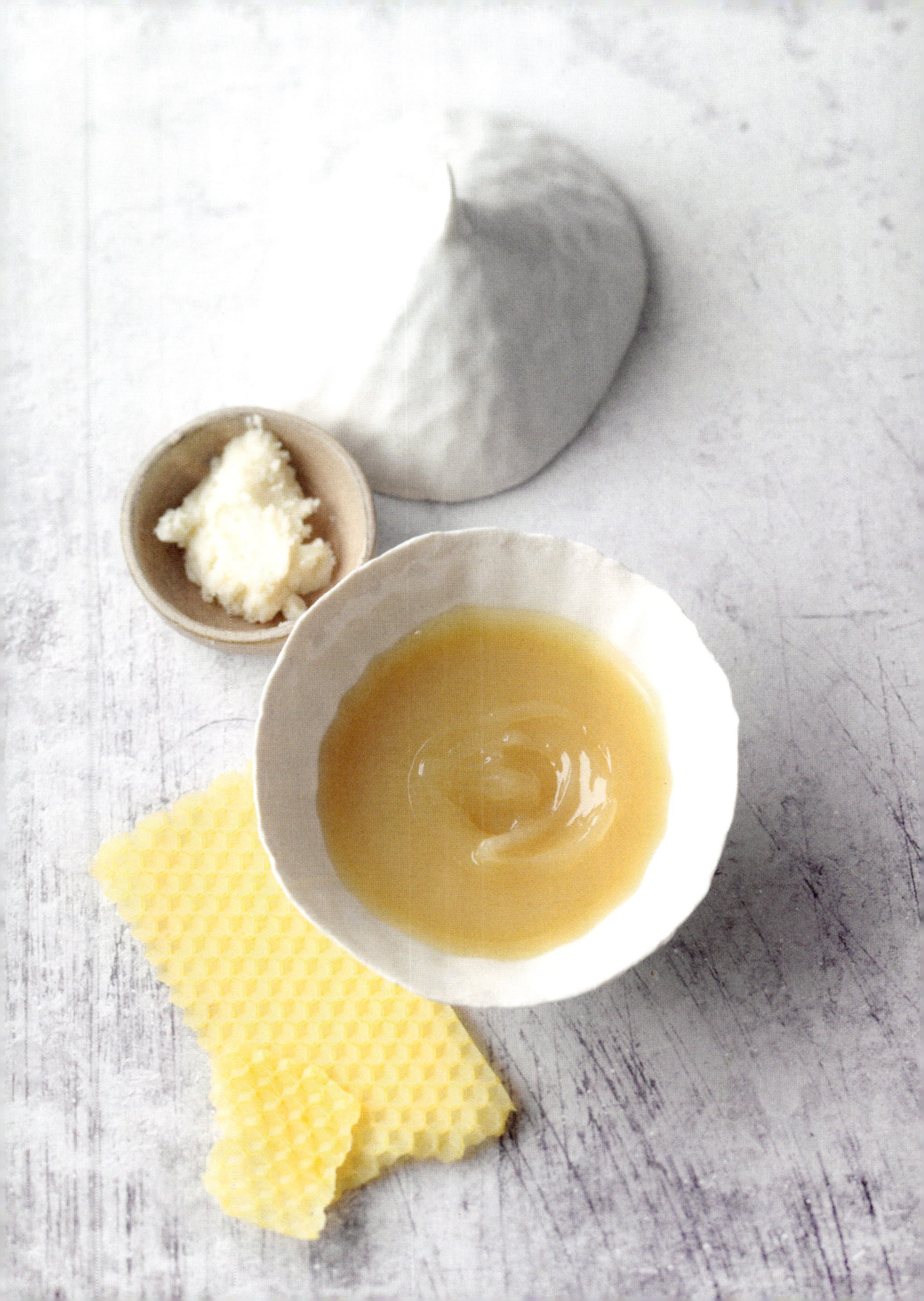

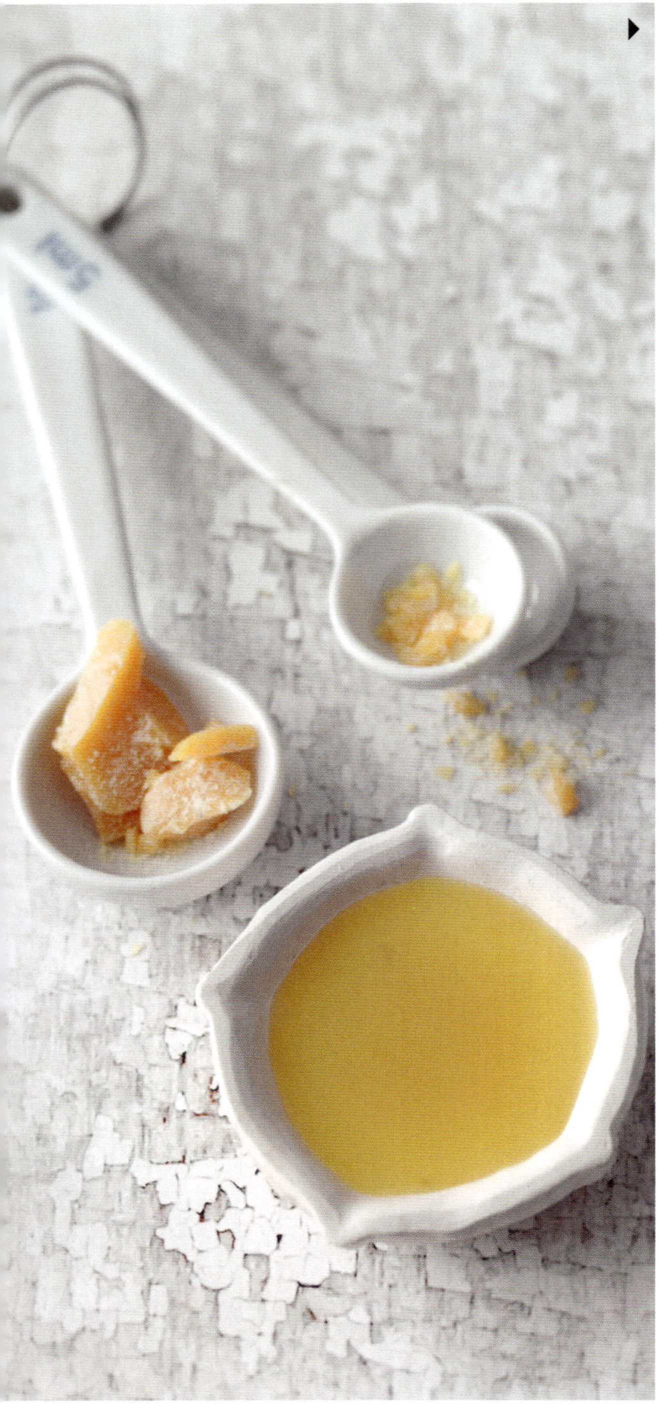

ZUGSALBE

GEGEN SPLITTER

80 g Olivenöl • 30 g Burgunder- beziehungsweise Fichtenharz (siehe Bezugsquellen, ***Seite 266****) • 10 g Bienenwachs*
Außerdem: *Schüssel • Topf • feines Sieb • Salbentiegel*

1. Olivenöl, Burgunder- oder Fichtenharz und Bienenwachs in einer Schüssel über dem heißen Wasserbad langsam schmelzen, bis sich Harz und Wachs vollständig aufgelöst haben.
2. Durch ein feines Sieb abseihen, abfüllen und offen abkühlen lassen.

ANWENDUNG

Lässt sich ein Splitter nicht einfach mit der Pinzette herausziehen, streichen Sie eine große Portion der Salbe darauf. Sie weicht die Haut auf, sodass sich Splitter leichter entfernen lassen, und wirkt gleichzeitig Entzündungen entgegen.

HALTBARKEIT

Die Salbe hält sich etwa 1 Jahr.

ANTI-LÄUSE-SHAMPOO

BEI LÄUSEBEFALL DER KOPFHAUT UND ZUR PROPHYLAXE

1 EL Niemöl (aus der Apotheke) • 10 ml Niemblättertinktur (ebenfalls in der Apotheke erhältlich) • 200 ml Shampoo (gerne ein einfaches Babyshampoo oder Ihr eigenes Lieblingsshampoo)
Außerdem: Shampooflasche (250 ml) • Messbecher

1. Mischen Sie in einem Messbecher Niemöl, Niemblättertinktur und Shampoo und füllen Sie alles in eine leere Shampooflasche.
2. Schütteln Sie die Flasche nun einmal kräftig durch – fertig!.

ANWENDUNG

Waschen Sie die Haare 2- bis 3-mal wöchentlich mit Niemöl-Shampoo. Lassen Sie das Shampoo dabei etwa 10 Min. einwirken. Wenn die Läuse sich bereits breit gemacht haben, kämmen Sie das nasse Haar nach der Wäsche mit einem speziellen Nissen-Kamm sorgfältig aus.

HALTBARKEIT

Das Shampoo hält sich in einer verschließbaren Flasche 1–2 Monate.

GUT WIRKSAM

Lassen Sie sich von dem strengen Geruch des Niemöls nicht abschrecken. Im Gegensatz zu vielen chemischen Anti-Läuse-Mitteln haben die lästigen Tierchen noch keine Widerstandskraft dagegen ausgebildet.

1. Shampoo mit Niemöl und Niemöltinktur mischen. 2. In eine Flasche füllen. 3. Kräftig durchschütteln.

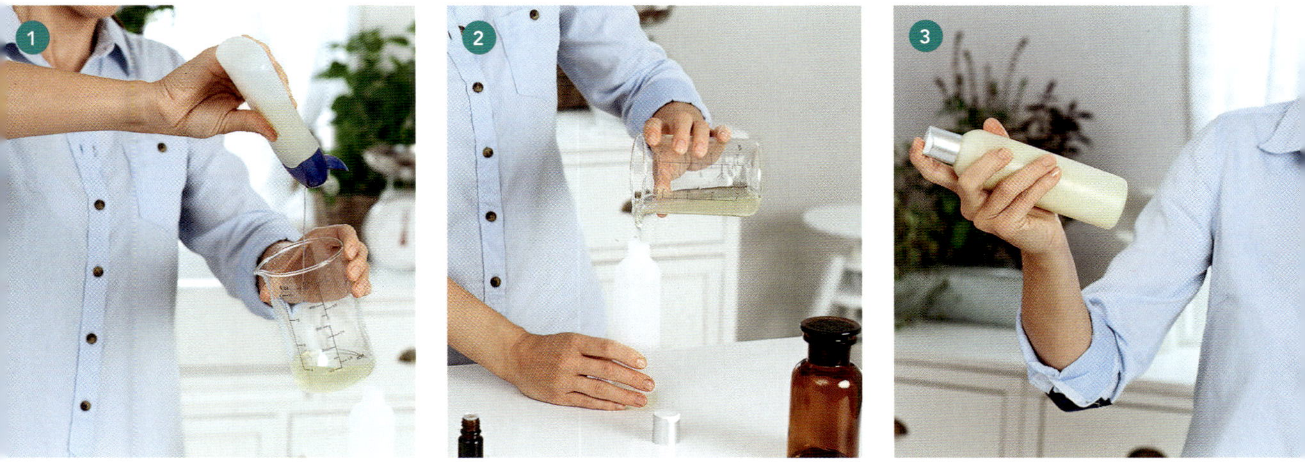

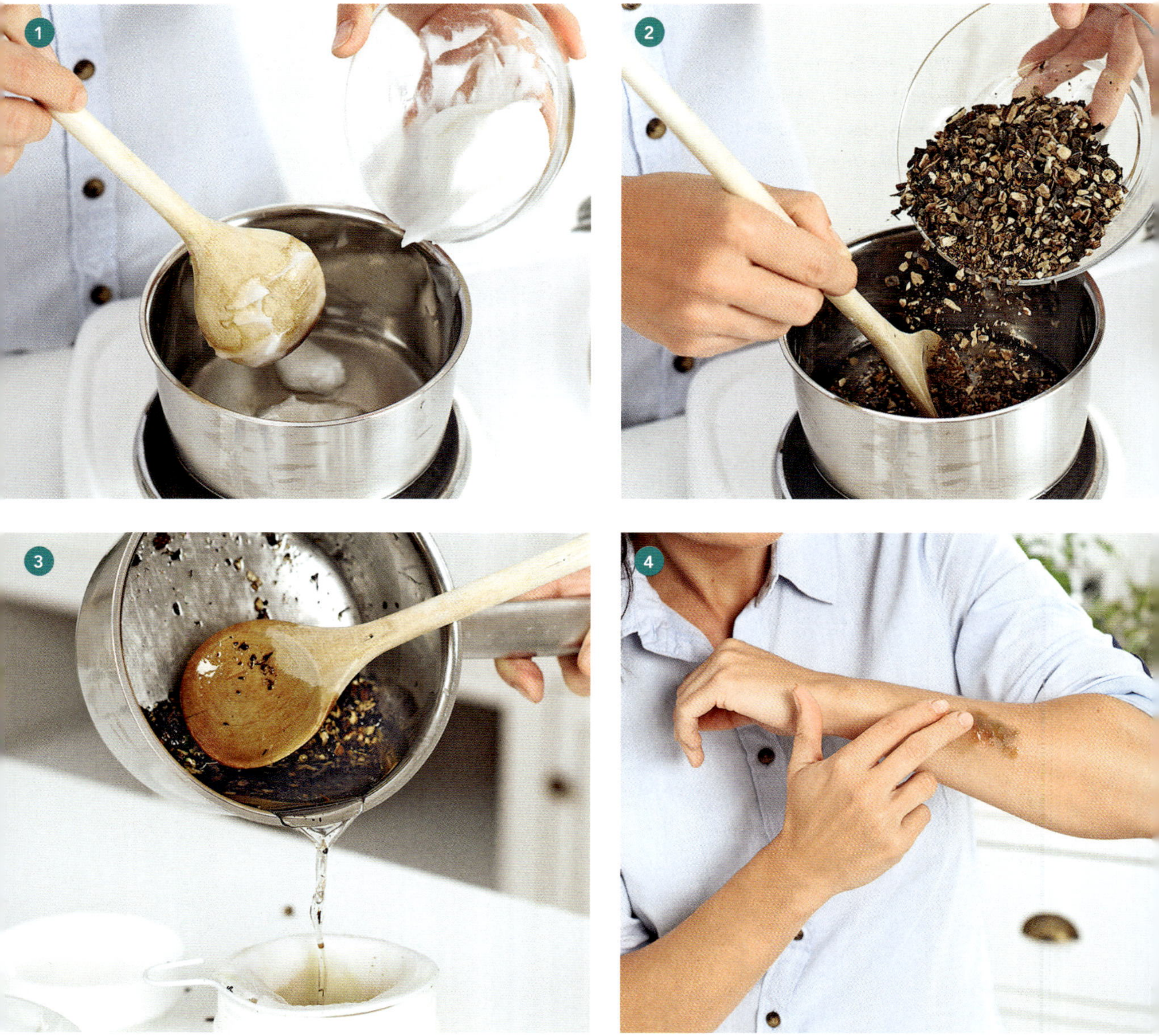

1. Melkfett auf kleiner Flamme schmelzen. 2. Beinwellwurzel untermischen. 3. Mischung durch ein Sieb in ein Cremedöschen füllen. 4. Salbe dünn auf die betroffene Stelle auftragen.

BEINWELLSALBE

BEI PRELLUNGEN, ZERRUNGEN, QUETSCHUNGEN, VERSTAUCHUNGEN UND ZUR ANREGUNG DER KNOCHENHEILUNG

1 großes Stück frische Beinwellwurzel (oder 100 g getrocknete Wurzel) • 250 g Melkfett
Außerdem: scharfes Messer • Schneidebrett • kleiner Topf • Kochlöffel • Teesieb (ersatzweise Küchensieb und Stoffwindel) • große Cremedose oder mehrere kleine Döschen

1. Weil die frische Beinwellwurzel aussieht, als hätte man sie eben erst aus der Erde gezogen, muss sie zunächst unter fließendem Wasser oder in einer Schüssel mit Wasser gründlich gesäubert werden. Aber Vorsicht: Die dunkle Haut an der Wurzel soll erhalten bleiben. Bei getrockneten Wurzeln entfällt dieser Arbeitsschritt.
2. Schneiden Sie nun die Wurzel in kleine Stücke. Getrocknete Wurzeln sind meist bereits zerkleinert.
3. Das Melkfett in einem kleinen Topf vorsichtig erhitzen, aber Vorsicht: Nicht brutzeln lassen.
4. Wurzeln in das flüssige, warme Fett geben, den Topf vom Herd ziehen und alles abkühlen lassen.
5. Erwärmen Sie nun die Masse im Topf 1 Woche lang jeden Tag aufs Neue (abermals nicht aufkochen!). Sobald das Fett warm ist, nehmen Sie den Topf vom Herd und lassen alles wieder abkühlen.
6. Am 7. Tag – es macht auch nichts, wenn Sie es erst am 8. oder 9. Tag tun – gießen Sie die Mischung nach dem Erwärmen durch ein Teesieb beziehungsweise ein mit einer Stoffwindel ausgelegtes Küchensieb direkt in die Cremedose oder portionsweise in kleine Döschen. Zuschrauben – fertig.

ANWENDUNG

Tragen Sie die Salbe nicht zu dünn auf die betroffenen Hautareale auf – am besten 2-mal täglich.

HALTBARKEIT

Im Kühlschrank ist die Beinwellsalbe gut verschlossen ungefähr 1 Jahr haltbar.

NEURODERMITIS-BAD

ZUR PFLEGE DER HAUT BEI NEURODERMITIS

500–1 000 g Totes-Meer-Salz • 100 g Natron

1. Lassen Sie zunächst nur ein wenig heißes Wasser in die Badewanne laufen und lösen Sie darin das Salz und das Natron auf. Bei offenen Hautstellen auf jeden Fall nur 500 g Salz verwenden, sonst brennt es. Anschließend füllen Sie mit Wasser in der persönlichen Wohlfühltemperatur auf.

ANWENDUNG

Ein Neurodermitis-Bad sollte maximal 20 Min. dauern, sonst wird der Kreislauf zu sehr strapaziert. Anschließend kurz mit klarem Wasser duschen, die Haut vorsichtig trockentupfen und in einen warmen Bademantel gekuschelt noch etwa 30 Min. auf dem Sofa ausruhen.

HALTBARKEIT

Das Bad wird jedes Mal frisch zubereitet.

ANSCHLIESSEND ÖLEN

Bei trockener und empfindlicher Haut verwöhnen Sie diese nach dem Bad mit reinem Hanf- oder Moringaöl. Beide Öle wirken stark entzündungshemmend, sind sehr gut verträglich und unterstützen die natürliche Hautbarriere. Bitte testen Sie trotzdem vorher in der Armbeuge, ob das Öl vertragen wird. Zeigt sich innerhalb von 24 Std. keine Reaktion, dürfen Sie drauflos cremen.

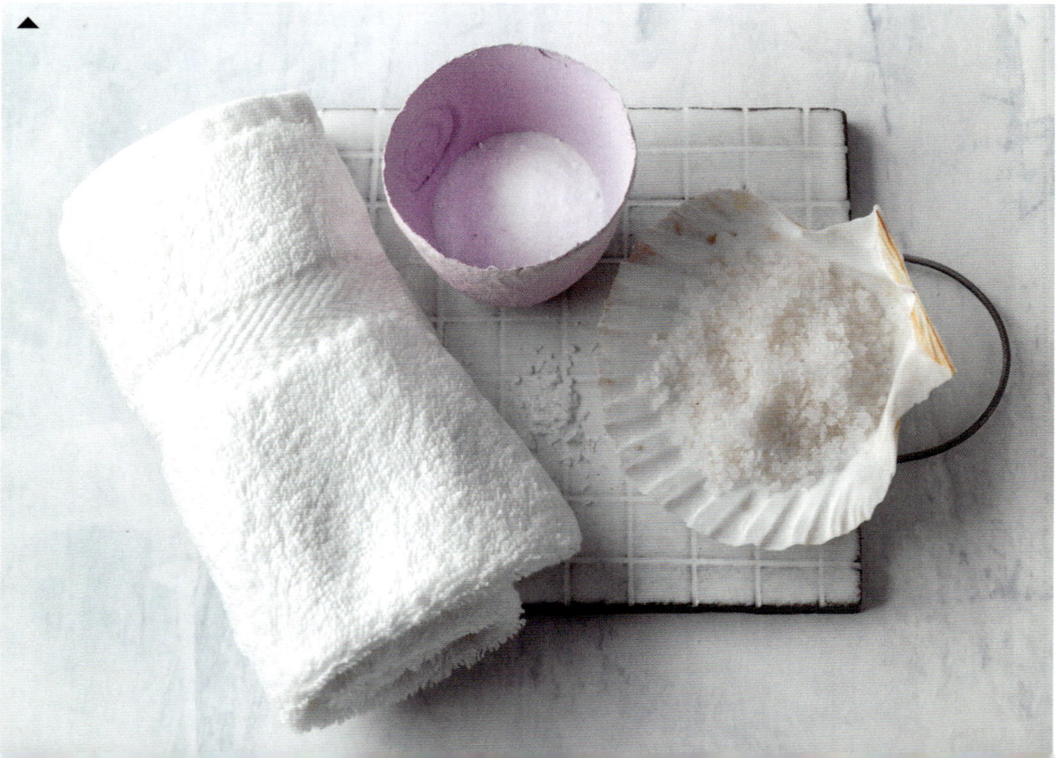

STIEFMÜTTERCHEN-UMSCHLAG

BEI HAUTAUSSCHLÄGEN ODER JUCKENDEN, ENTZÜNDETEN HAUTSTELLEN UND MILCHSCHORF

2 TL getrocknetes Kraut vom Wilden Stiefmütterchen (aus der Apotheke)
Außerdem: Tasse • Teesieb • Mulltuch oder Kompresse

1. Überbrühen Sie das Stiefmütterchenkraut mit 200 ml kochendem Wasser und lassen Sie den Tee zugedeckt 10 Min. ziehen.
2. Tränken Sie ein Mulltuch oder eine Kompresse im abgekühlten Tee. Drücken Sie das Tuch etwas aus und legen Sie es auf die betroffene Hautstelle.

ANWENDUNG

Sie können den Umschlag mehrmals täglich auf die betroffene Partie auflegen. Entfernen Sie ihn nach 30 Min. oder wenn er Ihrem Kind nicht mehr angenehm ist.

HALTBARKEIT

Der Umschlag wird bei Bedarf jedes Mal frisch zubereitet.

ÄRZTLICHER RAT

Ein Hautausschlag gehört immer in kompetente Hände. Bis ein Arzt oder Homöopath zur Stelle ist, verschafft dieser Umschlag jedoch Linderung. Er kann auch begleitend zu einer konventionellen Therapie angewendet werden.

1. Stiefmütterchenkraut überbrühen. 2. Kraut im Sieb ausdrücken. 3. Mulltuch tränken.

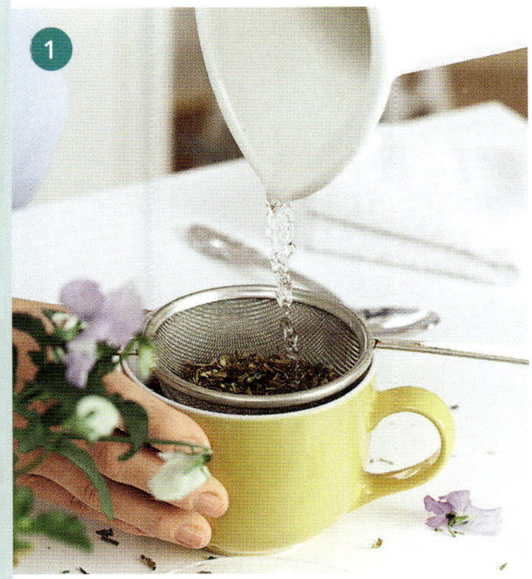

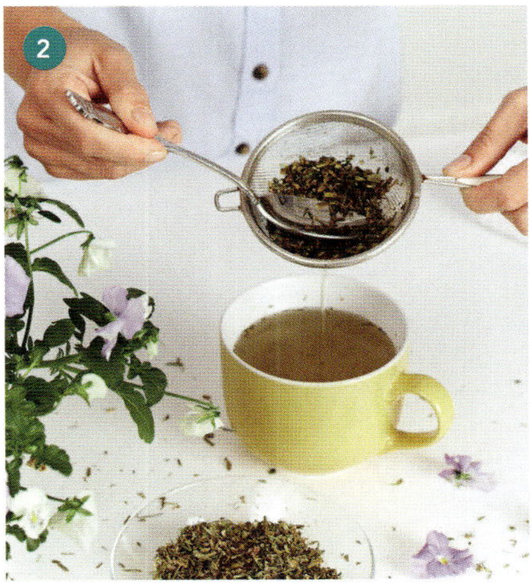

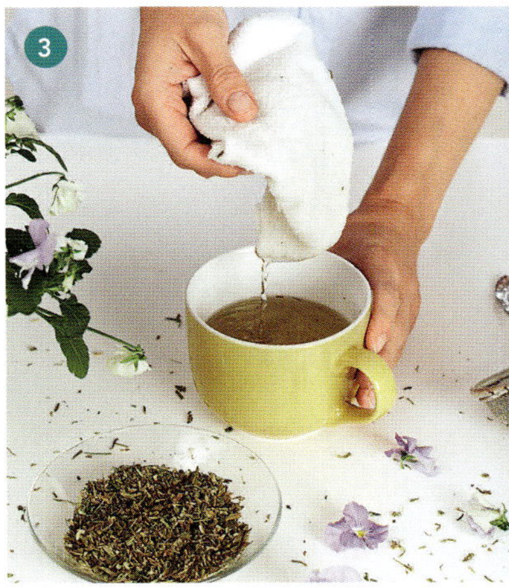

AUGENTROST-KOMPRESSE

BEI ENTZÜNDLICHEN ERKRANKUNGEN DES AUGES

1 TL getrockneter Augentrost (oder 2 TL frisches Kraut)
Außerdem: Teekanne • Teesieb • Tasse • Kompresse oder Wattepad

1. Überbrühen Sie den Augentrost mit 200 ml kochendem Wasser. Zugedeckt 10 Min. ziehen lassen und dann durch ein Sieb in eine Tasse abgießen.
2. Tauchen Sie eine Kompresse oder ein Wattepad in die abgekühlte Flüssigkeit und drücken Sie diese dann leicht aus, sodass sie nur noch feucht sind.

ANWENDUNG

Legen Sie die Kompresse circa 5 Min. auf das entzündete Auge oder tupfen Sie das Auge mehrmals täglich mit der feuchten Kompresse ab.

HALTBARKEIT

Abgedeckt hält der Tee im Kühlschrank 2 Tage.

HYGIENE IST WICHTIG

Augenentzündungen sind meist ansteckend. Waschen Sie sich daher vor und nach der Berührung mit dem erkrankten Auge gründlich die Hände. Benutzen Sie außerdem jede Kompresse und jedes Wattepad nur einmal.

1. Augentrost in ein Teesieb geben. 2. Mit kochendem Wasser aufgießen. 3. Kompresse eintauchen.

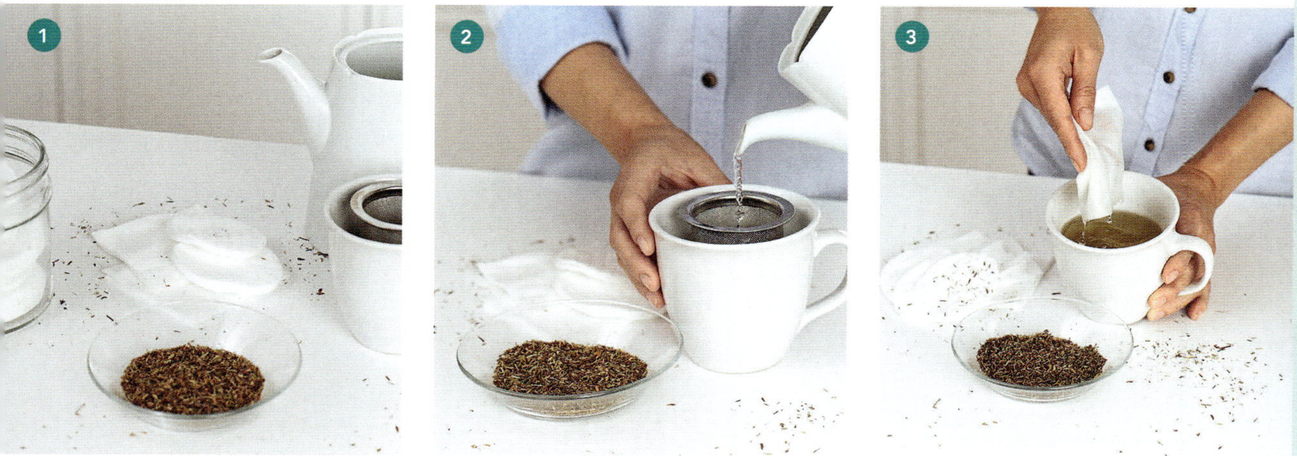

NELKENKISSEN

BEI ZAHNUNGSBESCHWERDEN

3–4 getrocknete Gewürznelken
Außerdem: Stofftaschentuch • festes Band oder Kordel

1. Legen Sie die Nelken in die Mitte des Taschentuchs und binden Sie das Taschentuch mit einem Band oder einer Kordel zu.

ANWENDUNG

Lassen Sie Ihr Kind auf dem Nelkenkissen herumkauen, solange es will.

HALTBARKEIT

Wenn Sie das Gefühl haben, das Nelkenkissen ist im wahrsten Sinne des Wortes »ausgelutscht«, tauschen Sie es einfach gegen ein neues aus.

VEILCHENWURZEL

Manche Kinder können sich mit dem Geschmack der Nelken nicht anfreunden. Probieren Sie es in diesem Fall einmal mit Veilchenwurzel (aus der Apotheke oder dem Naturkostladen). Sie hat eine vergleichbare Wirkung, ist aber geschmacksneutraler und das Kind kann direkt darauf herumkauen. Um die Wurzel zwischendurch zu reinigen, können Sie sie einfach 30 Sek. in einem Topf mit Wasser auskochen.

1. Nelken abzählen. 2. Auf ein Taschentuch geben. 3. Mit Kordel abschnüren.

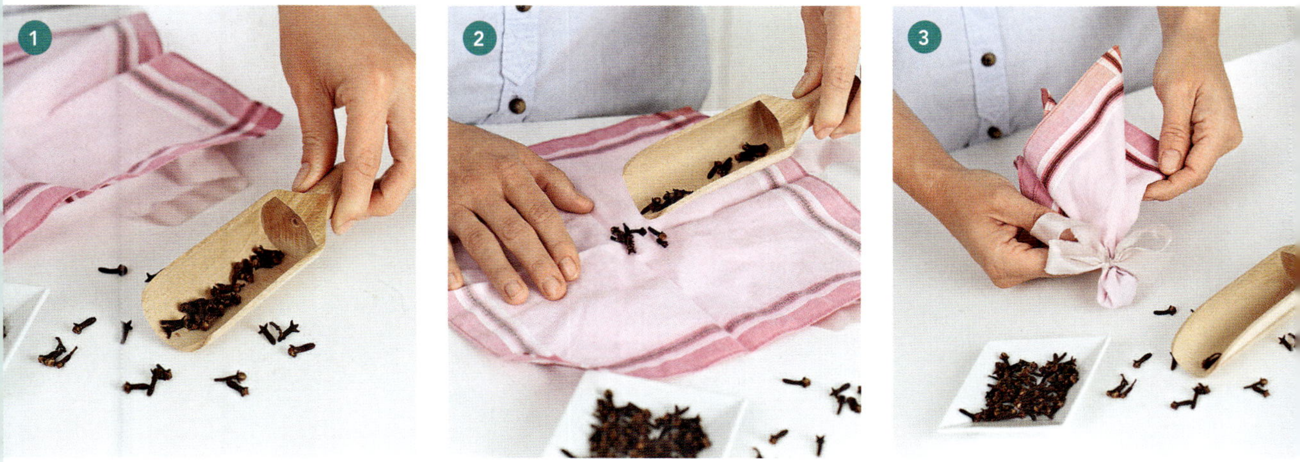

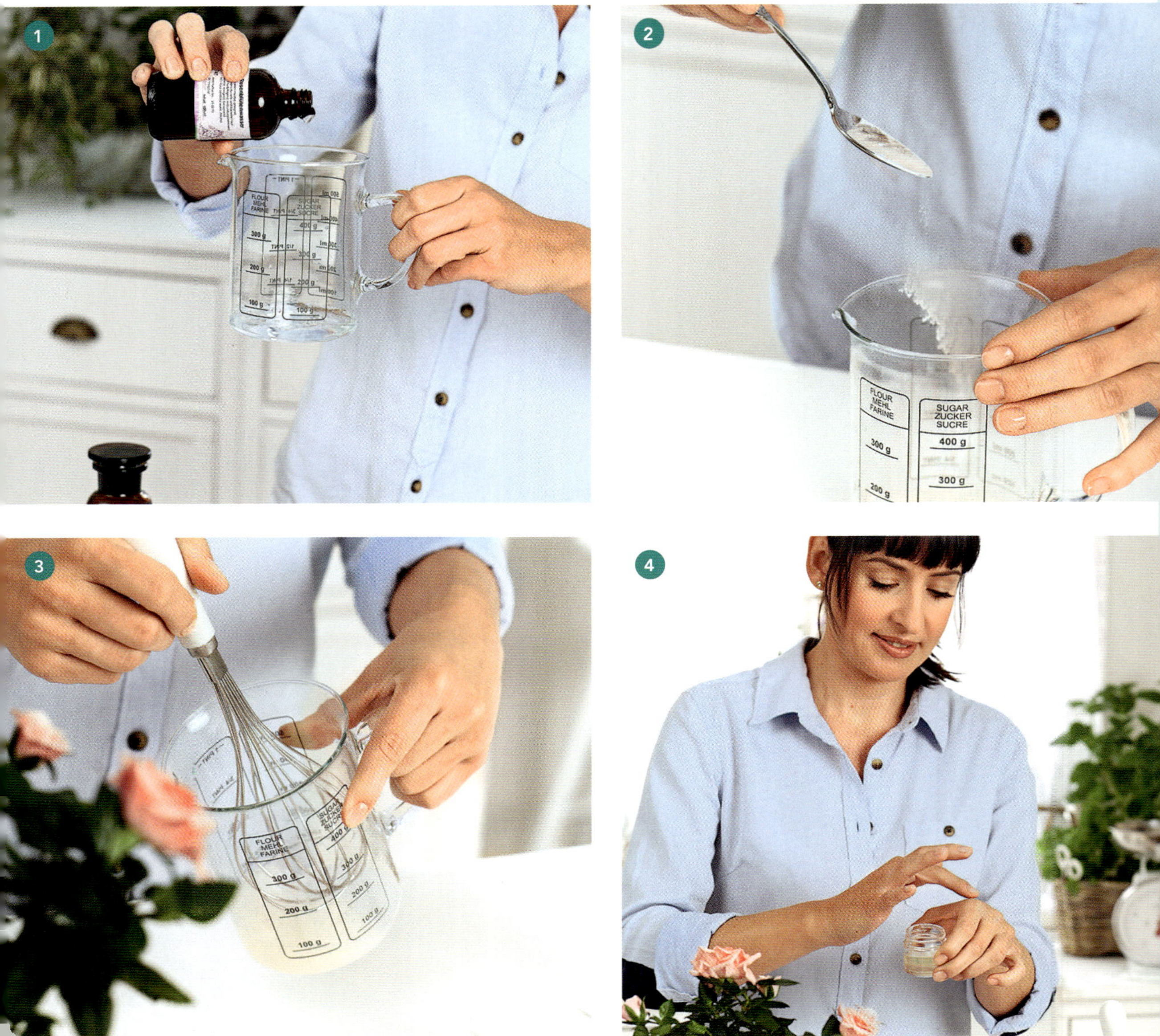

1. Rosenwasser und Alkohol mischen. 2. Gelbildner zugeben. 3. Alles gut verrühren. 4. Das Gel dünn auf die betroffene Hautstelle auftragen.

ROSENGEL

BEI INSEKTENSTICHEN UND SONNENBRAND

80 ml Rosenwasser (aus der Apotheke oder der Spezialitätenabteilung im Supermarkt) • 8 ml 90-prozentiger Alkohol (aus der Apotheke) • 1 gestrichener TL Gelbildner (aus der Drogerie oder dem Naturkostfachhandel)
Außerdem: großer Becher oder Glas mit großer Öffnung • kleiner Schneebesen • Cremedöschen

1. Füllen Sie das Rosenwasser und den Alkohol in einen Becher beziehungsweise ein großes Glas.
2. Streuen Sie den Gelbildner vorsichtig darauf und rühren Sie so lange, bis er sich vollständig aufgelöst hat. Das kann ein paar Min. dauern, halten Sie durch.
3. Nun müssen Sie das Gel nur noch in ein Cremedöschen abfüllen.

ANWENDUNG

Tragen Sie das Rosengel dünn auf Insektenstiche oder sonnenverbrannte Haut auf. Es kühlt herrlich und schafft so schnell Erleichterung.

HALTBARKEIT

Das Gel hält sich im Kühlschrank ½ Jahr.

ZUSATZWIRKUNG

Erschöpfte Mütter (und nicht nur die) können das Rosengel auch hervorragend als straffende Feuchtigkeitsmaske benutzen. Tragen Sie es dazu richtig dick auf das Gesicht auf; sparen Sie nur die Augenpartie und die Lippen aus. 10 Min. einwirken lassen und mit einem feuchten Tuch abnehmen.

SCHNELLE HILFE BEI MÜCKENSTICHEN

Unterwegs hat eine Mücke zugestochen? Dann heißt es am besten Ausschau halten nach Spitzwegerich. Ein Blatt davon zwischen den Fingern zerreiben und dann auf den Stich legen. Auch gut: Blüten, Stängel und Blätter vom Gänseblümchen. Die Inhaltsstoffe beider Pflanzen lindern den Juckreiz und verhindern, dass sich Quaddeln bilden. Wenn Sie gar nichts finden: Spucke wirkt schmerzlindernd und antibakteriell. Und während sie verdunstet, kühlt sie gleich noch ein wenig.

BLUTWURZTEE

BEI DURCHFALL

1 TL getrocknete Blutwurz-Wurzel
Außerdem: Teetasse • Teesieb

1. Geben Sie die getrocknete Blutwurz in eine Tasse und gießen sie mit kochendem Wasser auf.
2. Lassen Sie den Tee abgedeckt 10 Min. ziehen und dann etwas abkühlen.

ANWENDUNG

Geben Sie Ihrem Kind im akuten Fall über den Tag verteilt bis zu 2 Tassen Blutwurztee zu trinken.

HALTBARKEIT

Die getrocknete Wurzel ist in einer Dose luftdicht verschlossen gut 1 Jahr haltbar.

RASCH ZUM ARZT

Blutwurz wirkt schon bei Säuglingen effektiv und doch sehr sanft. Aber Vorsicht: Säuglinge trocknen bei Durchfall schnell aus! Suchen Sie bei starken oder länger andauernden Beschwerden daher umgehend den Kinderarzt bzw. die Kinderärztin auf, um Komplikationen auszuschließen.

1. Pro Tasse 1 Teelöffel Blutwurz abmessen. 2. Mit kochendem Wasser überbrühen. 3. Tee ziehen lassen.

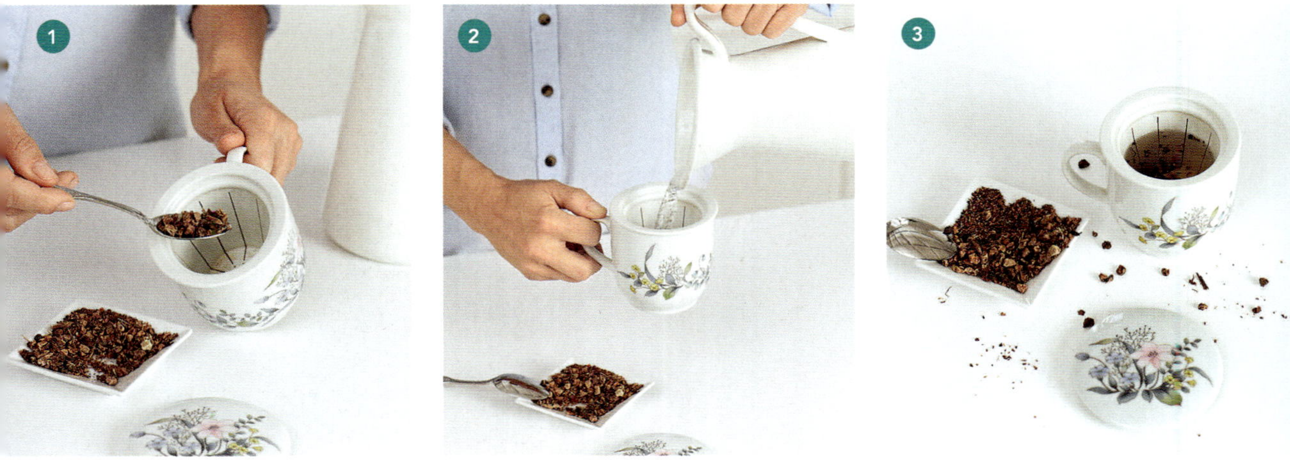

MÖHRENSUPPE NACH DR. MORO

BEI DURCHFALL

500 g Bio-Möhren • 1 TL Steinsalz
Außerdem: Gemüsereibe oder Messer • kleiner Topf • Pürierstab

1. Die Möhren waschen und schälen, dann die Enden abschneiden und den Rest grob raspeln bzw. in kleine Würfel schneiden. In einen Topf geben, Salz und 1 l Wasser zufügen, erhitzen und mit geschlossenem Deckel auf mittlerer Flamme ca. 60 Min. leise köcheln lassen.
2. Nochmals 150 ml Wasser zugeben und die Suppe weitere 60 Min. köcheln lassen. Dabei bildet sich ein Zuckermolekül, das die Darmwand schützt und sie beruhigt.
3. Zum Schluss alles fein pürieren.

ANWENDUNG

Am Anfang sollte Ihr Kind mehrmals täglich nur kleine Mengen der Suppe essen. Später darf leichte Kost dazukommen. Trotzdem die Suppe noch ein paar Tage weitergeben, da sie den Darm beruhigt.

HALTBARKEIT

Im Kühlschrank etwa 2 Tage. Vor dem Essen portionsweise erwärmen.

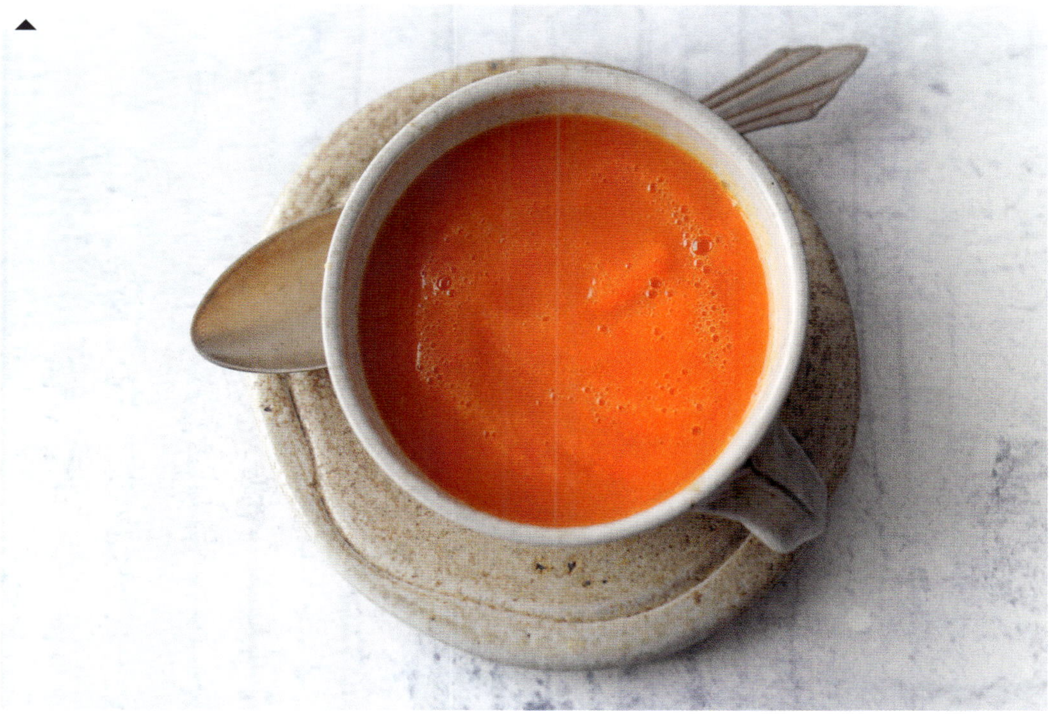

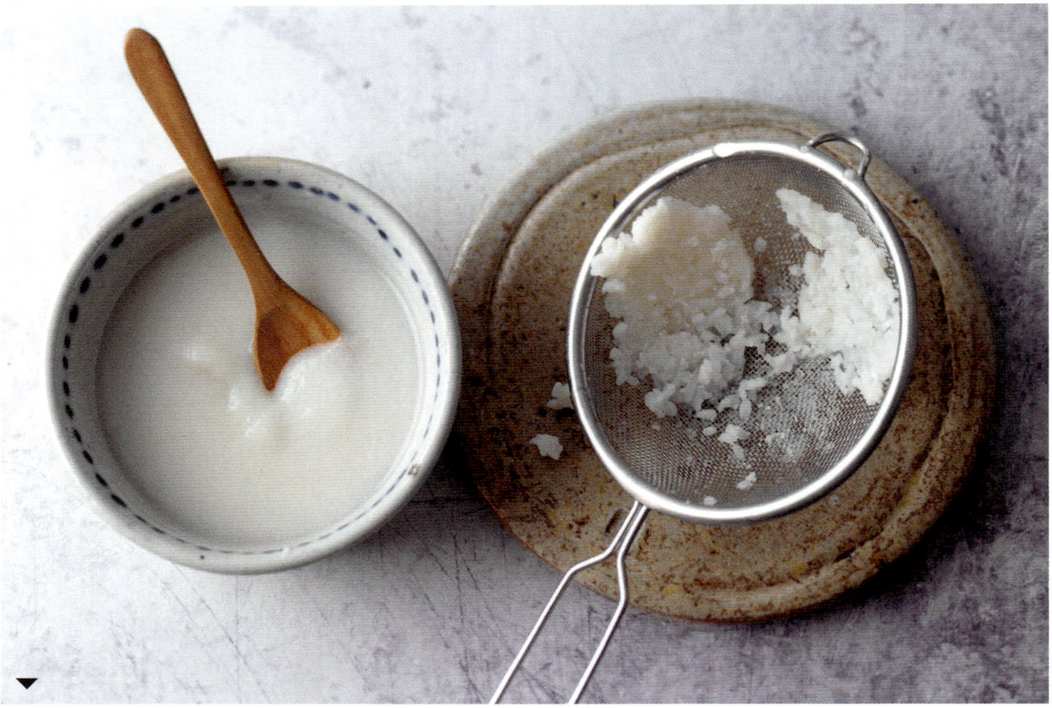

REISSCHLEIM

SCHONNAHRUNG BEI DURCHFALL

70 g Reis (ersatzweise 70 g Reisflocken)
Außerdem: Mixer • feines Sieb • kleiner Topf

1. Den Reis im Mixer einige Sekunden zerkleinern und anschließend in einem feinen Sieb gründlich waschen, um die schwerer verdauliche Stärke herauszuwaschen. Wenn Ihnen das zu aufwendig ist, können Sie auch fertige Reisflocken verwenden.
2. Den gehäckselten Reis bzw. die Reisflocken mit 500 ml Wasser in einen Topf geben, das Wasser erhitzen und den Reis bzw. die Flocken 60 Min. bei kleiner Flamme garen.
3. Den Reis bzw. die Flocken (oder was von ihnen noch übrig ist) durch das feine Sieb pressen.

ANWENDUNG

Bieten Sie Ihrem Kind mehrmals täglich eine kleine Menge Reisschleim an – allein oder zusätzlich zu anderer Schonkost. Der Schleim beruhigt den Magen und den Darm, bis sich die Verdauung wieder normalisiert hat.

HALTBARKEIT

Der Reisschleim hält sich 2 Tage im Kühlschrank. Die meisten Kinder essen ihn allerdings lieber warm. Bei Bedarf daher einfach eine kleine Portion entnehmen und warm machen.

ELEKTROLYTLÖSUNG

BEI FLÜSSIGKEITSVERLUST

½ TL Kristallsalz • 30 g Trauben- oder Rohrohrzucker • 1 Msp. Natron • 1 l stilles Mineralwasser • 20 ml Orangensaft (nach Belieben)
Außerdem: großer Krug • Löffel

1. Geben Sie alle Zutaten in den Krug und rühren Sie so lange, bis sich Salz, Zucker und Natron vollständig aufgelöst haben. Das kann zwar etwas dauern, ist aber wichtig, damit die Lösung optimal wirkt.

ANWENDUNG

Bieten Sie Ihrem Kind über den Tag verteilt immer wieder kleine Schlucke der Elektrolytlösung an. Es soll so viel davon trinken wie möglich, um seinen Flüssigkeitshaushalt wieder aufzufüllen.

HALTBARKEIT

Die Lösung hält sich bis zu 24 Std., dann muss sie frisch angerührt werden.

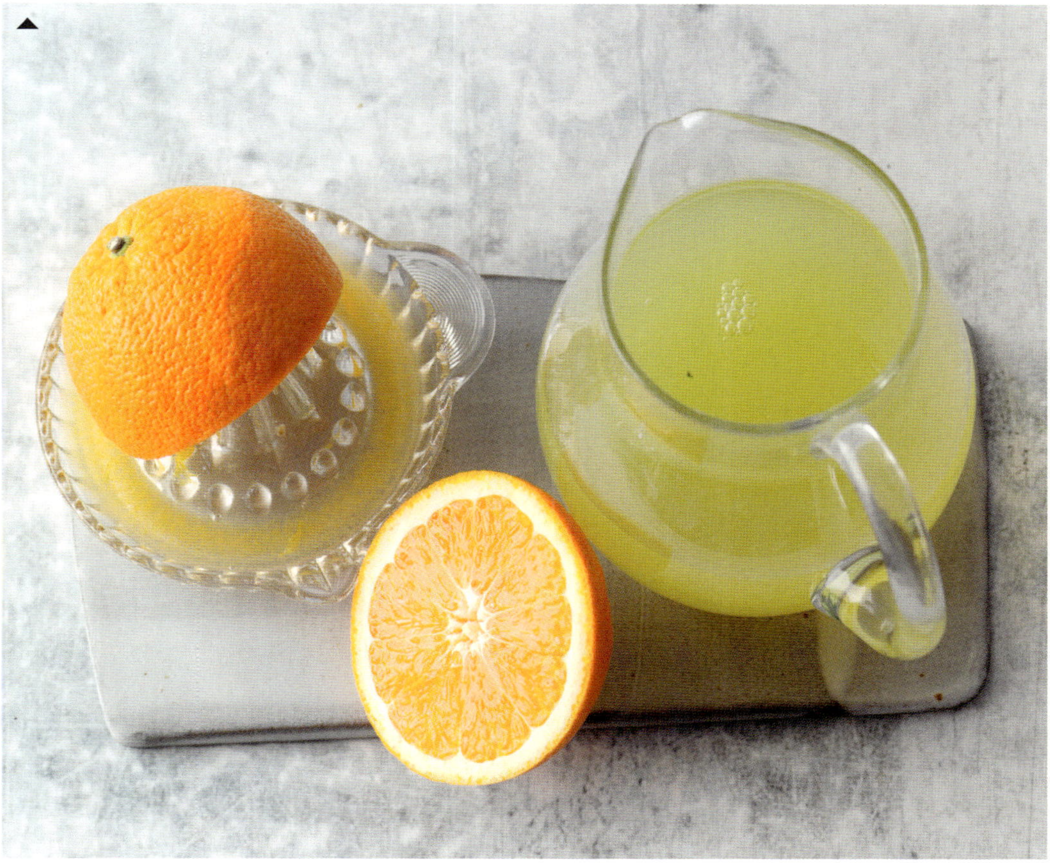

FICHTENNADEL-BADESALZ

BEI WACHSTUMSSCHMERZEN UND MUSKULÄREN VERSPANNUNGEN

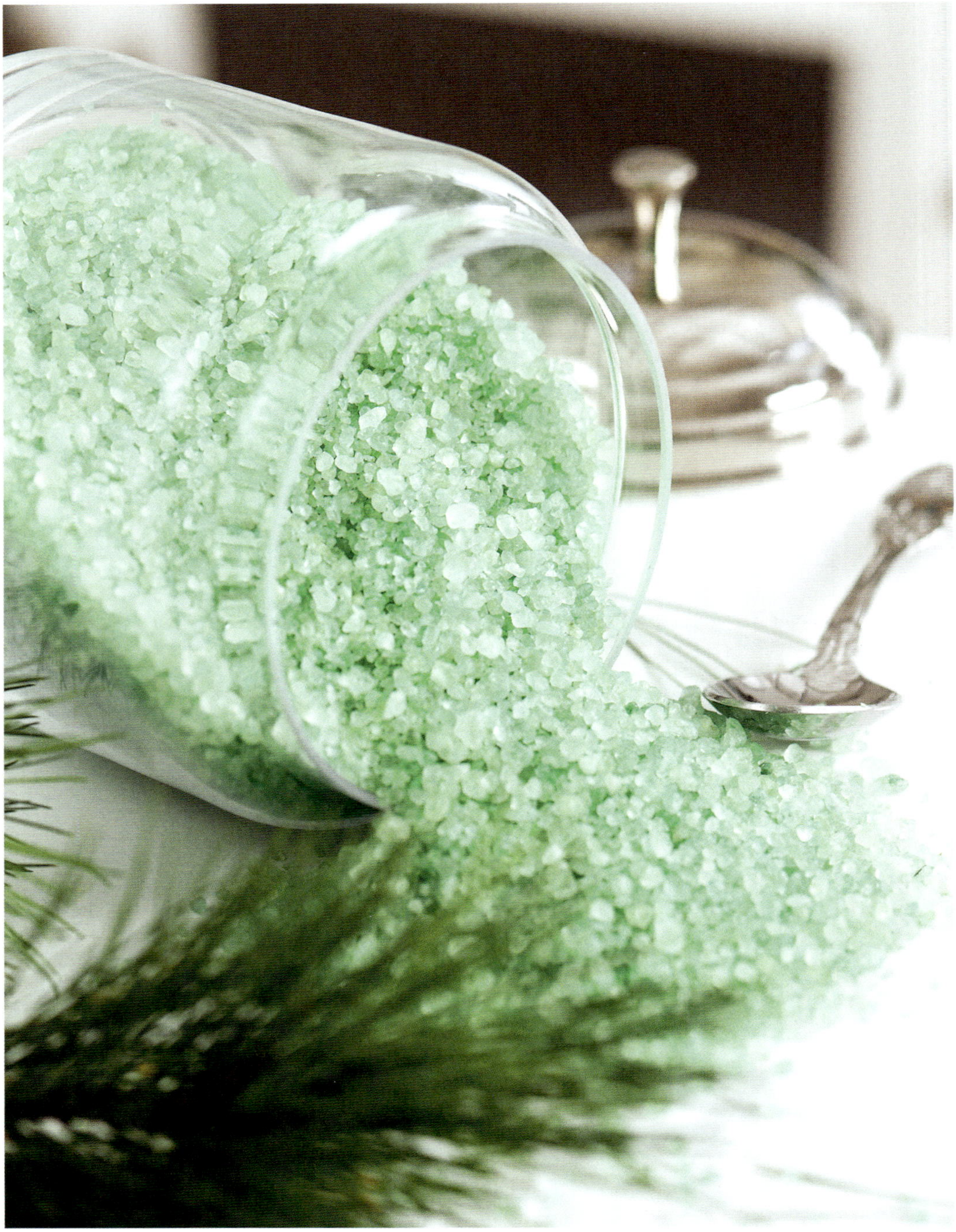

750 g Meersalz • ca. 25 ml ätherisches Fichtennadelöl (je nach gewünschter Intensität) • 15 ml hochprozentiger Alkohol (Schnaps oder Korn) • 1 Msp. grüne Lebensmittelfarbe (die ist gesundheitlich völlig unbedenklich und färbt das Salz hübsch ein)
Außerdem: Trichter • großes verschließbares Glasgefäß (1000 ml)

1. Füllen Sie mithilfe des Trichters erst das Meersalz, dann das Fichtennadelöl, den Alkohol und zum Schluss die Lebensmittelfarbe in ein großes Glas.
2. Verschließen Sie das Glas, fassen Sie es mit beiden Händen und schütteln Sie es kräftig mehrmals hin und her, als würden Sie einen Cocktail mixen.

ANWENDUNG

Geben Sie für ein Vollbad ungefähr 2 EL Badesalz ins warme Wasser. Bewährt hat sich ein Bad abends vor dem Schlafengehen, weil Wachstumsschmerzen vorwiegend abends oder nachts auftreten.

HALTBARKEIT

Trocken aufbewahrt: 1 Jahr.

VORSICHT

Fichtennadelöl darf erst ab dem dritten Lebensjahr angewendet werden, da es sonst zu Atembeschwerden führen kann. Das Badesalz ist zudem nichts für asthmatische Kinder.

1. Meersalz ins Glas füllen. 2. Ätherisches Öl zugeben. 3. Badesalz mit grüner Speisefarbe färben.

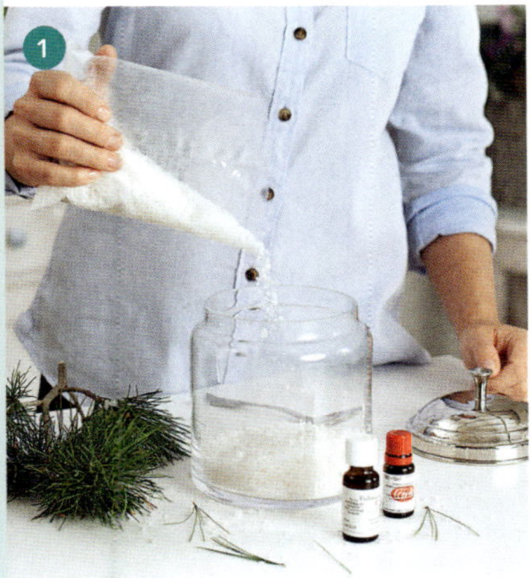

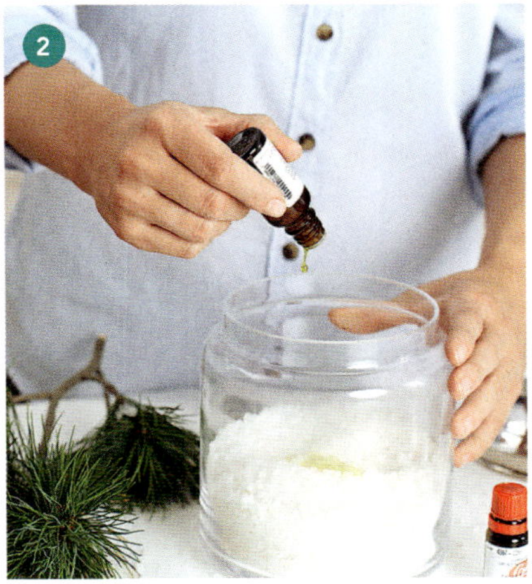

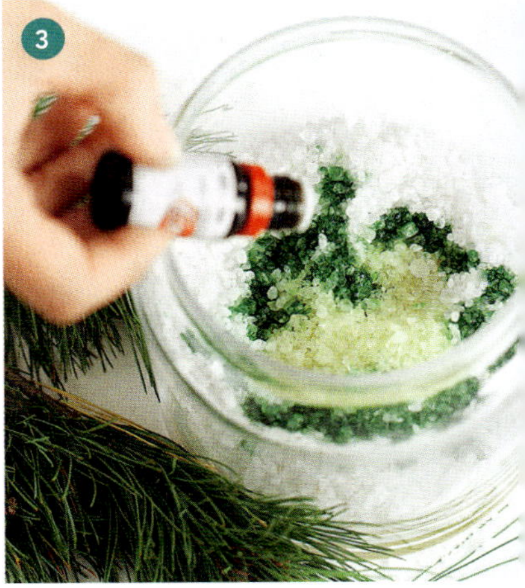

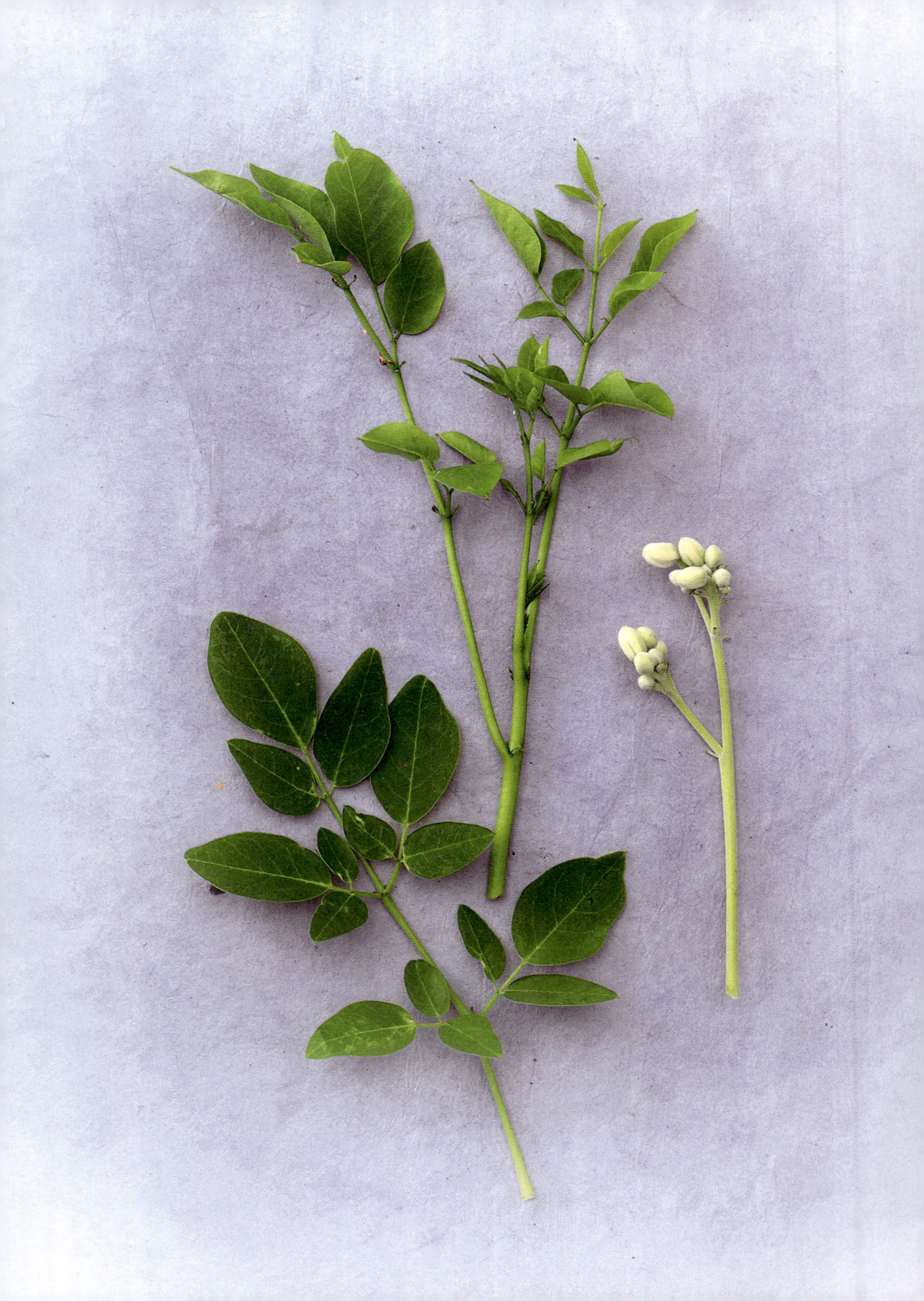

HAUT

Unsere Haut ist vielen Belastungen ausgesetzt. Kein Wunder, dass sie manchmal rebelliert und anfängt zu schuppen, zu jucken oder sich Pickel bilden. Künstliche Inhaltsstoffe in herkömmlichen Kosmetika könnten sie da nur zusätzlich reizen. Weniger ist hier oft mehr.

SCHUTZ UND PFLEGE
148

REZEPTE
152

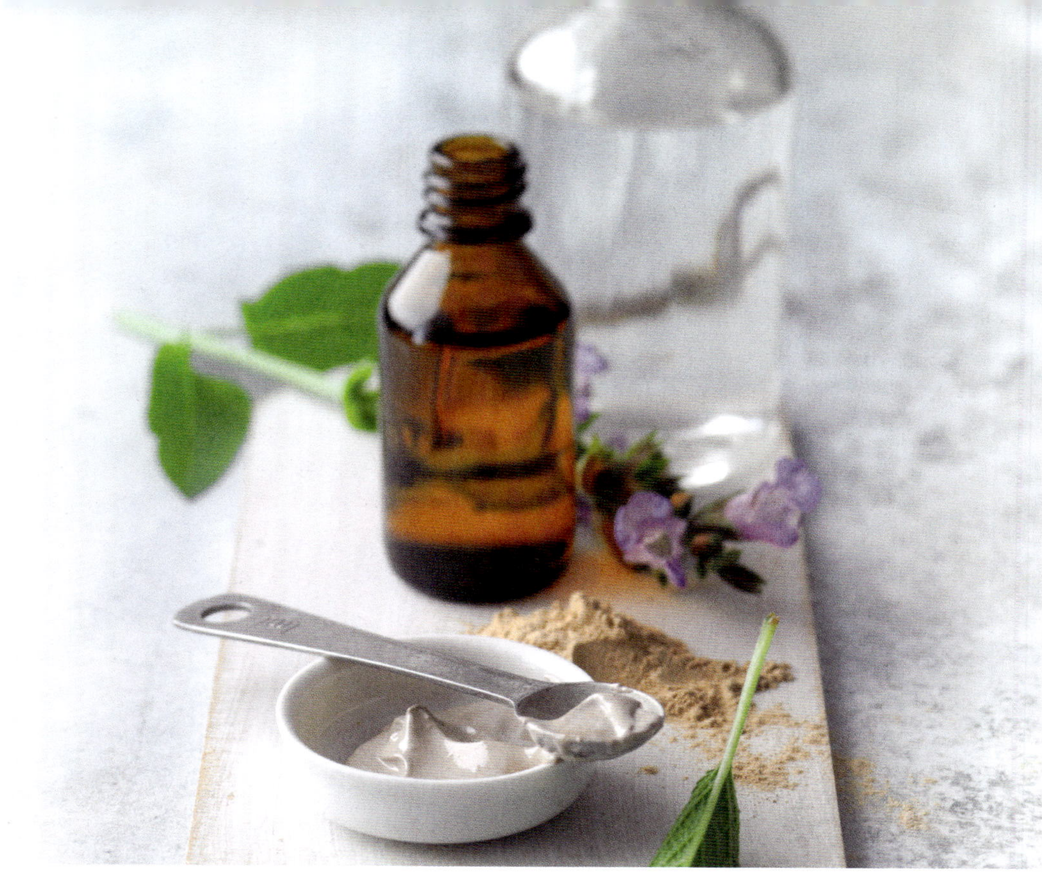

SCHUTZ UND PFLEGE

Unsere Haut schützt uns wie ein angeborenes Kleidungsstück vor Kälte und Hitze, Wasser und UV-Strahlen, Stößen und anderen Verletzungen, Krankheitserregern und Giftstoffen. Genauso aber ist sie auch durchlässig für Feuchtigkeit und Pflege oder – in entgegengesetzter Richtung – für Stoffwechselprodukte, die mit dem Schweiß »entsorgt« werden. Denn die Haut ist eben doch nicht nur ein Stück natürlicher »Stoff«, sondern unser größtes Organ. Könnte man sie ausbreiten wie ein Stück Stoff, hätte sie die Maße von rund zwei Quadratmetern und brächte es, obwohl sie gerade mal wenige Millimeter dünn ist, auf ein Gesamtgewicht von bis zu zehn Kilogramm.

Vereinfacht gesagt besteht die Haut aus drei Schichten:

- Die sogenannte Oberhaut (Epidermis) schützt das darunterliegende Gewebe vor Krankheitserregen und anderen

schädlichen Substanzen. Diese Hautschicht erneuert sich ständig: In tieferen Schichten werden neue Zellen gebildet, die an der Oberfläche verhornen und schließlich abgestoßen werden. Alle vier bis sechs Wochen hat sich die Haut so rundumerneuert.
- In der mittleren, elastischen Lederhaut (Dermis) regulieren unzählige Blutgefäße die Körpertemperatur: Wenn sie sich weiten und so ihre Oberfläche vergrößern, kann Körperwärme entweichen. Ziehen sie sich dagegen zusammen, bleibt die Wärme im Körper. Haarwurzeln, Drüsen und Lymphbahnen sind ebenfalls in die Lederhaut eingebettet – genauso wie die Tastrezeptoren, die Reize von außen ans Gehirn weiterleiten, Kälte, Hitze und Schmerzen ebenso wie liebevolle Berührungen.
- Die Unterhaut (Subcutis) bildet die tiefste Schicht. Sie besteht in erster Linie aus Fettpolstern. Sie schützen vor Stößen und dienen zugleich als Wärmeschicht und Energiedepots.

Leider kann so ein ausgeklügeltes System auch schnell mal aus dem Gleichgewicht geraten. Wenn sich beispielsweise die oberste Zellschicht der Epidermis nicht richtig löst, wird die Hautoberfläche schuppig. Dies ist unter anderem bei der Schuppenflechte (Psoriasis) der Fall. Staut sich das Sekret in den Talgdrüsen der Lederhaut, bilden sich Mitesser (Komedonen). Bei Akne entzünden sich die Talgdrüsen. Und in der Unterhaut können sich Fettgeschwulste (Lipome) entwickeln oder Gefäße entzünden.

Oft wird die Haut auch einfach nur durch häufiges Waschen, falsche Pflegeprodukte, Wind oder Wetter derart strapaziert, dass sie ihre Schutzfunktion verliert oder zu verlieren droht. Dann beginnt die Haut zu jucken und zu schuppen. Sie entzündet sich. Pilze und Viren breiten sich auf ihr aus …
In diesem Fall kann eine Portion Extrapflege mit möglichst natürlichen Inhaltsstoffen den Schaden wieder beheben. Sie können durch die Oberhaut bis in die unteren Schichten gelangen, um pflegende Wirkstoffe einzuschleusen oder die Haut von innen mit Feuchtigkeit zu versorgen.

UNTERSCHIEDLICHE HAUTTYPEN

Nicht nur jeder Mensch ist anders, sondern auch seine Haut. Daher hängt die richtige Pflege immer vom jeweiligen Hauttyp ab:
- Trockene Haut produziert zu wenig Fett, neigt daher zu Rötungen und Rissen und bildet schneller Fältchen. Um dem entgegenzuwirken, sind extra Feuchtigkeit und Pflege nötig.
- Fettige Haut produziert dagegen zu viel Fett und ist daher durch glänzende Partien und Unreinheiten gekennzeichnet. Die richtige Pflege hilft, die Talgproduktion zu regulieren, und wirkt so Mitessern und Pickeln nachhaltig entgegen.
- Mischhaut ist an der sogenannten T-Zone (Stirn, Nase und Kinn) eher fettig und neigt dort zu Unreinheiten, während der Bereich der Wangen eher trocken ist und spannt.

- Sensible Haut ist oft trocken, reagiert dazu besonders empfindlich auf Kälte und trockene Luft, aber auch auf Stress, einen ungesunden Lebensstil und Fremdstoffe beispielsweise in Textilien, Waschmitteln und natürlich auch Pflegeprodukten. Gerade hier lässt sich mit selbst gemachter Pflege aus der Natur, die meist aus wenigen Zutaten besteht, viel erreichen.

Der Hauttyp kann sich je nach Lebenssituation und vor allem je nach Alter immer wieder mal ändern. Daher kann es sein, dass ein Pflegeprodukt seinen Zweck irgendwann nicht mehr optimal erfüllt oder sogar nicht mehr gut vertragen wird. In so einem Fall empfiehlt es sich, einfach ein anderes Produkt auszuprobieren.

Besondere Ansprüche

Gerade bei chronischen Hauterkrankungen haben die Betroffenen oft schon einen langen Leidensweg hinter sich und bereits unzählige konventionelle Therapien ausprobiert, bevor sie bei der Naturheilkunde ankommen.

Dabei gibt es diesbezüglich viele verschiedene Möglichkeiten und Mittel, um die natürliche Schutzfunktion der Haut auf möglichst schonende Art so schnell wie möglich wieder zu aktivieren, Entzündungen abklingen zu lassen und die Balance der Haut wiederherzustellen. Allerdings müssen Sie auch in diesem Bereich nach individuellen Verträglichkeiten schauen und ausprobieren, was bei Ihnen selbst gut funktioniert. Die Rezepte auf den folgen Seiten haben sich jedoch in vielen Fällen bestens bewährt und sind daher auf jeden Fall einen Versuch wert.

KEIN STRESS!

Unterstützend zu allen Anwendungen und Therapien ist es auf jeden Fall ratsam, auf seinen Seelenfrieden zu achten. Denn alle Hautprobleme verschlechtern sich bei Stress und innerer Unzufriedenheit. Die Haut ist nun mal der Spiegel unserer Seele. Man erkennt an ihr schließlich ziemlich schnell, wie es uns gerade geht: Wir bekommen rote Wange oder werden blass um die Nase, wenn wir nervös sind. Bei Stress tauchen plötzlich hektische Flecken auf …

NÄHRSTOFFE VON INNEN UND AUSSEN

Eine abwechslungs- und vitalstoffreiche Ernährung kann viel zu einer weichen, geschmeidigen Haut beitragen. Als wichtigstes Hautvitamin gilt dabei Vitamin E. Es regelt ihren Fett- und Feuchtigkeitshaushalt und schützt gleichzeitig vor freien Radikalen. Diese aggressiven Sauerstoffverbindungen schädigen die Zellen und beschleunigen so die Hautalterung. Auch Vitamin C ist ein guter Radikalfänger. Gleichzeitig sorgt es dafür, dass die Haut mehr Kollagen produziert – und das ist notwendig, damit das (Binde-)Gewebe schön elastisch und die Spannkraft der

Haut erhalten bleiben. Vitamin A ist ebenfalls so ein »Kollagen-Booster«.
Vitamin B_3 (Biotin) stärkt die Hautbarriere und hilft so die Haut zu beruhigen und Rötungen zu reduzieren.
Kieselsäure hält die Haut fest und elastisch, weil sie die Bildung von Kollagen und Elastin ankurbelt. Und Zink ist wichtig für die Hauterneuerung, wirkt entzündungshemmend und antibakteriell. Ein Mangel an diesem Spurenelement kann bei Erwachsenen für unreine Haut und Akne verantwortlich sein.
Auch ausreichend Trinken ist wichtig, ideal sind zwei Liter Flüssigkeit am Tag. Sie polstert die Haut von innen auf und versorgt sie mit Feuchtigkeit. Außerdem transportiert sie die Nährstoffe aus der Nahrung zu den Zellen. Vorsicht allerdings bei Limonaden und Softdrinks: Sie sind nicht nur schlecht für die Zähne und die Figur, sondern auch für die Haut. Weil sie den Blutzucker nach oben schnellen lassen, steigt automatisch der Insulinspiegel – und dieses Hormon soll Entzündungen der Talgdrüsen und somit Pickel begünstigen. Dasselbe gilt vermutlich für Weißmehlprodukte und Süßigkeiten. Genauso können Milch und Milchprodukte Akne verschlimmern. Dagegen gehen Wissenschaftler davon aus, dass Omega-3-Fettsäuren, die zum Beispiel in Leinöl, Walnüssen oder fettem Fisch wie Lachs enthalten sind, Entzündungen hemmen und das Hautbild damit positiv beeinflussen.
Trotz allem ist die Haut auf Pflege von außen angewiesen, wenn sie möglichst lang jugendlich und straff bleiben soll. Je nach Hauttyp eignen sich dazu unterschiedliche Öle. Hier eine kleine Auswahl:

- Alle Hauttypen: Babassu-Öl, Kokosöl, Mandelöl, Olivenöl
- Trockene und reife Haut: Arganöl, Avocadoöl, Nachtkerzenöl, Sanddornöl, Wildrosenöl
- Unreine, fettige Haut: Aloe-vera-Öl, Babassu-Öl, Distelöl, Traubenkernöl
- Mischhaut: Distelöl, Traubenkernöl
- Sensible Haut: Jojobaöl, Nachtkerzenöl

Avocado ist reich an Vitamin E und ungesättigten Fettsäuren. Beides ist gut für die Haut.

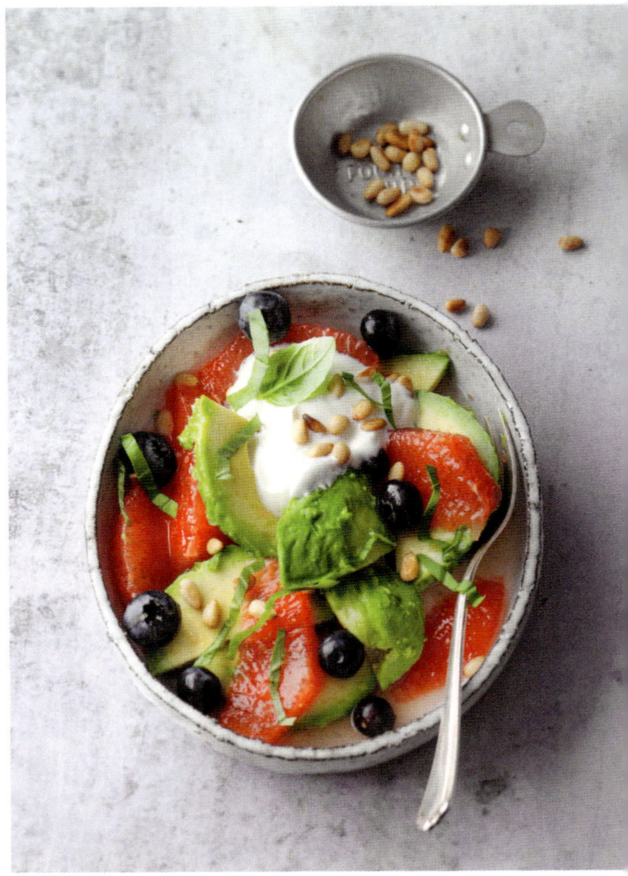

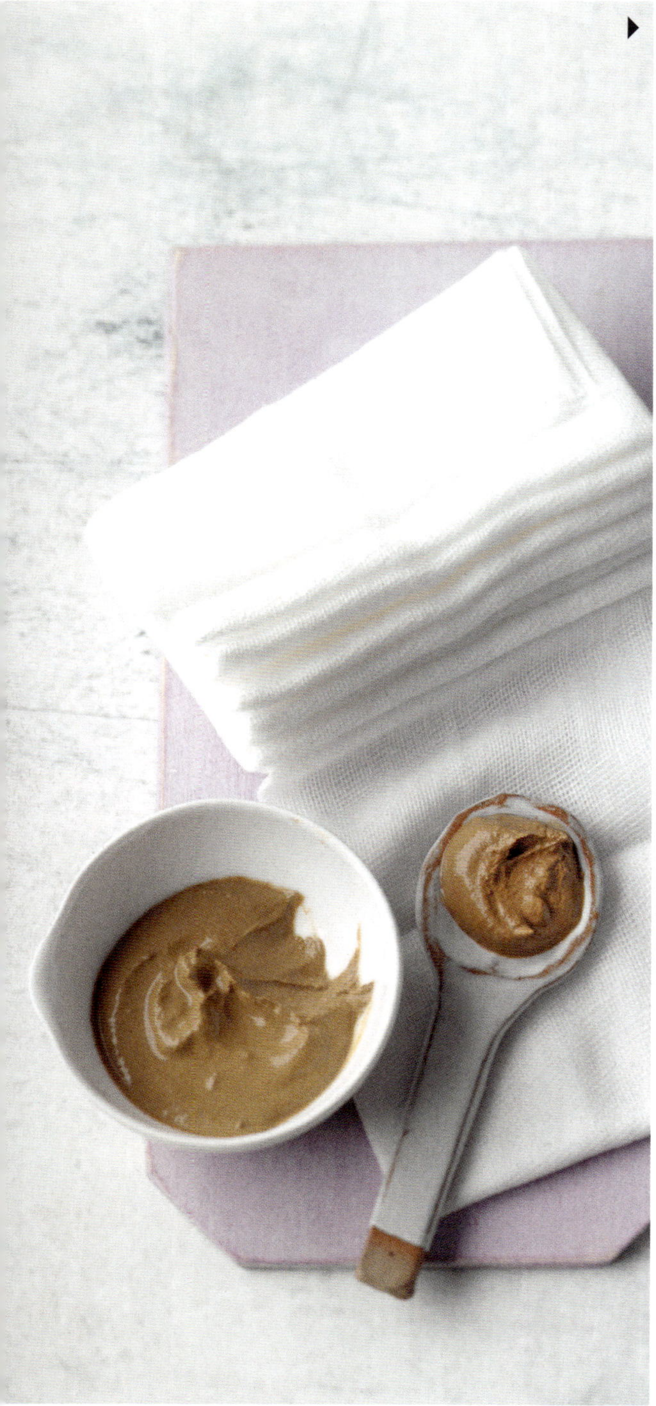

HEILPASTE

BEI SCHORF UND SCHLECHT HEILENDEN TROCKENEN WUNDEN

7 EL feine Heilerde • 4 Tropfen wasserlösliche Propolistinktur (aus der Apotheke)
Außerdem: kleine Schale • Löffel • dünnes Baumwolltuch • Geschirrtuch

1. Heilerde und Propolistinktur in dem Schälchen mit 2 EL kaltem Wasser vermischen.

ANWENDUNG

Feuchten Sie das dünne Baumwolltuch mit Wasser an. Bestreichen Sie nun die Wunde mit der Paste und legen Sie das angefeuchtete Tuch darüber. Darauf kommt dann noch das trockene Geschirrtuch. Wenn nach etwa 1 Std. alles getrocknet ist, waschen Sie die Paste vorsichtig mit klarem Wasser ab. Anschließend tragen Sie die Wundsalbe von **Seite 128** auf.
Diese Behandlung können Sie täglich bis zu 2-mal wiederholen – auch über mehrere Tage, bis die Wunde verheilt ist.

HALTBARKEIT

Die Paste sollte bei Bedarf immer frisch zubereitet werden.

BLUTENDE, NÄSSENDE WUNDEN

Auf blutende, nässende Wunden stäuben Sie einfach direkt etwas feine Heilerde (siehe auch Tipp **Seite 128**).

PASTE BEI EKZEMEN

BEI HAUTAUSSCHLÄGEN

4–5 EL Heilerde • 2 EL Apfelessig • ½ TL Kristallsalz • 5 Tropfen wasserlösliche Propolistinktur (aus der Apotheke)
Außerdem: kleine Schale • Löffel

1. In der Schale vermischen Sie die Heilerde mit dem Apfelessig, sodass eine dicke Paste entsteht. Fügen Sie gegebenenfalls weiteren Essig oder Heilerde zu, wenn die Konsistenz noch nicht ideal ist. Erst wenn die Konsistenz stimmt, rühren Sie auch das Salz und die Propolistinktur dazu.

ANWENDUNG

Tragen Sie die Paste fingerdick auf die betroffene Hautstelle auf und lassen Sie sie vollständig trocknen. Das kann eine Weile dauern, aber nur so können Heilerde, Apfelessig und Salz Toxine und Bakterien aus der Haut an sich binden und den Heilungsprozess einleiten. Am besten legen Sie sich mit einem guten Buch auf die Couch oder hören Musik und entspannen. Waschen Sie die Paste nach dem Trocknen mit viel warmem Wasser ab, tupfen Sie die Haut mit einem sauberen Handtuch trocken und pflegen Sie sie – zum Beispiel mit der Wundsalbe von **Seite 128**.

HALTBARKEIT

Die Paste wird bei Bedarf frisch angerührt.

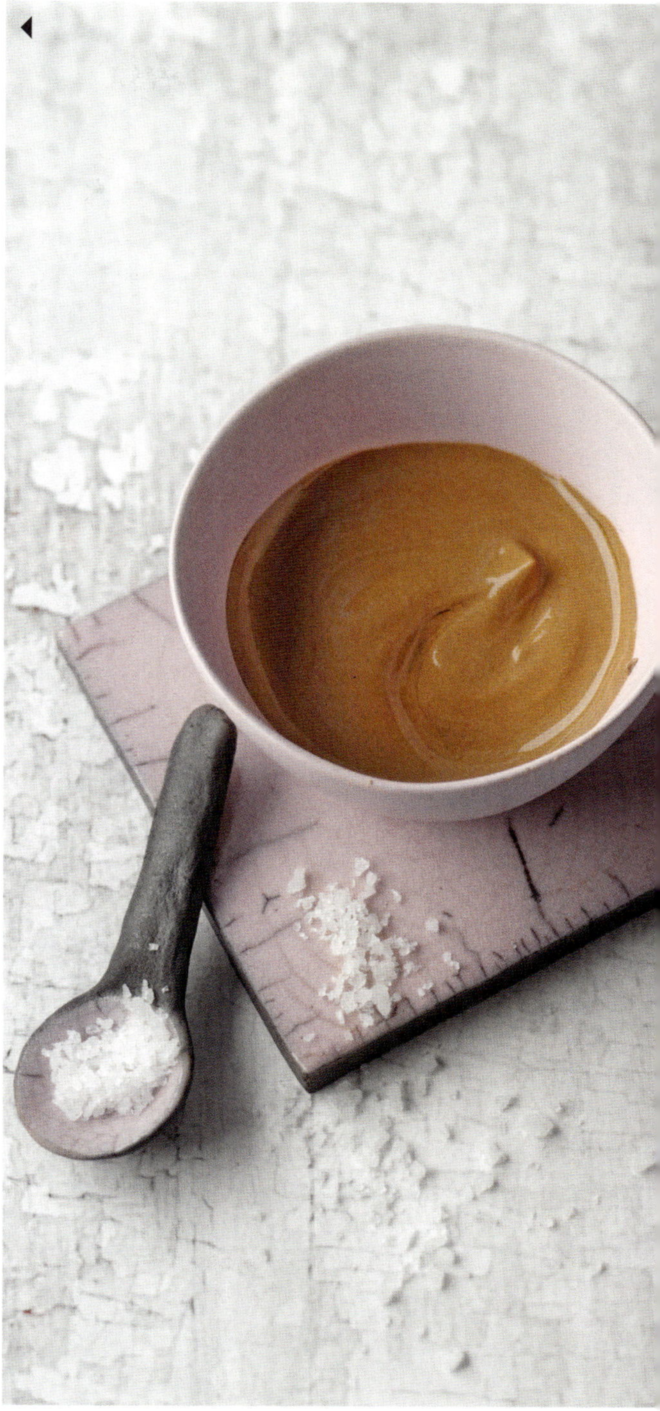

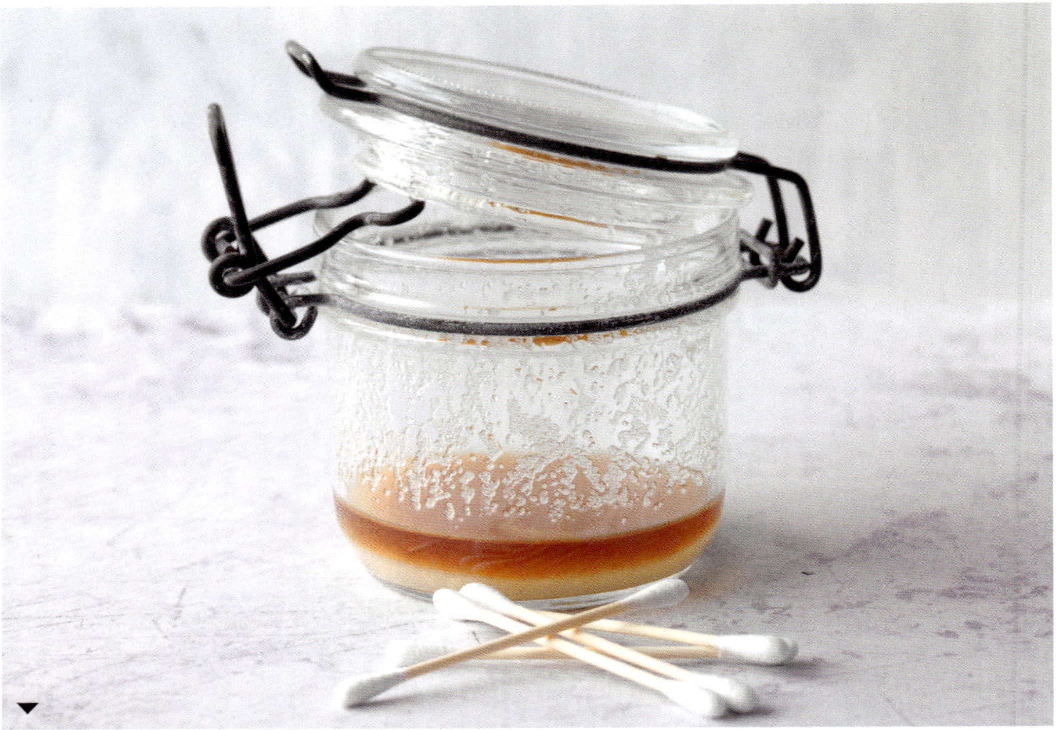

WARZEN ADE

BEI GEWÖHNLICHEN WARZEN

1 EL Kristallsalz • 4 EL Apfelessig • 5 Tropfen alkoholische Propolistinktur (aus der Apotheke)
Außerdem: kleines Einmachglas

1. Noch so ein Blitzrezept: Alle Zutaten in das Einmachglas geben und dieses dann einmal kräftig schütteln.

ANWENDUNG

Betupfen Sie die Warze mithilfe eines Ohrenstäbchens mehrmals täglich mit dieser Tinktur, bis sie verschwunden ist. Verwenden Sie dabei unbedingt immer ein frisches Stäbchen.

HALTBARKEIT

Die Tinktur hält sich gut verschlossen ungefähr 4 Wochen.

ANTI-FUSSPILZ-KUR

GEGEN FUSSPILZ

2 EL Natron • 2 EL Apfelessig
Außerdem: große Schüssel

1. Geben Sie 1–2 l warmes Wasser (Körpertemperatur, ca. 36°) in die Schüssel und rühren Sie dann das Natron und den Apfelessig darunter.

ANWENDUNG

Baden Sie den betroffenen Fuß ungefähr 10 Min. in dem Bad. Trocknen Sie die Haut dann gründlich ab (Handtuch danach in die Wäsche geben) und beträufeln Sie die Hautstelle mit der Propolistinktur: Lassen Sie diese trocknen, ehe Sie wieder Strümpfe anziehen.
Führen Sie die Prozedur täglich 1-mal durch, bis der Pilz verschwunden ist – was leider durchaus auch mal 2–3 Monate in Anspruch nehmen kann.

HALTBARKEIT

Das Anti-Fußpilz-Bad wird jedes Mal neu angemischt.

BEGLEITENDE TRINKKUR

1 TL Heilerde • 1 EL Apfelessig • 1 Prise Natron • 5 Tropfen wasserlösliche Propolistinktur (aus der Apotheke)
Außerdem: Glas • Löffel

1. Füllen Sie das Glas mit lauwarmem Wasser, geben Sie die Heilerde, den Apfelessig, das Natron und die Propolistinktur hinzu und verrühren Sie alles gründlich.

ANWENDUNG

Trinken Sie die Mischung kurmäßig jeden Morgen auf nüchternen Magen – auch noch 2–3 Wochen nach Abklingen der Beschwerden, um einem erneuten Pilzbefall vorzubeugen.

HALTBARKEIT

Das Getränk wird jeden Morgen flugs zusammengerührt.

PSORIASISMASKE

ZUR PFLEGE DER HAUT BEI SCHUPPENFLECHTE (PSORIASIS)

1 TL getrocknete Calendulablüten (aus der Apotheke) • 3–4 EL Heilerde • 3 Tropfen alkoholische Propolistinktur (aus der Apotheke) • 1 TL Hanf- oder Moringaöl
Außerdem: Tasse • kleines Sieb • kleine Schale • Löffel

1. Übergießen Sie die Calendulablüten in einer Tasse mit kochendem Wasser und lassen Sie den Tee zugedeckt 10 Min. ziehen. Abseihen und auf Handwärme abkühlen lassen.
2. Geben Sie die Heilerde in die kleine Schale und träufeln Sie unter ständigem Rühren so viel Tee dazu, dass ein cremiger, nicht zu flüssiger, streichfähiger Brei entsteht.

ANWENDUNG

Tragen Sie den Brei fingerdick direkt auf die befallenen Hautstellen auf und lassen Sie ihn trocknen. Anschließend spülen Sie die getrocknete Heilerde mit reichlich warmem Wasser sanft von der Haut, ohne diese zu reiben oder zu zerren.
Mischen Sie das Hanf- bzw. Moringaöl in der Hand mit der Propolistinktur und massieren Sie die betroffene, noch feuchte Hautpartie damit ein (je nach Größe der Hautfläche brauchen Sie etwas mehr oder weniger Öl). Ölreste können Sie mit einem Kosmetiktuch abnehmen.

HALTBARKEIT

Der Heilerdebrei sollte immer frisch angerührt werden. Den dazu benötigten Tee können Sie jedoch gut in größeren Mengen im Voraus zubereiten. Er hält sich im Kühlschrank mindestens 2 Tage.

EMPFEHLUNG

Zur Unterstützung haben sich begleitend die Detox-Kur von **Seite 67** und die Schöne-Haut-Kur von **Seite 168 f.** bewährt.

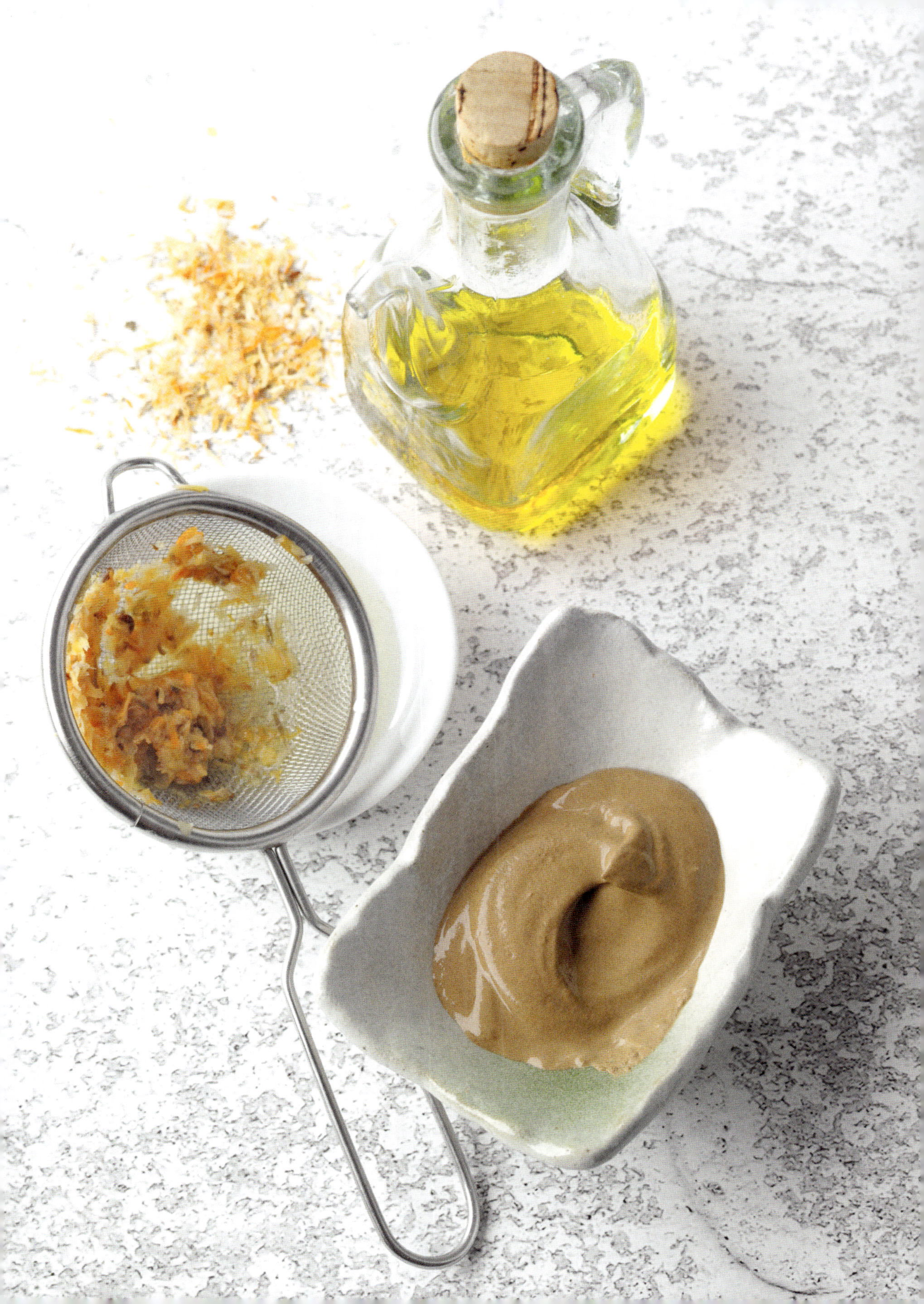

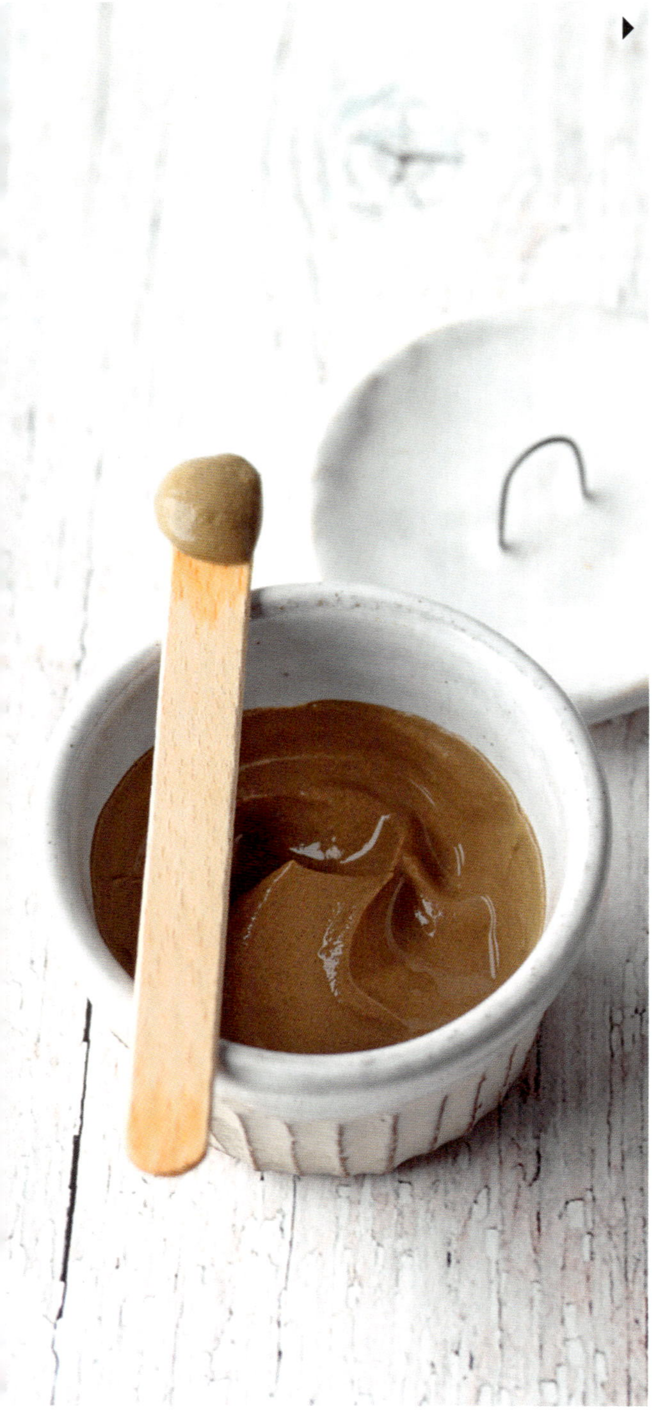

PASTE GEGEN INSEKTENSTICHE

BEI MÜCKEN-, BIENEN- UND WESPENSTICHEN

1 EL Heilerde • 1–2 TL Apfelessig • 2 Tropfen wasserlösliche oder alkoholische Propolistinktur (aus der Apotheke)

Außerdem: kleine Schale • Löffel

1. Mischen Sie alle Zutaten in der Schale zu einem festen Brei. Sollte die Masse zu trocken sein, geben Sie noch etwas Apfelessig hinzu, ist sie zu flüssig, etwas Heilerde.

ANWENDUNG

Tragen Sie den Brei großzügig auf den Stich auf und lassen Sie ihn wirken, bis der Juckreiz und / oder Schmerz verschwunden sind. Spätestens nach 2 Std. aber spülen Sie den Brei mit reichlich klarem Wasser ab und tupfen die Haut vorsichtig trocken.

HALTBARKEIT

Die Paste hält 1 Tag. Wenn es weiterhin juckt, rühren Sie bitte eine neue Portion an.

HERPESPASTE

HILFT BEI LIPPENHERPES

1 TL Kristallsalzsole (siehe Tipp ***Seite 44****)* • *2 TL Heilerde* • *5 Tropfen alkoholische Propolistinktur (aus der Apotheke)*
Außerdem: kleine Schale • *Löffel*

1. Vermischen Sie alle Zutaten in der Schale zu einer festen Paste. Damit sind Sie ruck, zuck fertig.

ANWENDUNG

Tupfen Sie die Paste mit den Fingern auf die zu behandelnde Stelle und lassen Sie sie so lange trocknen, bis sie sich abschuppen lässt. Wiederholen Sie diesen Vorgang mehrmals täglich.

HALTBARKEIT

Wenn Sie die Schale mit Klarsichtfolie abdecken, hält sich die Paste 1–2 Tage.

SCHNELLE NOTFALLHILFE

Wenn es noch schneller gehen muss oder Sie gerade nicht alle Zutaten zur Hand haben, sich aber ein Bläschen an der Lippe bemerkbar macht, hilft es auch, sofort ein bisschen Honig auf die Stelle zu tupfen. Er wirkt ebenfalls antibakteriell und desinfizierend.

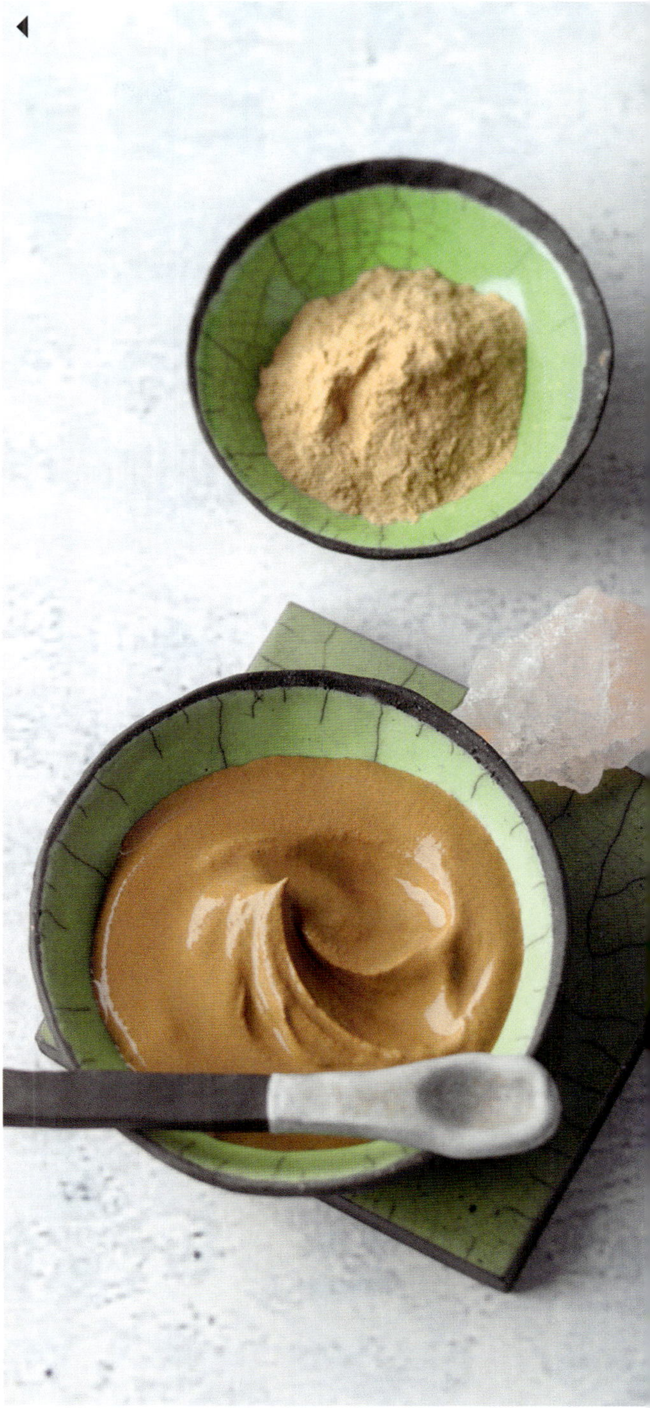

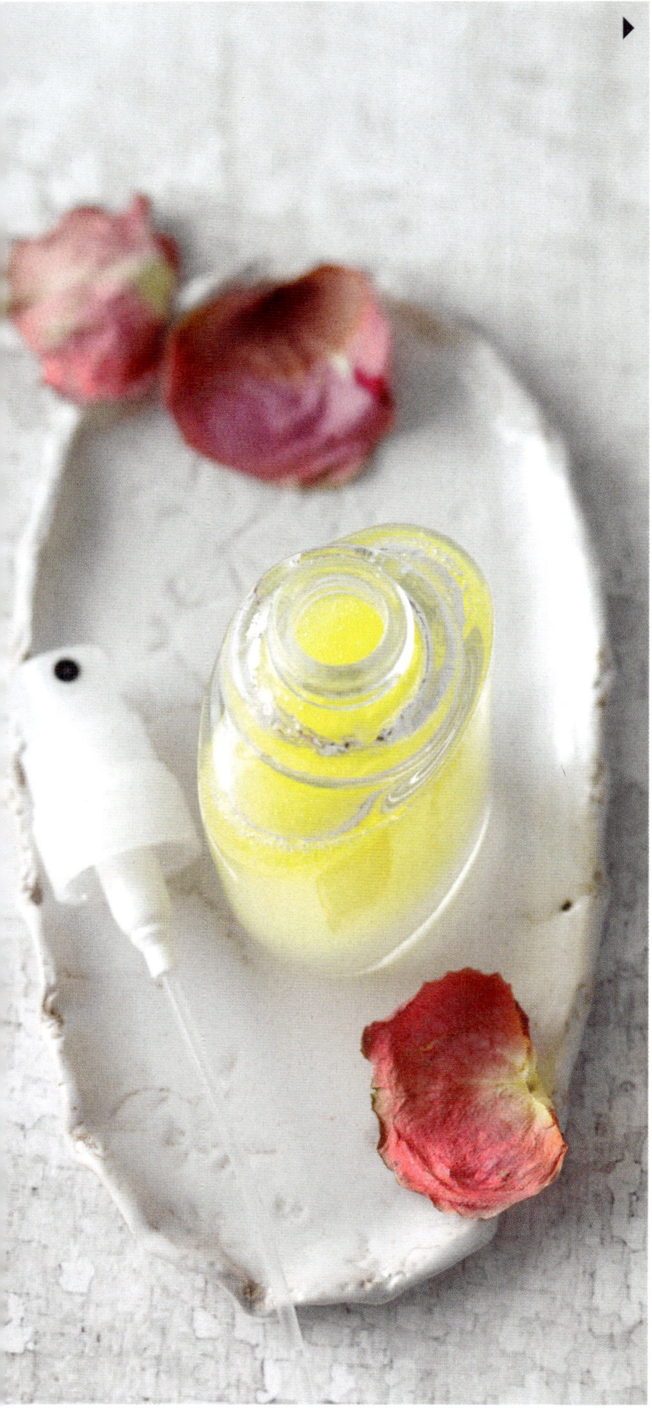

AFTER-SUN-PFLEGE

PFLEGE FÜR SONNENVERWÖHNTE HAUT

20 g Aloe-vera-Presssaft • 20 g Hamameliswasser • 30 g Jojobaöl • 10 g Wildrosenöl • 8 Tropfen Calendulaextrakt
Außerdem: kleiner Trichter • Sprühflasche

1. Alle Zutaten mithilfe eines kleinen Trichters in eine Sprühflasche füllen, kräftig schütteln, fertig!

ANWENDUNG

Vor jedem Gebrauch die Flasche kräftig schütteln, damit sich Öl und Wasser verbinden. Dann einen Sprühstoß Lotion auf die Hand geben und sanft auf die betroffene Haut auftragen.

HALTBARKEIT

Im Kühlschrank aufbewahrt, hält sich die Lotion etwa 6 Wochen. Und weil sie dadurch so schön kalt ist, tut sie der sonnengeschädigten Haut gleich noch mal so gut.

AFTER-SUN-AUFLAGE

KÜHLT UND HEILT GERÖTETE HAUT

3 EL Heilerde • 2 EL Apfelessig • 3 Tropfen wasserlösliche Propolistinktur (aus der Apotheke)
Außerdem: kleine Schüssel • Baumwolltuch oder ein dünnes Geschirrtuch (die Größe richtet sich nach der betroffenen Stelle)

1. Vermischen Sie in der Schüssel alle Zutaten mit 200 ml Wasser und lassen Sie den Ansatz ungefähr 30 Min. ziehen.

ANWENDUNG

Tränken Sie das Tuch in der Flüssigkeit, wringen Sie es leicht aus, damit es zwar feucht, aber nicht nass ist, und legen Sie es auf die betroffene Stelle. Dort bleibt es so lange, bis der kühlende Effekt nachlässt. Dann tränken Sie das Tuch erneut in der Lösung und erneuern die Auflage. Machen Sie weiter so, bis der Schmerz deutlich abnimmt. Möchten Sie den Heilungsprozess weiter unterstützen, tragen Sie danach die Wundsalbe von **Seite 128** auf.

HALTBARKEIT

Die Lösung für die Auflage wird bei Bedarf frisch angemischt – was hoffentlich nicht allzu häufig nötig ist. Denn jeder Sonnenbrand schadet der Haut, beschleunigt ihre Alterung und erhöht das Hautkrebsrisiko. Achten Sie daher immer auf einen ausreichend hohen Sonnenschutz.

▲

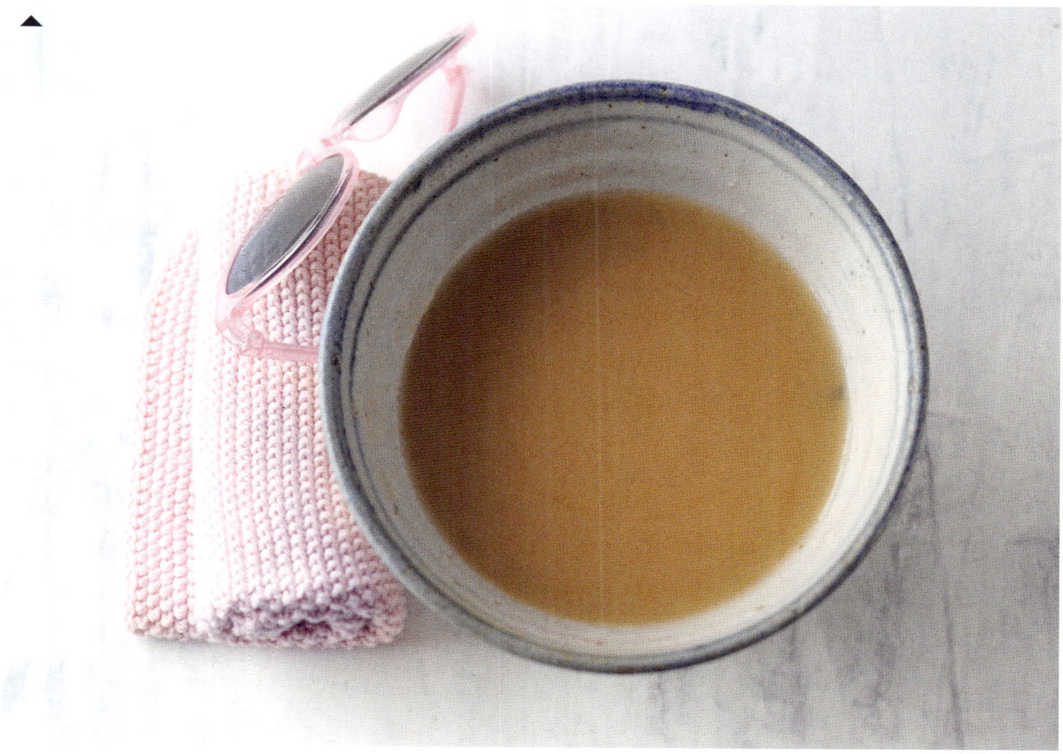

ENTSCHLACKUNGSBÄDER-KUR

BEI HAUTPROBLEMEN, ZUR ENTGIFTUNG UND ENTSÄUERUNG, WÄHREND DES FASTENS ODER NACH DEM SPORT

1 kg Totes-Meer-Salz • 100 g Heilerde • 4 EL Natron

1. Lassen Sie die Badewanne zu etwa einem Drittel volllaufen und lösen Sie das Salz, die Heilerde und das Natron darin auf. Erst dann füllen Sie das restliche Wasser auf (nicht zu heiß; ca. 37°).

ANWENDUNG

Baden Sie 10–20 Min. Danach duschen Sie sich kurz mit klarem Wasser ab, trocknen sich ab und ruhen warm eingekuschelt erst einmal bis zu 30 Min. nach. Am besten verlegen Sie das Bad gleich auf den Abend, dann können Sie danach einfach ins Bett gehen.
Pro Woche können Sie 2–3 solche Entschlackungsbäder nehmen. Mehr sind für den Körper zu anstrengend.

HALTBARKEIT

Die Zutaten für das Bad werden immer frisch ins Wasser gegeben.

▲

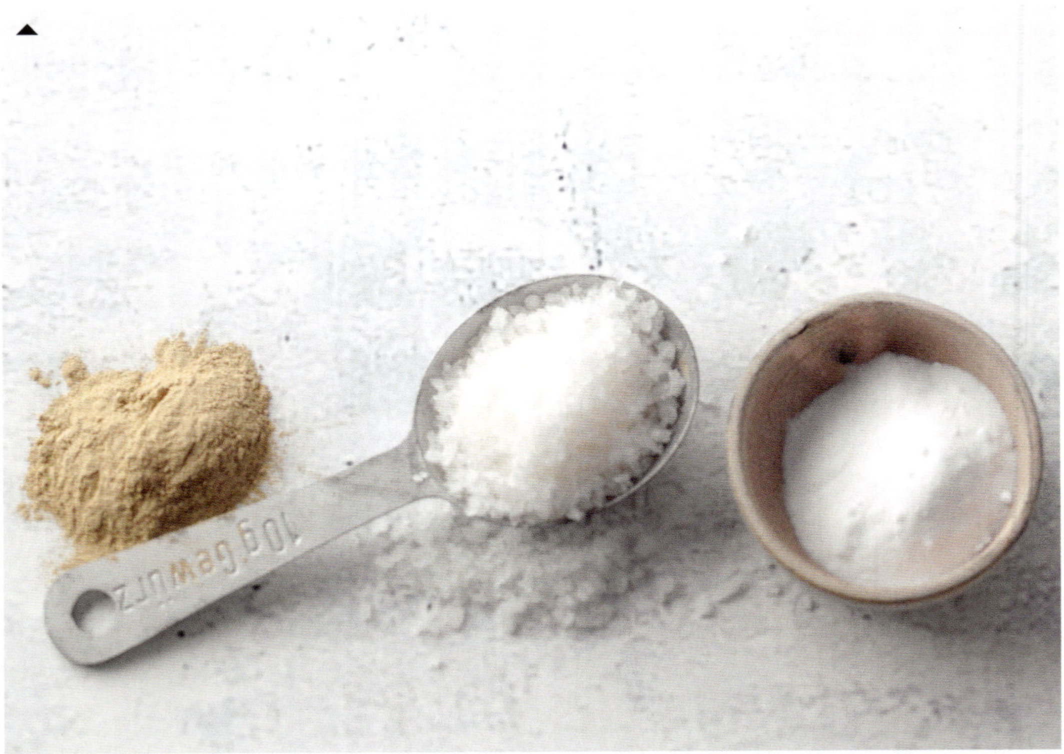

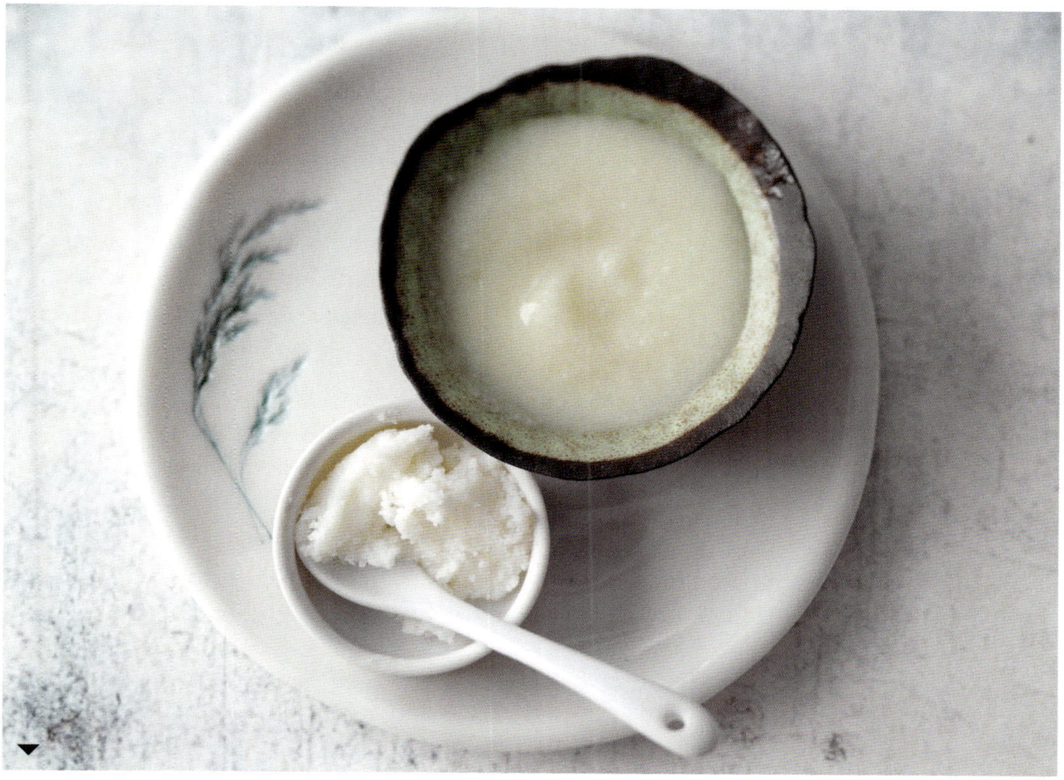

HAUTCREME

FÜR TROCKENE HAUT

100 g Sheabutter • 30 g Avocadoöl • 20 g Moringa- oder Arganöl • 5 Tropfen Vitamin E (Kapseln aus dem Drogeriemarkt)
Außerdem: Schüssel • Handrührgerät • Cremedose

1. Die Sheabutter, das Avocadoöl und das Moringa- bzw. Arganöl in einer Schüssel mit dem Handrührgerät gründlich vermengen.
2. Vitamin E zugeben und alles auf höchster Stufe 5 Min. aufschlagen, bis die Creme eine sahnige, fluffige Konsistenz hat.
3. In eine saubere Cremedose füllen und sofort verschließen.

ANWENDUNG

Entnehmen Sie morgens und abends die entsprechende Menge und cremen Sie Ihr Gesicht und/oder Ihren Körper damit ein.

HALTBARKEIT

Hält sich kühl aufbewahrt etwa 4 Monate.

INTENSIVPFLEGECREME

FÜR EMPFINDLICHE, BARRIEREGESTÖRTE HAUT

100 g Kokosöl • 50 g Sheabutter • 50 g Bienenwachs • 50 g Moringaöl
Außerdem: Schüssel • Topf • Löffel • Cremedose oder anderes Gefäß

1. Kokosöl, Sheabutter und Bienenwachs in einer Schüssel über dem heißen Wasserbad schmelzen.
2. Das Moringaöl in die warme Flüssigkeit rühren.
3. Die Creme in eine saubere Dose füllen und offen erkalten lassen.

ANWENDUNG

Morgens und abends auf das gereinigte Gesicht, den Hals und das Dekolleté auftragen und sanft einmassieren.

HALTBARKEIT

Die Creme hält sich im Kühlschrank etwa 2 Monate.

EXTRASCHUTZ

»Barrieregestört« bedeutet, dass die Schutzbarriere, die normalerweise Feuchtigkeit in der Haut hält, nicht optimal funktioniert – so wie zum Beispiel bei empfindlicher und allergischer Haut oder bei Schuppenflechte. Diese Creme hilft, die Haut widerstandsfähiger zu machen, sie vor Witterungseinflüssen zu schützen und mehr Feuchtigkeit zu speichern.

VORSICHT, REIBUNG

Auch wenn die Haut trocken ist und schuppt: Häufiges Peeling ist bei empfindlicher Haut, deren Schutzbarriere ohnehin schon aus dem Lot ist, nicht ideal. Wenn Sie zu oft und zu stark rubbeln, schädigt das die Haut noch mehr, weil sich die äußere Zellschicht (Epidermis) nicht schnell genug wieder erholen kann und so ihre natürliche Schutzfunktion verliert. Satt rubbeln also besser intensiv cremen.

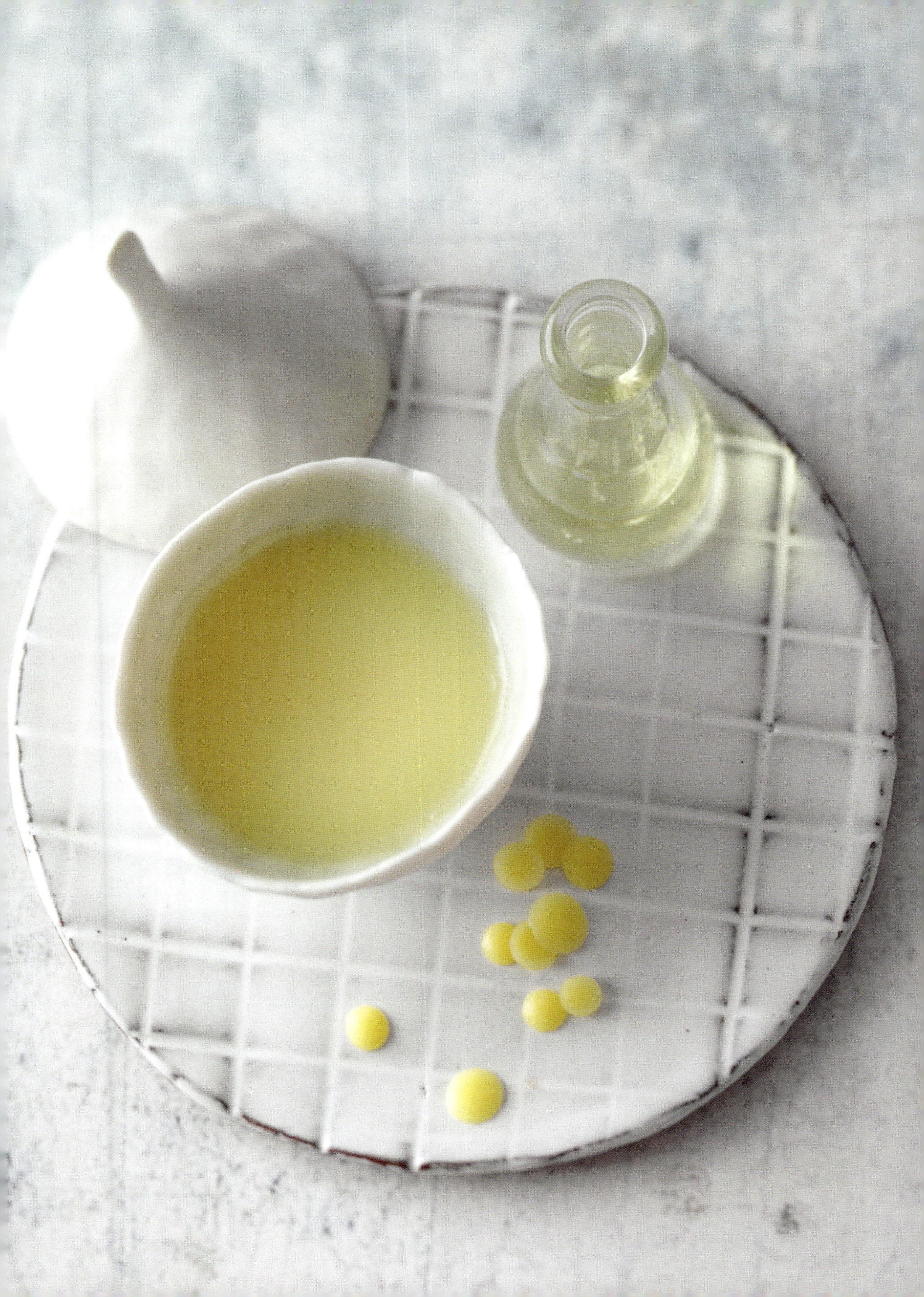

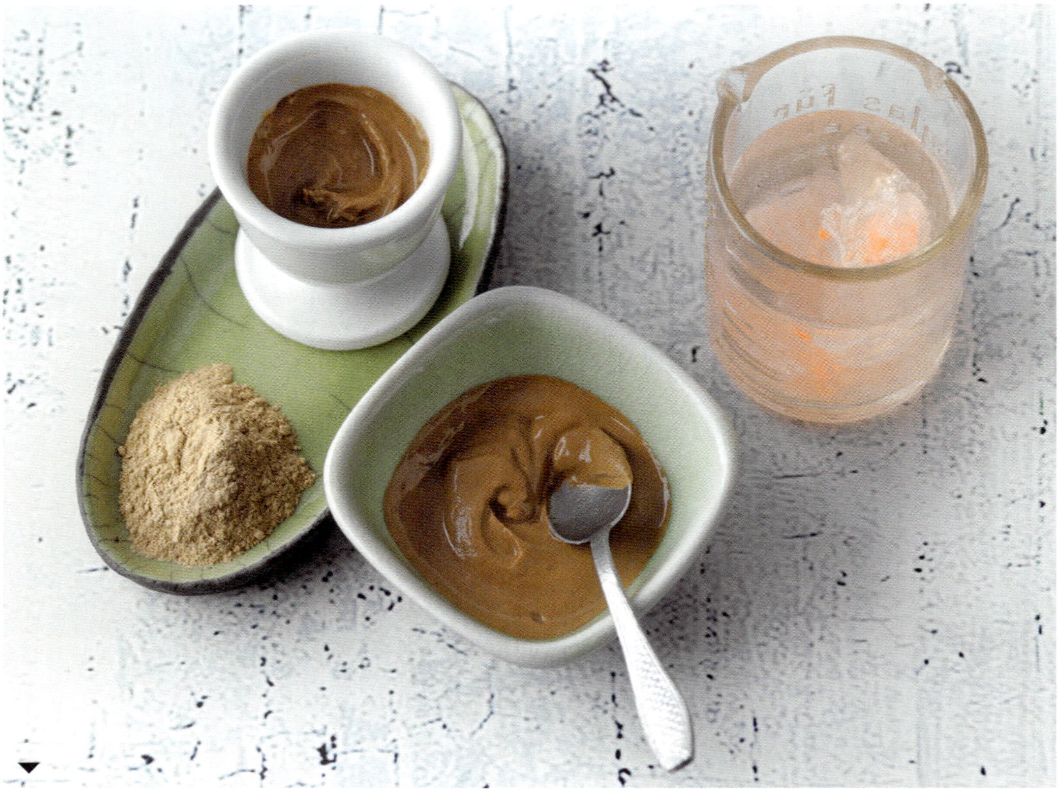

ANTI-PICKEL-KUR

BEI AKNE UND UNREINER, FETTIGER HAUT, PICKELN SOWIE BEI MITESSERN

GESICHTSDAMPFBAD

4 TL Kristallsalzsole (siehe Tipp ***Seite 44****)*
Außerdem: große Schüssel • Handtuch

1. Füllen Sie die Schüssel mit 2 l heißem Wasser und geben Sie die Sole dazu.

ANWENDUNG

Legen Sie sich das Handtuch über den Kopf, halten Sie diesen dann über die Schüssel und lassen Sie den heißen Soledampf 10–15 Min. wirken. Dadurch öffnen sich die Poren und Schmutz und Talg können sich lösen. Wenn Sie anschließend einen Mitesser oder Pickel ausdrücken wollen, gelingt das daher besonders schonend. Tupfen Sie Ihr Gesicht nach dem Dampfbad vorsichtig mit einem sauberen Tuch oder Küchenkrepp trocken und pflegen Sie Ihre Haut mit der nachfolgenden Maske. Sie können so ein Dampfbad gut 1- bis 2-mal in der Woche machen.

HALTBARKEIT

Das Dampfbad wird vor jeder Anwendung frisch zubereitet.

REINIGUNGSMASKE

5–8 TL Heilerde • 1 TL Apfelessig • 5 Tropfen wasserlösliche Propolistinktur (aus der Apotheke) • 1 Prise Kristallsalz
Außerdem: kleine Schale • Löffel

1. Vermischen Sie alle Zutaten in der Schale zu einem streichfähigen Brei. Er darf weder zu flüssig sein noch zu fest. Fügen Sie gegebenenfalls etwas warmes Wasser oder noch mehr Heilerde hinzu.

ANWENDUNG
Tragen Sie die Maske gleichmäßig auf das gereinigte Gesicht und den Hals auf. Die Bereiche um die Augen und den Mund sparen Sie dabei aus. Lassen Sie die Maske so lange einwirken, bis sie auf dem Gesicht getrocknet ist. Spülen Sie die Maske anschließend mit reichlich lauwarmem Wasser ab und pflegen Sie Ihre Haut wie gewohnt. Sie können diese Maske 1- bis 2-mal pro Woche auftragen.

HALTBARKEIT
Die Maske wird immer frisch angerührt.

ACHTUNG BEI COUPEROSE
Wenn Sie Couperose (erweiterte Blutgefäße im Gesicht) haben, sollten Sie nicht warten, bis die Maske ganz getrocknet ist, sondern sie schon vorher wieder abnehmen. Sonst wird die Durchblutung der Haut zu stark angeregt und die Rötung verschlimmert sich noch.

PICKELKILLER-PASTE

2–4 TL Heilerde • 1–2 TL Apfelessig • 5 Tropfen wasserlösliche Propolistinktur (aus der Apotheke) • 2 Tropfen ätherisches Teebaumöl (nach Belieben)
Außerdem: Eierbecher • Löffel

1. Vermischen Sie alle Zutaten sowie 1–2 TL Wasser in dem Eierbecher – es sollte eine dickflüssige Paste entstehen. Wenn die Konsistenz nicht optimal ist, geben Sie noch etwas Apfelessig oder Heilerde hinzu.

ANWENDUNG
Betupfen Sie vor dem Schlafengehen jeden Pickel mit der Paste, sodass er völlig bedeckt ist, und lassen Sie die Paste über Nacht eintrocknen. Am nächsten Morgen waschen Sie sie mit warmem Wasser ab und reinigen Ihr Gesicht wie gewohnt. Wiederholen Sie die Behandlung, bis die Pickel abgeheilt sind.

HALTBARKEIT
Wenn Sie den Eierbecher mit Frischhaltefolie abdecken, hält sich die Paste darin mehrere Tage.

SCHÖNE-HAUT-KUR

BEI UNREINER, ENTZÜNDLICHER ODER TROCKENER HAUT ODER EINFACH ZUR PFLEGE NORMALER HAUT

PEELING

2 EL Natron
Außerdem: kleine Schüssel • Löffel

1. Vermischen Sie das Natron in einer kleinen Schüssel mit 2 EL warmem Wasser. Der Brei sollte nicht zu flüssig sein, sondern eher dickflüssig. Geben Sie notfalls noch etwas Natron (oder auch etwas Wasser) hinzu, bis die Konsistenz stimmt.

ANWENDUNG
Tragen Sie das Peeling auf die gereinigte Haut auf und massieren Sie es sanft mit den Fingern ein. Sparen Sie dabei die empfindliche Augenpartie aus. Kurz einwirken lassen, mit reichlich lauwarmem Wasser abspülen, dann die Haut mit Gesichtswasser (Rezept nebenan) klären und die gewohnte Feuchtigkeitspflege auftragen.
Das Peeling darf 1- bis 2-mal pro Woche angewendet werden.

HALTBARKEIT
Das Peeling wird dazu immer frisch zusammengerührt.

GESICHTSWASSER

20 ml Apfelessig
Außerdem: Topf • kleiner Trichter • kleine Flasche

1. Kochen Sie 100 ml Wasser auf und lassen Sie es wieder abkühlen.
2. Füllen Sie das Wasser mit dem Apfelessig in die Flasche, verschließen Sie sie und schütteln Sie einmal kräftig.

ANWENDUNG
Geben Sie morgens und abends nach der Reinigung bzw. dem Peelen (siehe links) etwas Gesichtswasser auf ein Wattepad und fahren Sie damit über Ihr Gesicht. Auf der Haut trocknen lassen und erst dann die gewohnte Pflege auftragen.

HALTBARKEIT
Das Gesichtswasser hält sich im Kühlschrank etwa 5–6 Tage.

AB IN DEN KÜHLSCHRANK
Wenn Sie das Gesichtswasser im Kühlschrank aufbewahren, hält es nicht nur länger. Durch den »Kälteschock« ziehen sich auch die Poren zusammen – und das wiederum lässt den Teint im Nu jugendlich-rosig erscheinen.
Tipp: Legen Sie das Fläschchen ins Null-Grad-Fach.

HONIGMASKE

4–6 EL Heilerde • 1 EL flüssiger Honig
Außerdem: kleine Schale • Löffel

1. Lösen Sie 1 EL Heilerde in 2 TL Wasser.
2. Rühren Sie erst den Honig, dann so viel weitere Heilerde unter, bis ein streichfähiger Brei entsteht. Er darf nicht zu flüssig sein, sonst läuft er das Gesicht herunter, aber auch nicht zu fest, weil er sich sonst schwer verteilen lässt.

ANWENDUNG

Tragen Sie die Maske gleichmäßig auf das gereinigte Gesicht und den Hals auf (oder nach einem Peeling). Die Bereiche um die Augen und den Mund sparen Sie bitte aus. Lassen Sie die Maske 10–15 Min. einwirken und spülen Sie sie anschließend mit sehr viel lauwarmem Wasser ab. Die Haut vorsichtig trocken tupfen und wie gewohnt pflegen.
Sie können diese Maske 1- bis 2-mal pro Woche auftragen – legen Sie sich dazu gerne in die warme Badewanne und genießen Sie dösend den feinen Honigduft.

HALTBARKEIT

Die Maske wird immer frisch zubereitet, was aber wirklich superschnell geht.

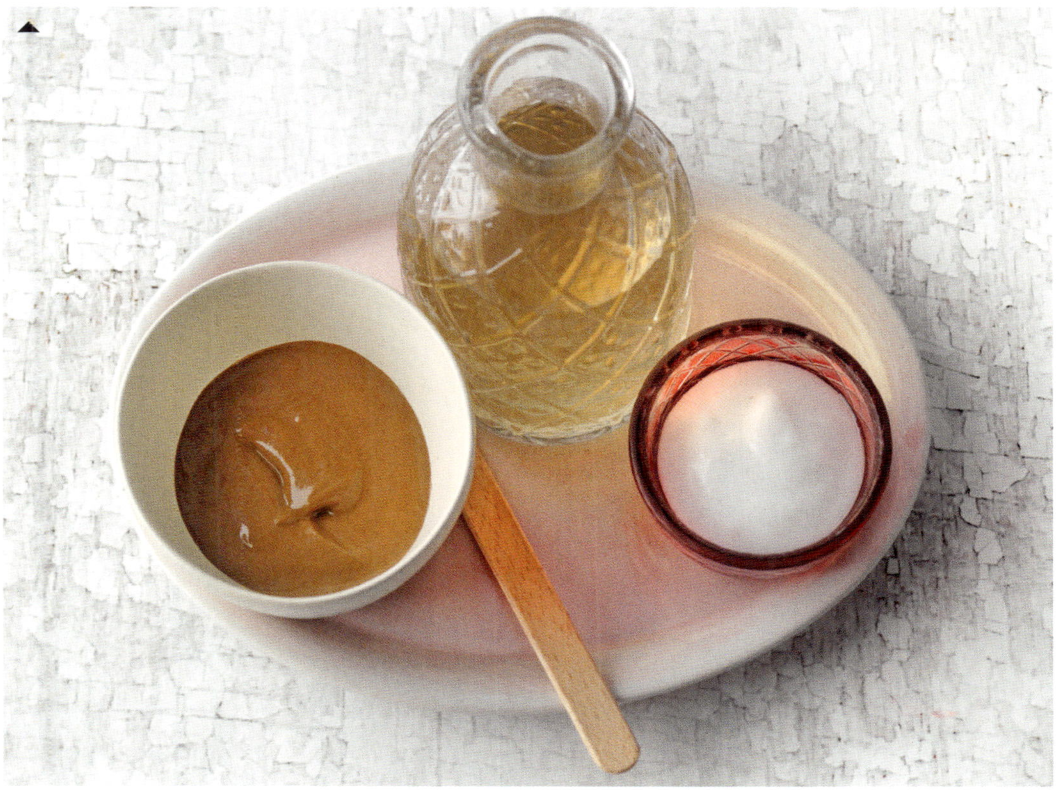

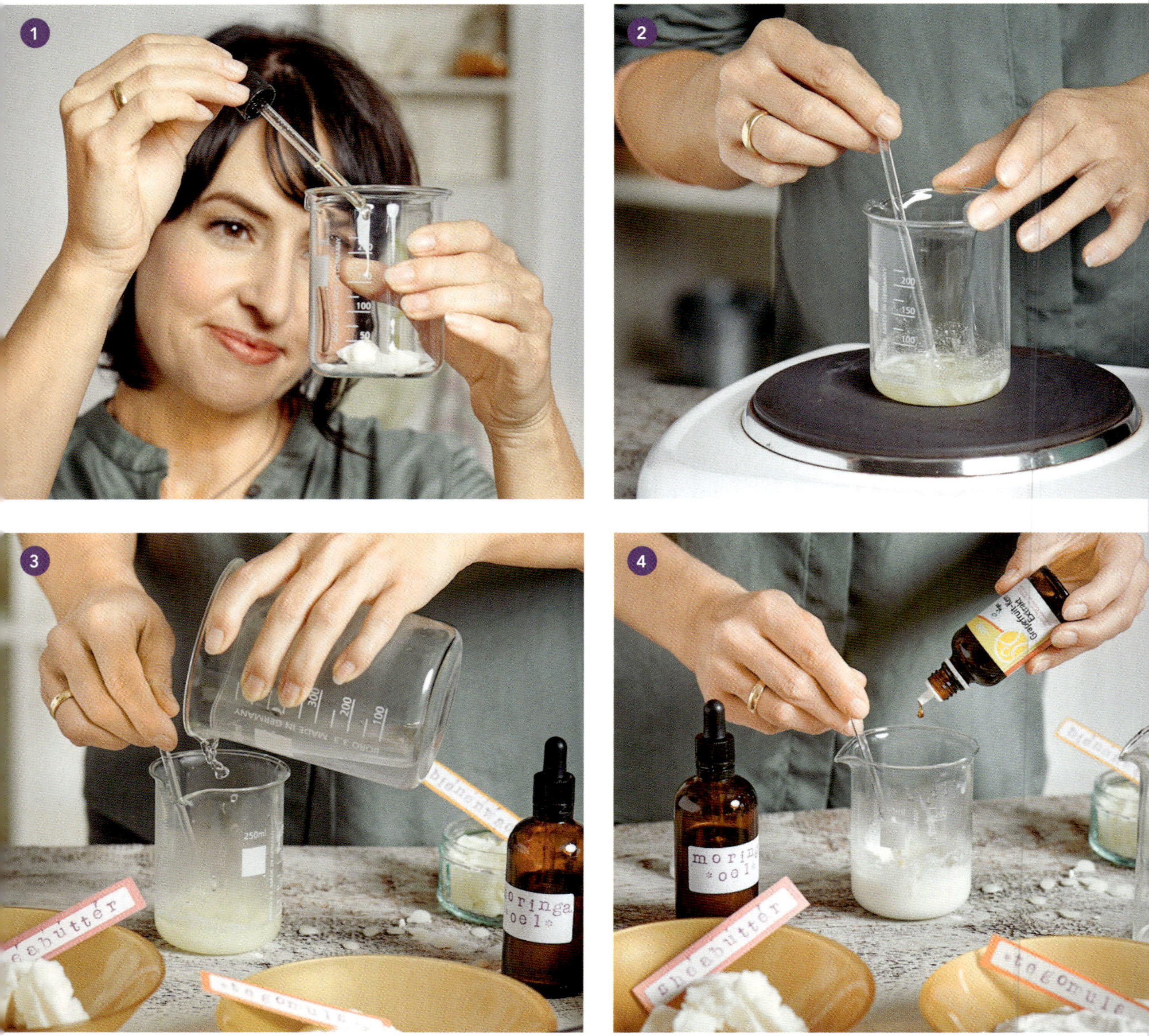

1. Zutaten abmessen. 2. Bei kleiner Flamme schmelzen lassen. 3. Unter ständigem Rühren das Wasser dazugeben. 4. Grapefruitkern-Extrakt unterrühren.

MORINGA-NACHTCREME

VERSORGT DIE HAUT REICHHALTIG MIT NÄHRSTOFFEN

*15 ml Moringaöl • 5 g Tegomuls (siehe Bezugsquellen, **Seite 266**) • 2 g Bienenwachs • 3 g Sheabutter • 10 Tropfen Grapefruitkernextrakt (zum Konservieren)*
Außerdem: großer Topf • Laborthermometer (geht von –10 bis 110°) • feuerfestes Becherglas • Glasrührstab • sauberes Geschirrtuch • Löffel • Spatel • Cremedöschen

1. Kochen Sie 50 ml Wasser ab und lassen Sie es anschließend auf 65–68° abkühlen. Prüfen Sie die Temperatur mit dem Thermometer.
2. Messen Sie Moringaöl, Tegomuls, Bienenwachs und Sheabutter ab und füllen Sie alles in das feuerfeste Becherglas.
3. Stellen Sie das Glas auf die eingeschaltete Herdplatte, rühren Sie mit dem Glasstab um und warten Sie, bis alle Zutaten vollständig geschmolzen sind.
4. Jetzt gilt es, das Wasser und die aufgelöste Fettphase auf die gleiche Temperatur, nämlich zwischen 65 und 68°, zu bringen. Dazu müssen Sie nur das richtige Timing abpassen: Ist das Fett zu heiß, müssen Sie noch warten, wird das Wasser zu kalt, müssen Sie es nochmals etwas erhitzen. Kontrollieren Sie die Temperatur einfach immer mit dem Thermometer.
5. Wenn Fettphase und Wasser die gleiche Temperatur haben, wird das Wasser zuerst tröpfchenweise, dann in einem dünnen Strahl und unter ständigem Rühren mit dem Glasstab in die Fettphase geschüttet.
6. Fügen Sie die 10 Tropfen Grapefruitkernextrakt hinzu.
7. Jetzt ist Ihre Ausdauer verlangt, denn die Creme muss gerührt werden, bis sie kalt ist. Wenn Ihnen das zu anstrengend wird, können Sie das Glas auch in ein kaltes Wasserbad stellen.
8. Nun können Sie die Creme mithilfe des Spatels in das Cremedöschen füllen. Die schönste Konsistenz erhalten Sie, wenn Sie die abgefüllte Creme über Nacht in den Kühlschrank stellen.

ANWENDUNG

Tragen Sie die Creme abends auf die gereinigte Gesichtshaut auf.

HALTBARKEIT

Durch den Grapefruitkernextrakt ist die Creme 2–3 Monate haltbar.

SEHR TROCKENE HAUT

Wenn Ihre Haut extrem trocken ist, können Sie die Creme auch als Tagespflege ausprobieren. Und falls Sie sich eine duftende Hautpflege wünschen und es vertragen, können Sie die Creme zusätzlich mit 1 Tropfen Lavendel- oder Orangenöl anreichern.

ANTI-AGING-KUR

FÜR EIN JUGENDLICHES HAUTBILD

PEELING

1 EL Natron • 1 TL feines Kristallsalz • 1 EL Olivenöl
Außerdem: kleine Schale • Löffel

1. Vermengen Sie das Natron und das Salz in einer kleinen Schüssel mit dem Olivenöl. Das dauert kaum länger, als ein fertig gekauftes Produkt aus der Tube zu drücken.

ANWENDUNG

Tragen Sie das Peeling mit den Fingern auf die zuvor gereinigte Haut auf und massieren Sie es in kreisenden Bewegungen sanft ein (dabei die empfindliche Augenpartie aussparen). Kurz einwirken lassen, abspülen und eine Feuchtigkeit spendende Pflege auftragen – fertig!
Sie können das Peeling 1- bis 2-mal pro Woche anwenden.

HALTBARKEIT

Das Peeling wird vor jeder Anwendung frisch zusammengerührt.

GESICHTSWASSER

3 TL grüner Tee (gerne Bioqualität) • 2 EL Kristallsalzsole (siehe Tipp ***Seite 44****)*
Außerdem: Teekanne • kleines Sieb • kleiner Trichter • kleine Flasche oder Sprühfläschchen

1. Bringen Sie 100 ml Wasser zum Kochen, lassen Sie es wieder auf 70° abkühlen und übergießen Sie den Tee damit.
2. Nach 20 Min. seihen Sie den Tee ab und füllen ihn in eine Flasche. Die Sole dazugeben, die Flasche verschließen und kräftig schütteln.

ANWENDUNG

Tragen Sie das Gesichtswasser täglich morgens und abends mit einem Wattepad auf das gereinigte Gesicht auf (oder sprühen Sie es aus einer Sprühflasche direkt auf). Kurz an der Luft trocknen lassen und dann die gewohnte Pflege auftragen.

HALTBARKEIT

Das Gesichtswasser hält sich im Kühlschrank etwa 5–6 Tage.

NÄHRENDE MASKE

½ Avocado • 1 TL Sanddornfruchtfleischöl (siehe Bezugsquellen, ***Seite 266****) • 3 Tropfen ätherisches Weihrauchöl (siehe Bezugsquellen,* ***Seite 266****) • 1 TL Gesichtswasser (Rezept* ***Seite 172****)*
Außerdem: Müslischale • Gabel

1. Lösen Sie das Avocadofruchtfleisch aus und zerdrücken Sie es mit einer Gabel in einer Müslischale. Dann rühren Sie die restlichen Zutaten unter.

ANWENDUNG

Tragen Sie die Maske gleichmäßig auf das gereinigte Gesicht und den Hals auf. Die empfindlichen Bereiche um die Augen und den Mund sparen Sie dabei aus. Lassen Sie die Maske 10–15 Min. einwirken, spülen Sie sie dann mit reichlich lauwarmem Wasser ab, tupfen Sie die Haut mit einem sauberen Tuch vorsichtig trocken und pflegen Sie sie dann wie gewohnt. Das Ganze wiederholen Sie am besten 1- bis 2-mal pro Woche, dann sehen Sie schon bald eine Veränderung.

HALTBARKEIT

Die Maske wird jedes Mal frisch angerührt. Die andere Avocadohälfte können Sie in Frischhaltefolie gewickelt 1–2 Tage im Kühlschrank aufheben – für die nächste Maske. Oder Sie essen sie einfach, denn die in ihr enthaltenen »Anti-Aging-Öle« wirken auch von innen.

▲

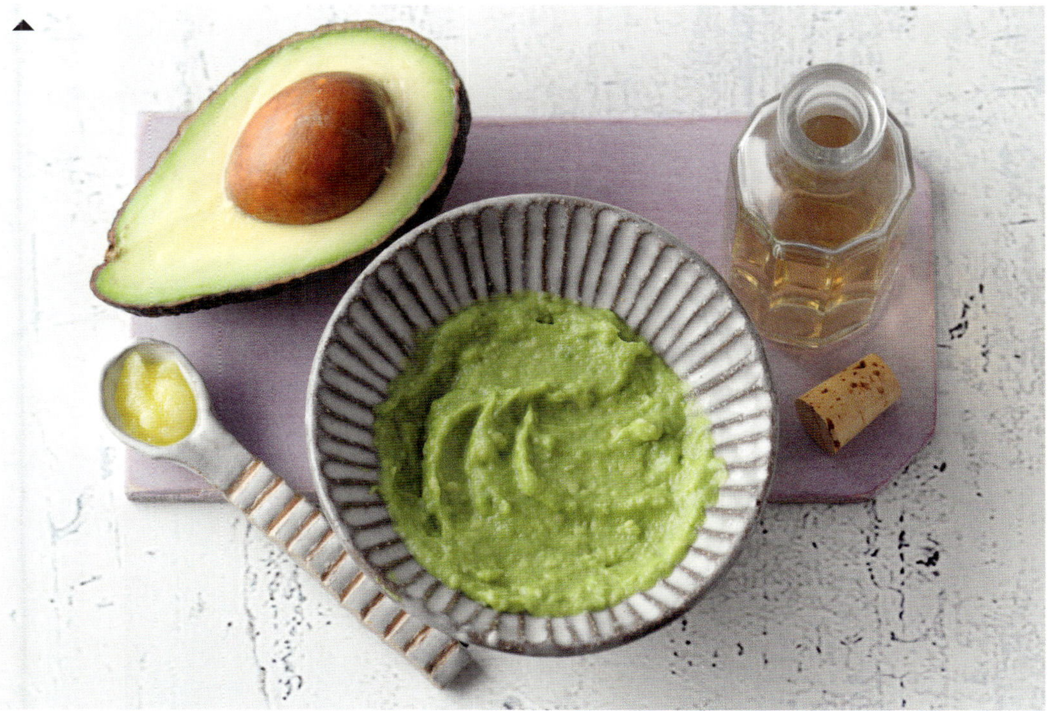

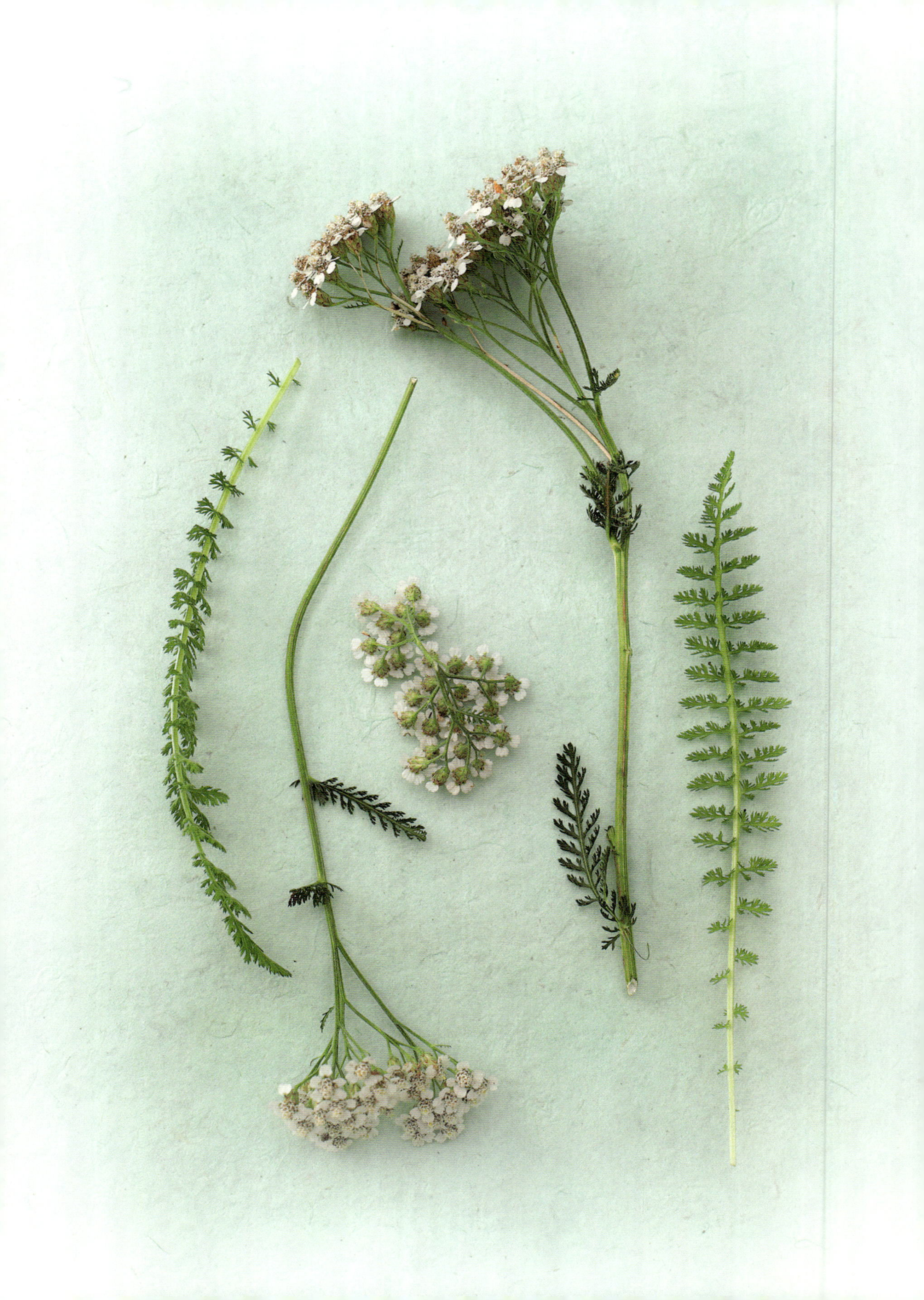

SCHWANGERSCHAFT

Wenn in ihrem Bauch ein Baby heranwächst, haben viele Frauen Bedenken, bei Beschwerden einfach irgendein Medikament einzunehmen. Und tatsächlich sind viele Mittel in der Schwangerschaft auch gar nicht erprobt. Aber es gibt ja viele sanfte Hausmittel, die genauso gut helfen – oder sogar besser.

EIN BABY KOMMT ...
176

REZEPTE
180

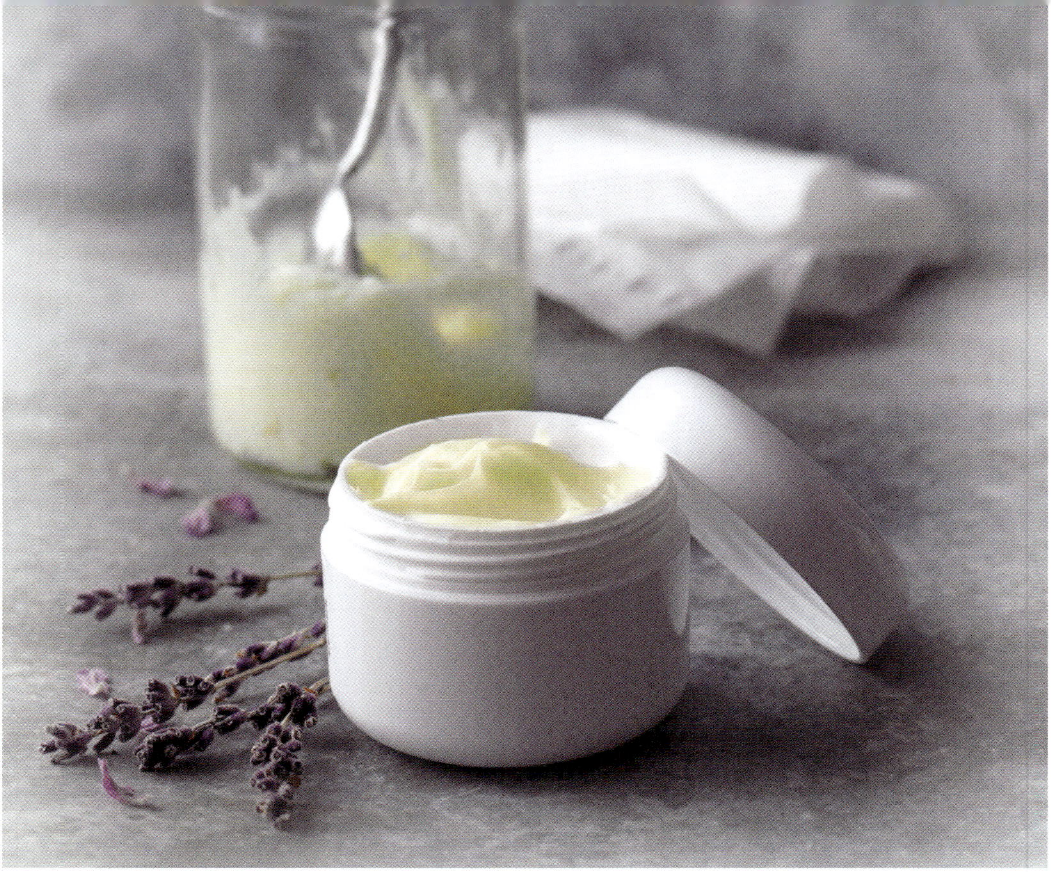

EIN BABY KOMMT ...

... und damit kommen neben der ganzen Freude über den Familiennachwuchs leider oft auch Unpässlichkeiten wie Übelkeit, Erbrechen, Sodbrennen, Dehnungsstreifen, Hämorrhoiden und, und, und. Natürlich treten im seltensten Fall tatsächlich alle Beschwerden auf einmal ein. Und das meiste davon kann man im Hinblick auf das Großartige, das einen mit der Geburt eines Kindes erwartet, ja auch durchstehen. Mit etwas Distanz ist das bisschen Unwohlsein wirklich nicht (mehr) der Rede wert. Im akuten Notfall jedoch spricht auch nichts dagegen, sich die Leiden ein wenig erträglicher zu machen.

Pharmazeutika sind wegen möglicher Nebenwirkungen für das Kind in der Schwangerschaft allerdings zum größten Teil tabu. Daher wagen in diesen Monaten auch viele Frauen den Griff in die Naturapotheke, die sich dort sonst eher nicht umtun. Schließlich finden sich dort viele Mittel, die

den unangenehmen Begleiterscheinungen wirksam Abhilfe schaffen.
Dennoch: Vorsicht ist auch bei der Pflanzenheilkunde geboten. Manche Kräuter haben Wirkungen, die in der Schwangerschaft unerwünscht sind, oder müssen zumindest anders dosiert werden. Beachten Sie daher unbedingt alle speziellen Hinweise (auch bei den anderen Rezepten in diesem Buch).

DAS HAT SICH BEWÄHRT

Welchen Problemen Sie denn nun guten Gewissens zu Leibe rücken können, erfahren Sie auf den folgenden Seiten – und erhalten dazu einige äußerst wirksame Rezepturen. Wenn Sie außerdem noch ein Anti-Kopfweh-Mittel ohne Nebenwirkungen suchen, sollten Sie einmal den Lavendel-Roll-on von **Seite 241** probieren. Auch kühle Tücher auf Stirn und Nacken sowie viel frische Luft helfen.

(Morgendliche) Übelkeit

Rund 80 Prozent aller Schwangeren haben in den ersten Wochen mit Übelkeit zu kämpfen – manche nur morgens, einige auch den ganzen Tag über. Dass der »Spuk« etwa um die 16 Woche herum wieder vorüber ist, ist für diese Frauen erst mal kein Trost. Umso besser, dass es viele sanfte Möglichkeiten gibt, den sensiblen Magen zu beruhigen.
Bei stressbedingter Übelkeit hilft es manchmal schon, zwischendurch öfter eine Pause zu machen oder nicht direkt nach der Arbeit zu essen. Äußerst wirksam ist auch Ingwer. Frisch gepresst reicht dazu bereits ein Teelöffel voll. Und wenn Ihnen Ingwer pur zu scharf ist, dann ist vielleicht der deutlich süßere Ingwersirup von **Seite 184** etwas für Sie.
Oder Sie trinken über den Tag verteilt vier Tassen leicht gesüßten Ingwertee. Manchen Frauen hilft auch mehr Vitamin B_6. Es steckt zum Beispiel in Bananen, Nüssen, Avocado, Vollkorngetreide und Reis. Und wenn Sie sehr viel Speichel bilden und Ihnen deswegen schlecht ist: Immer mal wieder ein Zitronenbonbon lutschen.

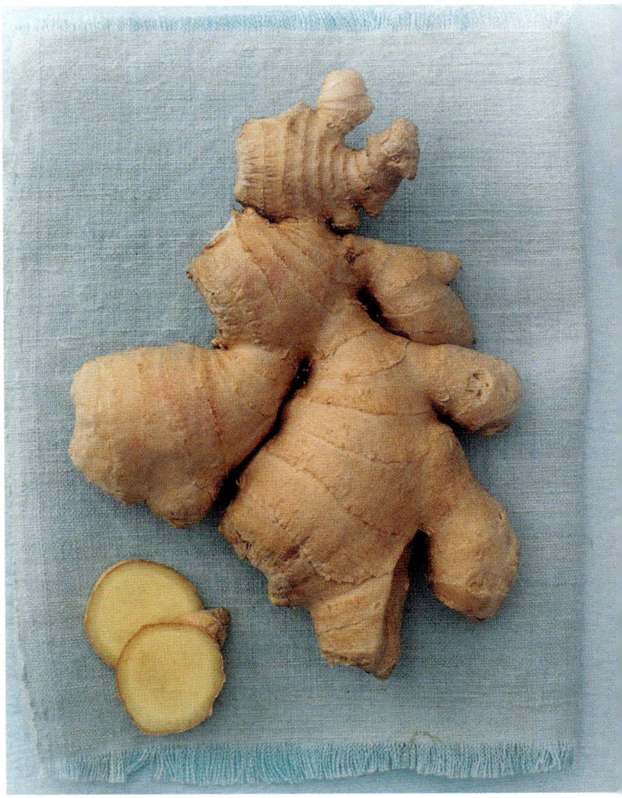

Ingwer ist in den letzten Jahren immer mehr vom Gewürz zum Heilmittel avanciert.

Sodbrennen

Das Schwangere häufig sauer aufstoßen, hat damit zu tun, dass der Verschlussmechanismus zwischen Speiseröhre und Magen jetzt gerade beeinträchtigt ist. Wenn dann auch noch der Magen oder das Baby von unten auf ihn drückt, gelangt schnell einmal Magensäure in die Speiseröhre und führt dort zu brennenden Schmerzen.
Doch dagegen gibt es ebenso sanfte wie wirkunsgvolle Mittel aus der Naturapotheke, Heilerde zum Beispiel (**Seite 180**).
Viele werdende Mütter schwören auch auf die entsäuernde Wirkung von Kartoffeln – in Form eines Rohsaftes (**Seite 186**). Und wem das nicht schmeckt, kann es einmal mit der Knabbermischung von **Seite 189** versuchen. Im Notfall und für unterwegs helfen außerdem eine Handvoll Mandeln.

Besondere Pflege

Nicht nur der Körper, auch die Haut am Bauch muss in der Schwangerschaft einiges leisten. Zum Glück haben wir es zumindest zu einem Teil selbst in der Hand, wie viel man später einmal noch von dem unglaublichen Bauchumfang ahnt. Es lohnt sich, die gefährdeten Stellen täglich mit dem Hautöl von **Seite 183** einzureiben oder eine kurze Zupfmassage damit zu verbinden.
Viele werdende Mütter befürchten, dass der Damm den extremen Belastungen einer Geburt nicht standhält. Mit einem guten Dammöl können Sie bereits während der Schwangerschaft viel für die Elastizität des Gewebes tun und so das individuelle Risiko für einen Eingriff oder eine Verletzung minimieren. Am besten beginnen Sie schon vier bis fünf Wochen vor dem errechneten Geburtstermin, das Dammgewebe zu massieren, am besten mit einem pflegenden Öl. So bereiten Sie diese empfindliche (Sollbruch-)Stelle optimal auf die Strapazen während der Entbindung vor. Auch wenn das Ganze erst einmal ungewohnt erscheint: Auf diese Weise lässt sich ein Dammriss oft verhindern (geschnitten wird zum Glück ohnehin kaum noch). Das Rezept für ein Dammöl finden Sie auf **Seite 190**.

Schlaflose Nächte

Gedanken über die Geburt, Sorge, ob man der neuen Rolle gewachsen ist, aufgeregte Vorfreude oder auch einfach nur der dicke Bauch, der eine bequeme Position verhindert: Es gibt viele Gründe, warum Schwangere nicht gut schlafen. Statt sich die Nächte um die Ohren zu hauen, versuchen Sie es lieber mal hiermit:

- Nicht zu spät essen, sonst können Magen und Darm nicht zur Ruhe kommen – und Sie auch nicht.
- Eine Tasse warme Milch vor dem Schlafengehen ist aber erlaubt, denn ihre Inhaltsstoffe machen müde. Auch gut: der Schlummertrunk von **Seite 93**.
- Ein warmes Entspannungsbad (**Seite 118**). Die zart duftende Mischung tut nicht nur Babys gut, sondern auch (werdenden) Mamis.
- Vor dem Schlafengehen mit dem Partner ein halbes Stündchen um den Block spazieren – und dann im Schlafzimmer: Fenster auf!

DAS BABY IST DA!

Wenn das Baby endlich da ist, hat es neben dem unbändigen Verlangen nach Ihrer Nähe vor allem eins: Hunger. Leider klappt es mit dem Stillen aber nicht immer so gut wie erwartet. So manche frisch gebackene Mama ist schon verzweifelt, weil sie zu wenig Milch hatte. Der psychische Druck, den dieses Problem im Kopf der Frau verursacht, macht das Ganze nur noch schlimmer. Denn Stress hat einen negativen Einfluss auf die Milchproduktion. Das Beste ist, den Milchfluss sanft anzuregen, zum Beispiel mit dem Stilltee von **Seite191**. Bockshornklee, Anis, Fenchel, Melisse und Lavendel lassen die »Tanks« volllaufen. Fazit: Das Baby ist im Schlaraffenland, die Mama erleichtert. Aber Achtung: Stillende Frauen sollen zwar viel trinken, damit genug Milch gebildet wird. Aber nehmen Sie bitte nicht nur Stilltee zu sich, sonst laufen die Tanks sehr schnell über.
Tee kann übrigens auch am Ende der Stillzeit beim Abstillen helfen, wenn die Milchproduktion gedrosselt werden soll. Am besten setzen Sie dazu auf Salbei- oder Pfefferminztee. Zwei bis drei Tassen am Tag sind ideal.

Hämorrhoiden

Die kleinen knotenförmigen Gefäßerweiterungen am After nach der Geburt sind keine Seltenheit und manchen Frauen bleiben sie schmerzhafter in Erinnerung als die Wehen. Grund für die Hämorrhoiden: Die Schwangerschaftshormone schwächen das Bindegewebe und erweitern die Blutgefäße. Weil dazu auch noch die wachsende Gebärmutter auf die Adern im Enddarm drückt, staut sich das Blut und Hämorrhoiden wachsen. Durch Verstopfung in der Schwangerschaft (wie Sie Ihre Verdauung auf sanfte Weise und ohne Medikamente in Schwung bringen können, erfahren Sie ab **Seite 211**) und Pressen bei der Geburt können die Knötchen dann nach außen gedrückt werden.
Wieder einmal gibt es zum Glück aber auch hier verschiedene Hausmittel: Neben Eichenrinde hat sich vor allem die Schafgarbe als schmerzlindernd bewährt. Ihre Wirkstoffe sorgen auch in der Salbe von **Seite 193** dafür, dass die Hämorrhoiden wieder verschwinden und das gereizte Gewebe nicht mehr schmerzt. Für zwischendurch können Sie dazu noch mit kaltem Wasser gefüllte Kondome auflegen (am besten bewahren Sie immer ein paar davon im Kühlschrank auf). Alternativ tunken Sie ein weiches Tuch in kalten Hamamelistee (die getrockneten Blätter bekommen Sie in der Apotheke oder im Kräuterhaus), wringen es leicht aus und legen es auf – wirkt zusammenziehend und entzündungshemmend. Oder Sie versuchen es einmal mit einer Kartoffelauflage. Dazu schneiden Sie einfach eine dünne Scheibe von einer rohen geschälten Kartoffel und legen sie 20 Minuten auf die betroffene Partie.
Weil die Hämorrhoiden beim Sitzen sehr schmerzhaft sein können, empfiehlt es sich, einen Schwimmreif oder ein Hämorrhoidenkissen unterzuschieben. Dadurch verringert sich der Druck auf den Enddarm, weil das Gesäß keinen direkten Kontakt zur Sitzfläche hat.

SÄUREREGULATOR

GEGEN SODBRENNEN

1 TL Heilerde • 1 TL Apfelessig
Außerdem: Glas • Löffel

1. Schneller geht es kaum: Sie müssen nur die Heilerde und den Apfelessig in 150 ml Wasser rühren.

ANWENDUNG

Trinken Sie je ein Glas morgens auf nüchternen Magen und abends vor dem Schlafengehen. Bei starkem Sodbrennen, beispielsweise während der Schwangerschaft, können Sie zusätzlich über den Tag verteilt noch ein weiteres Glas davon trinken.

HALTBARKEIT

Sie rühren den Regulator, wenn Sie Beschwerden haben, frisch an.

ARZNEIMTTELQUALITÄT

Gerade für innerliche Anwendungen wie diese empfiehlt sich die Heilerde der Firma Luvos®, weil sie als Einzige hierzulande als Arzneimittel zugelassen ist (Kosten: um die 7 Euro pro Schachtel).

WOHER KOMMT DAS SODBRENNEN?

In der Schwangerschaft ist die Verdauung oft etwas schwerfällig. Dazu kommt, dass der Körper gerade viel Progesteron bildet. Dieses Hormon sorgt dafür, dass die glatte Gebärmuttermuskulatur nicht verkrampft. Allerdings beschränkt sich die Wirkung nicht nur auf den des Uterus, sodass der »Lockerungseffekt« auch an anderen Körperregionen auftritt, etwas am Muskelring zwischen Magen und Speiseröhre. Normalerweise stellt dieser Schließmuskel sicher, dass keine säurehaltige Magenflüssigkeit in die Speiseröhre aufsteigt. Wenn er jedoch nicht richtig funktioniert, kann genau das passieren. Viele Schwangere haben vor allem nachts mit Sodbrennen zu kämpfen. Dabei hilft es oft schon, wenn Sie sich nicht unmittelbar nach dem Essen hinlegen bzw. abends in den beiden Stunden, bevor Sie ins Bett gehen, nichts mehr essen. Schlafen Sie außerdem mit leicht erhöhtem Oberköper. Tagsüber hilft weiche, bequeme Kleidung und regelmäßige Bewegung an der frischen Luft (Spazierengehen), Sodbrennen vorzubeugen. Zwei weitere bewährte Hausmittel finden Sie auf **Seite 187** und **189**.

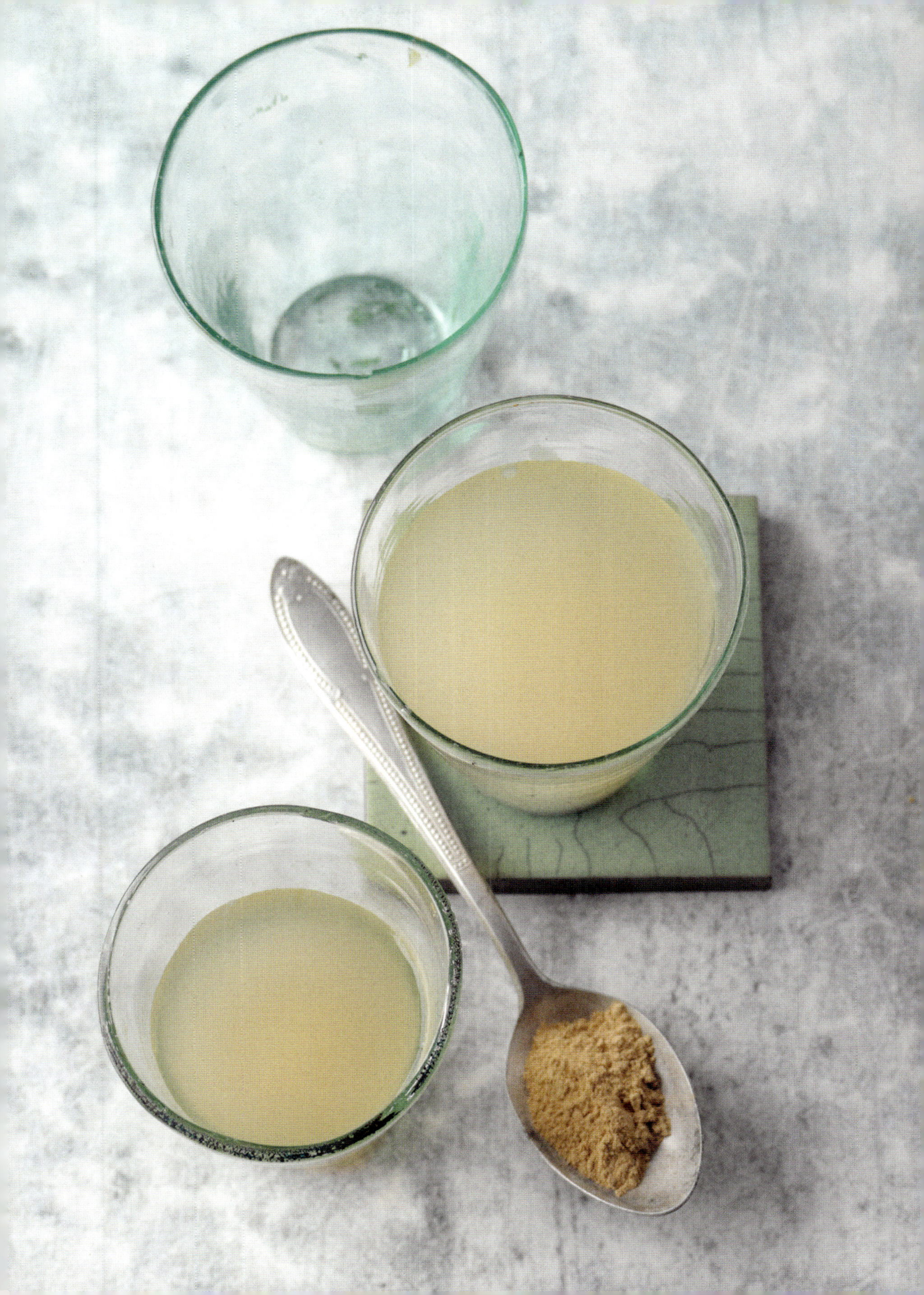

HAUTÖL

GEGEN SCHWANGERSCHAFTSSTREIFEN

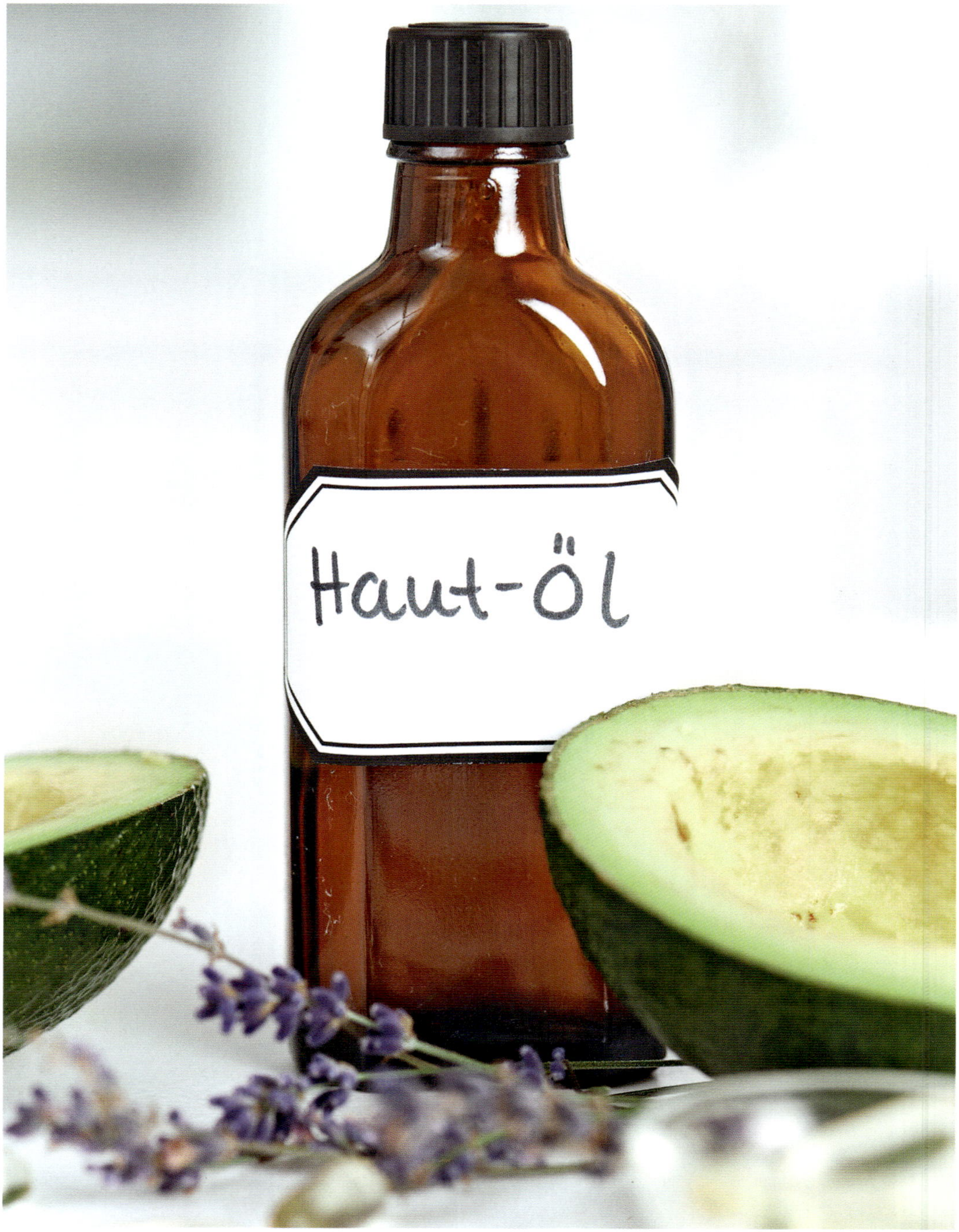

100 ml Avocadoöl • 6 Tropfen ätherisches Neroliöl • 10 Tropfen ätherisches Lavendelöl • 2 Vitamin-E-Kapseln (aus der Drogerie)
Außerdem: dunkle Flasche (100 ml) • Trichter • Nadel

1. Füllen Sie das Avocadoöl in eine dunkle Flasche. Wenn das Öl ohnehin schon in einer dunklen Flasche verpackt ist, können Sie es gleich darin belassen.
2. Geben Sie nun die beiden ätherischen Öle dazu.
3. Stechen Sie mit einer Nadel oben in die Vitamin-E-Kapseln und drücken Sie den Inhalt ebenfalls in die Flasche. Zuschrauben, schütteln – fertig!

ANWENDUNG

Verreiben Sie etwas Öl zwischen den Händen. Verteilen Sie es dann überall dort auf dem Bauch, wo die Haut spannt, und massieren Sie es sanft ein.

HALTBARKEIT

Das Öl hält sich mindestens 1 Jahr.

ZUPFMASSAGE

Schwaches Bindegewebe ist zwar leider Veranlagung. Doch mit diesem Öl können Sie die Elastizität der Haut fördern. Besonders wirkungsvoll ist die Kombination mit einer täglichen Zupfmassage: Fassen Sie dazu eine kleine Hautpartie zwischen Daumen und Zeigefinger, ziehen Sie sie kurz nach oben und lassen Sie sie wieder los. Auf diese Weise bearbeiten Sie alle »spannenden« Stellen.

1. Ätherisches Öl zum Avocadoöl geben. 2. Vitamin-E-Kapsel anpiksen. 3. Den Inhalt in die Flasche drücken.

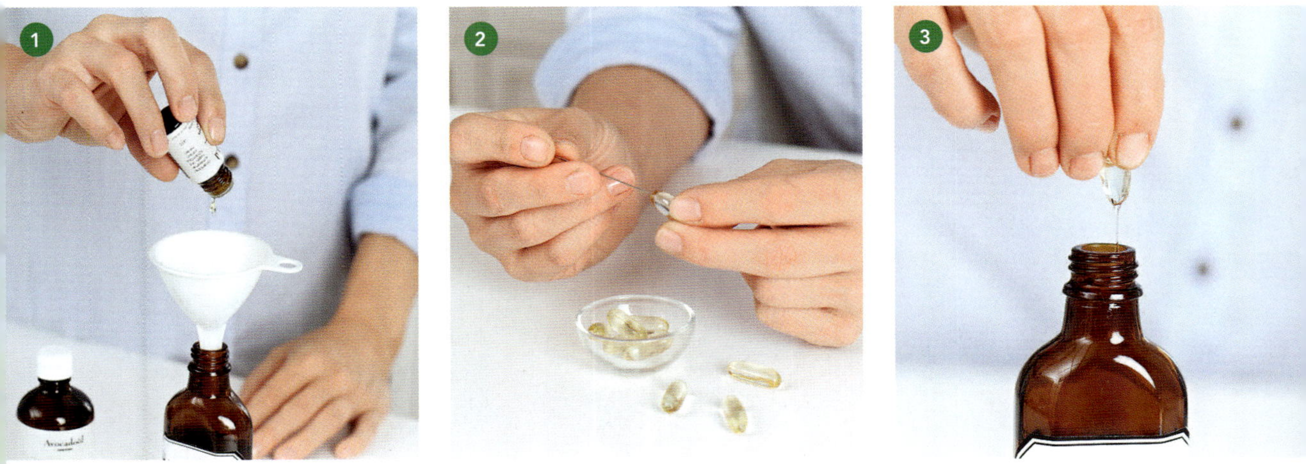

INGWERSIRUP GEGEN ÜBELKEIT

70 g frische Ingwerwurzel • 100 g Rohrohrzucker
Außerdem: Messer • Mixer • kleiner Topf • Löffel • Schraubglas

1. Den Ingwer schälen, klein würfeln und dann im Mixer 10 Sek. auf höchster Stufe pürieren. Wenn noch kein homogenes Mus entstanden ist, gegebenenfalls das Ganze nochmals wiederholen.
2. Danach 150 ml Wasser zufügen und weitere 10 Sek. mixen.
3. Die Masse in einen kleinen Topf umfüllen, den Rohrohrzucker zugeben und alles auf kleiner Flamme und unter ständigem Rühren sirupartig einkochen (das dauert ca. 30 Min.)
4. Noch heiß in ein Schraubglas füllen.

ANWENDUNG

Bei Übelkeit ½ TL des Sirups in 150–200 ml heißem Wasser oder heißer Milch auflösen und in kleinen Schlucken trinken. Ist Ihnen der Ingwer zu scharf, verdünnen Sie mit mehr Flüssigkeit. Vorsicht, nicht überdosieren. In großen Mengen ist Ingwer wehenfördernd.

HALTBARKEIT

Der Sirup hält sich etwa 3 Monate.

ALOE-MINZE-SPRAY GEGEN SCHWERE BEINE

100 g Aloe-vera-Gel • 3 Tropfen ätherisches Pfefferminzöl
Außerdem: kleiner Trichter • Sprayflasche

1. Aloe-vera-Gel und Pfefferminzöl mithilfe eines kleinen Trichters in eine Sprühflasche füllen, den Sprühkopf aufsetzen und alles kräftig verschütteln. Schon ist das Spray einsatzbereit

ANWENDUNG

Flasche vor Gebrauch gut schütteln und die Beine dann einsprühen. Lassen Sie das Spray einziehen oder massieren Sie es ein. Vorsicht: Vermeiden Sie unbedingt Augenkontakt.

HALTBARKEIT

Im Kühlschrank aufbewahrt, hält sich das Spray etwa 3–4 Wochen.

STÜTZSTRÜMPFE

Wenn Sie regelmäßig schwere, dicke oder sogar geschwollene Beine haben, können Stützstrümpfe helfen. Sie pressen die Venen zusammen, sodass das Blut nicht mehr in die Füße sackt, sondern wieder in Richtung Herz befördert wird.

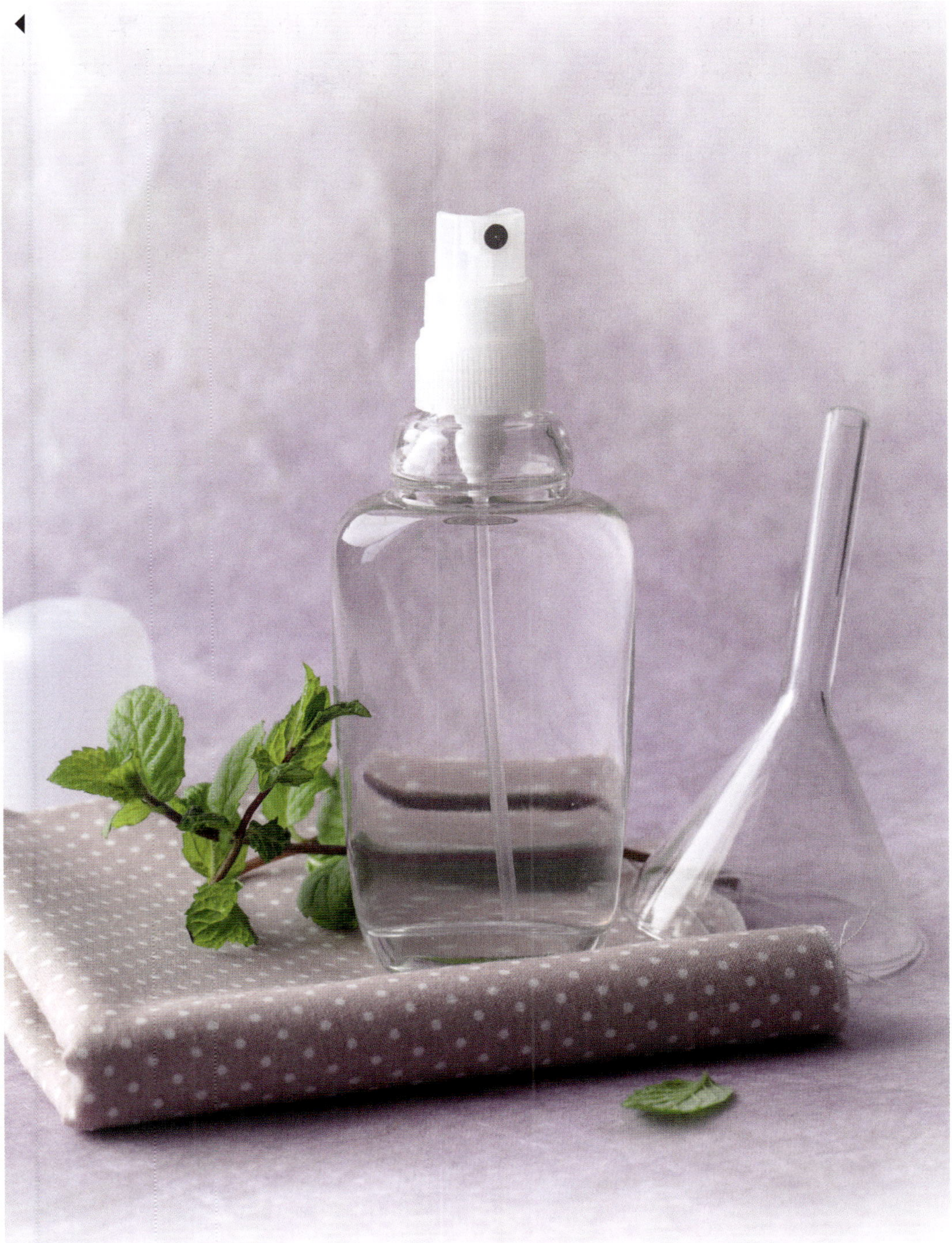

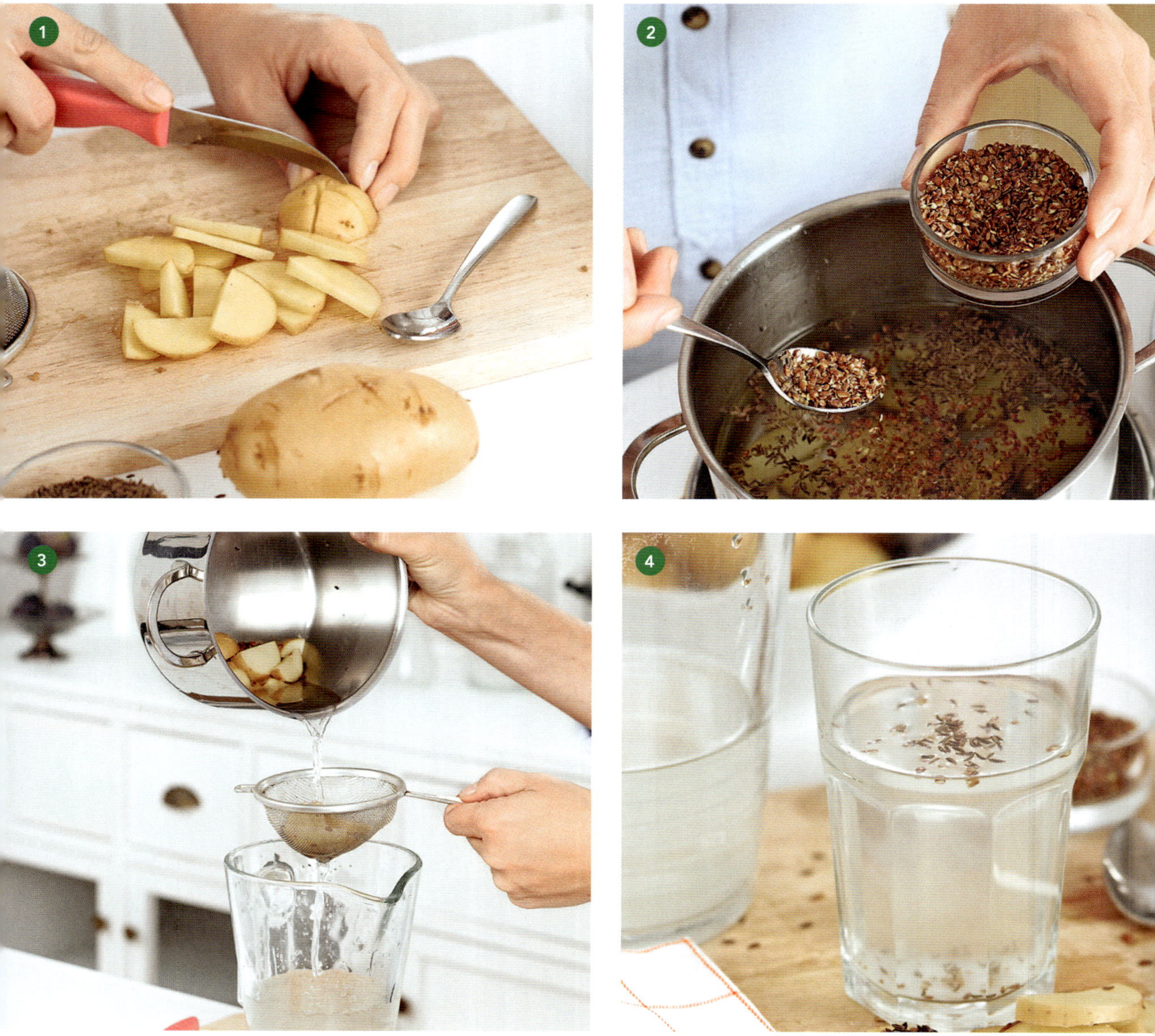

1. Rohe Kartoffel klein schneiden. 2. In einem Topf Wasser mit Kümmel »würzen«. 3. Kartoffelwasser nach dem Garen abfiltern. 4. Abkühlen lassen und schlückchenweise trinken.

KARTOFFELSUD

BEI SODBRENNEN

1 kleine Bio-Kartoffel (egal welche Sorte) • 2 TL Kümmelsamen • 1 TL Leinsamen (nicht gemahlen)
Außerdem: Gemüsebürste • scharfes Messer • Schneidebrett • Topf • Kanne oder Karaffe • Sieb

1. Schrubben Sie die Kartoffel unter fließendem Wasser gründlich mit der Bürste ab und schneiden Sie sie dann mit der Schale in kleine Stücke.
2. Geben Sie die Kartoffelstückchen mit den Kümmel- und Leinsamen in einen Topf, gießen Sie 1 l kaltes (ungesalzenes!) Wasser auf und lassen Sie alles bei geschlossenem Deckel 20 Min. leise vor sich hin köcheln.
3. Schütten Sie den Sud durch ein Sieb in eine Kanne oder Karaffe und lassen Sie ihn auf Trinktemperatur abkühlen. Die Kartoffel können Sie fürs Mittag- oder Abendessen aufheben.

ANWENDUNG

Trinken Sie über den Tag verteilt immer wieder einige Schlucke Kartoffelsud. Rühren Sie vorher eimmal kräftig um, weil sich die Kartoffelstärke mit der Zeit am Boden absetzt.

HALTBARKEIT

Wenn Sie gleich die doppelte Menge herstellen, können Sie eine Hälfte für den nächsten Tag im Kühlschrank aufbewahren. Länger als 24 Std. hält sich der Sud jedoch nicht.

ROHE KARTOFFEL?

Rohe Kartoffeln sind zwar giftig, den Saft daraus können Sie aber in kleinen Mengen ohne Bedenken trinken. Er bindet überschüssige Magensäure und liefert dem Körper zugleich noch gesunde Mineralstoffe und Salze.

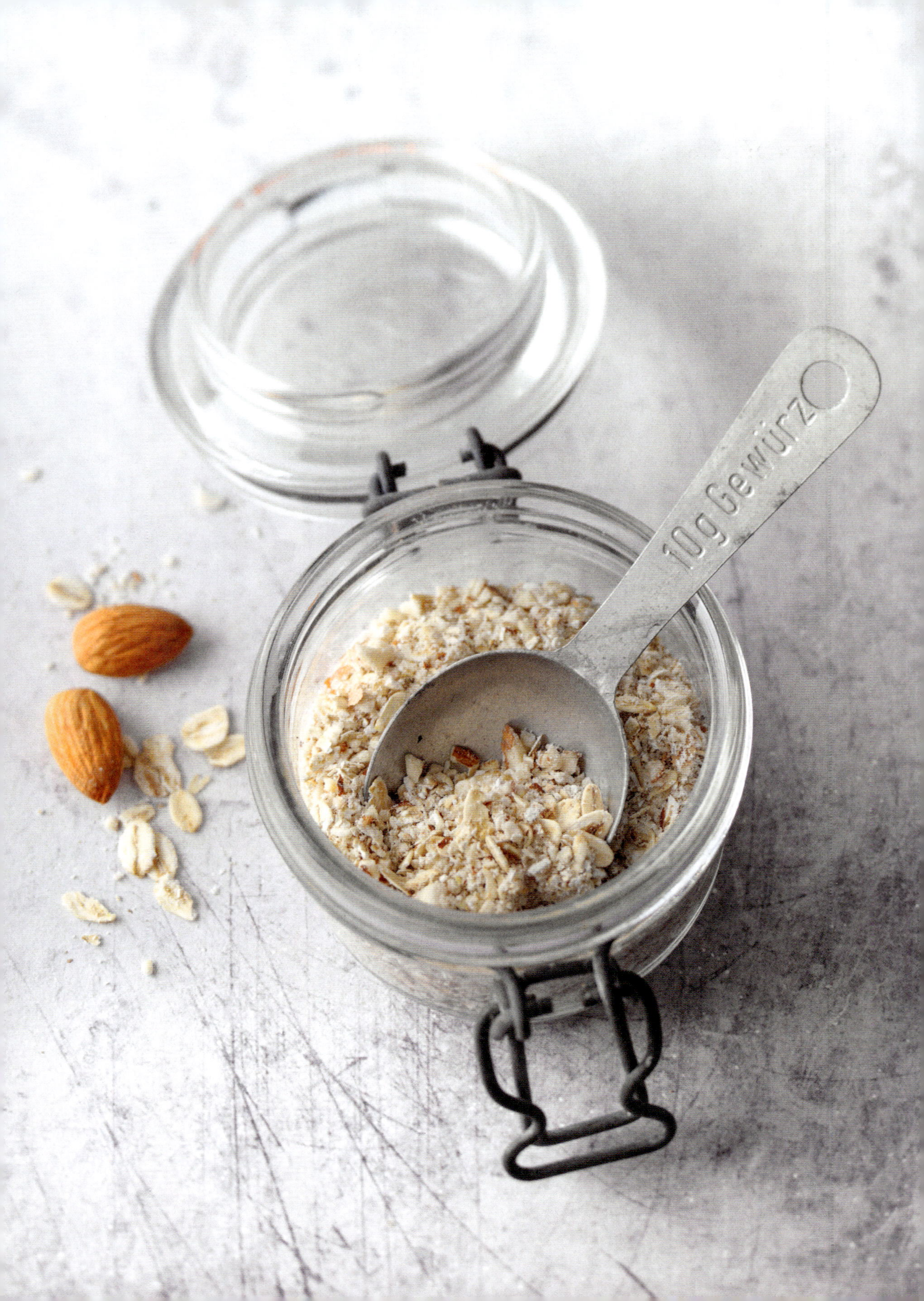
10g Gewürz

MANDELCRISP

LINDERT SODBRENNEN

25 g Mandelkerne (mit Haut) • 25 g kernige Haferflocken
Außerdem: Mixer oder Foodprozessor • kleines Schraub- oder Einmachglas

1. Die Mandeln im Mixer oder Foodprozessor ca. 5 Sek. mahlen.
2. Die Haferflocken hinzufügen, alles noch mal 2 Sek. mixen und die Mischung dann in ein kleines Schraub- oder Einmachglas füllen.

ANWENDUNG

Bei Bedarf 1 gestrichenen TL entnehmen und möglichst lange und achtsam kauen. Erst dann herunterschlucken.

HALTBARKEIT

Die Mandelcrisps halten sich kühl und trocken aufbewahrt mehrere Monate.

SCHLUSS MIT BRENNEN

Haferflocken enthalten viel Stärke und Eiweiß: Beide binden Säure, verhindern deren Rückfluss in die Speiseröhre und sorgen außerdem dafür, dass überhaupt weniger Magensäure produziert wird. Die Mandeln (und ganz besonders die braunen dünnen Häutchen) sind basisch und können so den hohen Magensäureanteil ausgleichen.

ABWARTEN UND TEE TRINKEN

Stress verstärkt Sodbrennen. Legen Sie also die Beine hoch und genießen Sie eine schöne Tasse Tee. Vor allem Fenchel-, Kümmel- oder Kamillentee haben sich gut bewährt, weil sie den Magen besänftigen und die gereizten Schleimhäute beruhigen. Am besten trinken Sie ihn in kleinen Schlucken und lauwarm. Auf die Schnelle kann sogar ein Kaugummi helfen. Denn Kauen baut Stress ab und durch die vermehrte Speichelproduktion wird die Magensäure einfach wieder »weggespült«.

DAMMÖL

ZUR VORBEREITUNG AUF DIE GEBURT, UM DEN DAMM ELASTISCH ZU MACHEN

30 ml Johanniskrautöl • 20 ml Weizenkeimöl • 2 Tropfen ätherisches Muskatellersalbei-Öl (Salvia sclarea) • 4 Tropfen ätherisches Rosenöl
Außerdem: dunkle Flasche (50 ml) • kleiner Trichter

1. Füllen Sie mithilfe eines Trichters das Johanniskraut- und Weizenkeimöl in eine dunkle Flasche.
2. Geben Sie nun die ätherischen Öle hinzu, verschließen Sie die Flasche und schütteln Sie alles kräftig durch.

ANWENDUNG

Geben Sie etwas Öl auf Ihre Finger und massieren Sie die Dammpartie sanft etwa 10 Min. Massieren Sie anschließend auch noch die Schamlippen und dehnen Sie sie leicht nach außen. Am Schluss alles überschüssige Öl mit einem weichen Papiertuch abtupfen.
Empfohlen wird die tägliche Massage ab der 34. Schwangerschaftswoche.

HALTBARKEIT

Das Öl ist mindestens 1 Jahr haltbar.

1. Öle in eine dunkle Flasche füllen. 2. Ätherische Öle zugeben. 3. Alles kräftig schütteln.

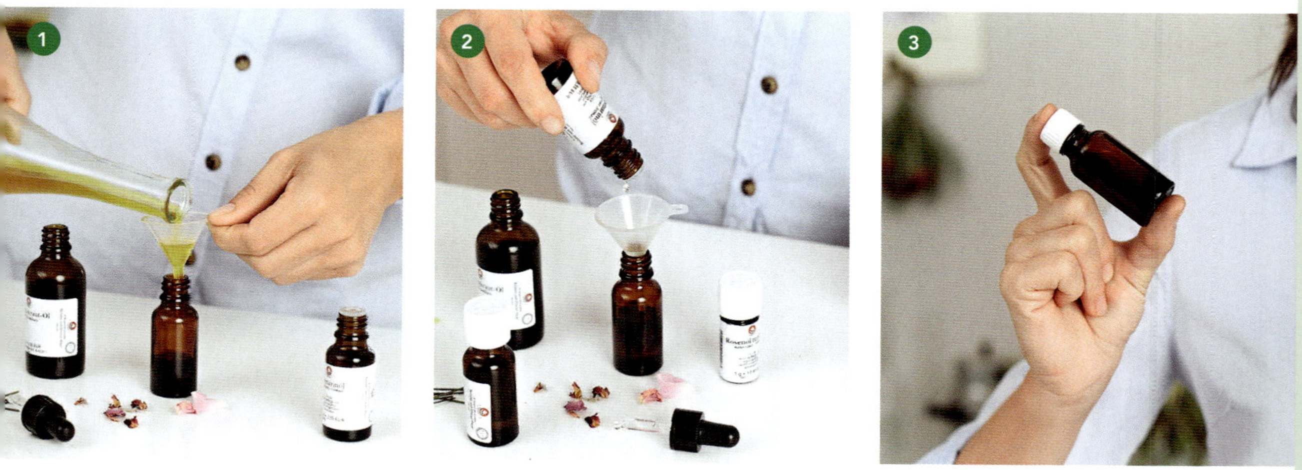

STILLTEE

REGT DEN MILCHFLUSS AN

20 g Bockshornkleesamen • 20 g getrocknete Anissamen • 20 g getrocknete Fenchelsamen • 10 g getrocknete Melissenblätter • 10 g getrocknete Lavendelblüten
Außerdem: Teedose • Teetasse • Teesieb

1. Füllen Sie alle Kräuter in eine Teedose und schütteln Sie diese einmal kräftig, damit sich die Zutaten vermischen.
2. Für eine Tasse Tee überbrühen Sie 1 TL der Teemischung mit kochendem Wasser und lassen den Tee zugedeckt 10 Min. ziehen.

ANWENDUNG

Trinken Sie maximal 2 Tassen Stilltee am Tag, am besten eine morgens und eine nachmittags. Denn der Tee wirkt intensiv und Sie laufen sonst über vor Milch. Trinken Sie den Tee außerdem nur, wenn Sie das Gefühl haben, die Milchproduktion ist wirklich zu gering. Sonst gewöhnt sich Ihr Körper an das »Hilfsmittel«.

HALTBARKEIT

Gut verschlossen in einer Teedose hält sich die Kräutermischung mindestens 1 Jahr.

1. Samen und Kräuter mischen. 2. Mischung in eine Tasse geben. 3. Mit kochendem Wasser aufgießen.

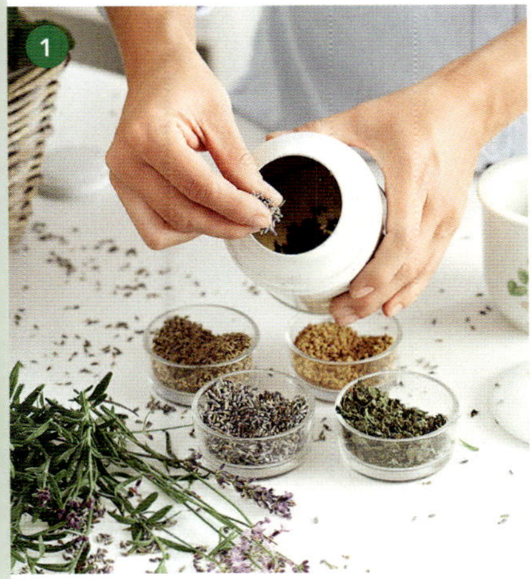

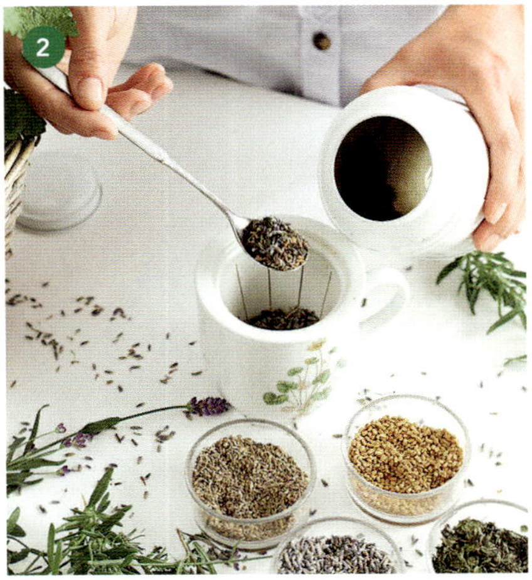

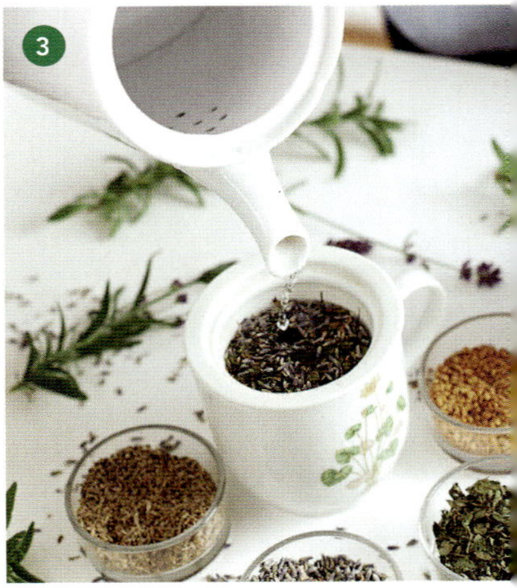

SCHAFGARBENSALBE

BEI HÄMORRHOIDEN

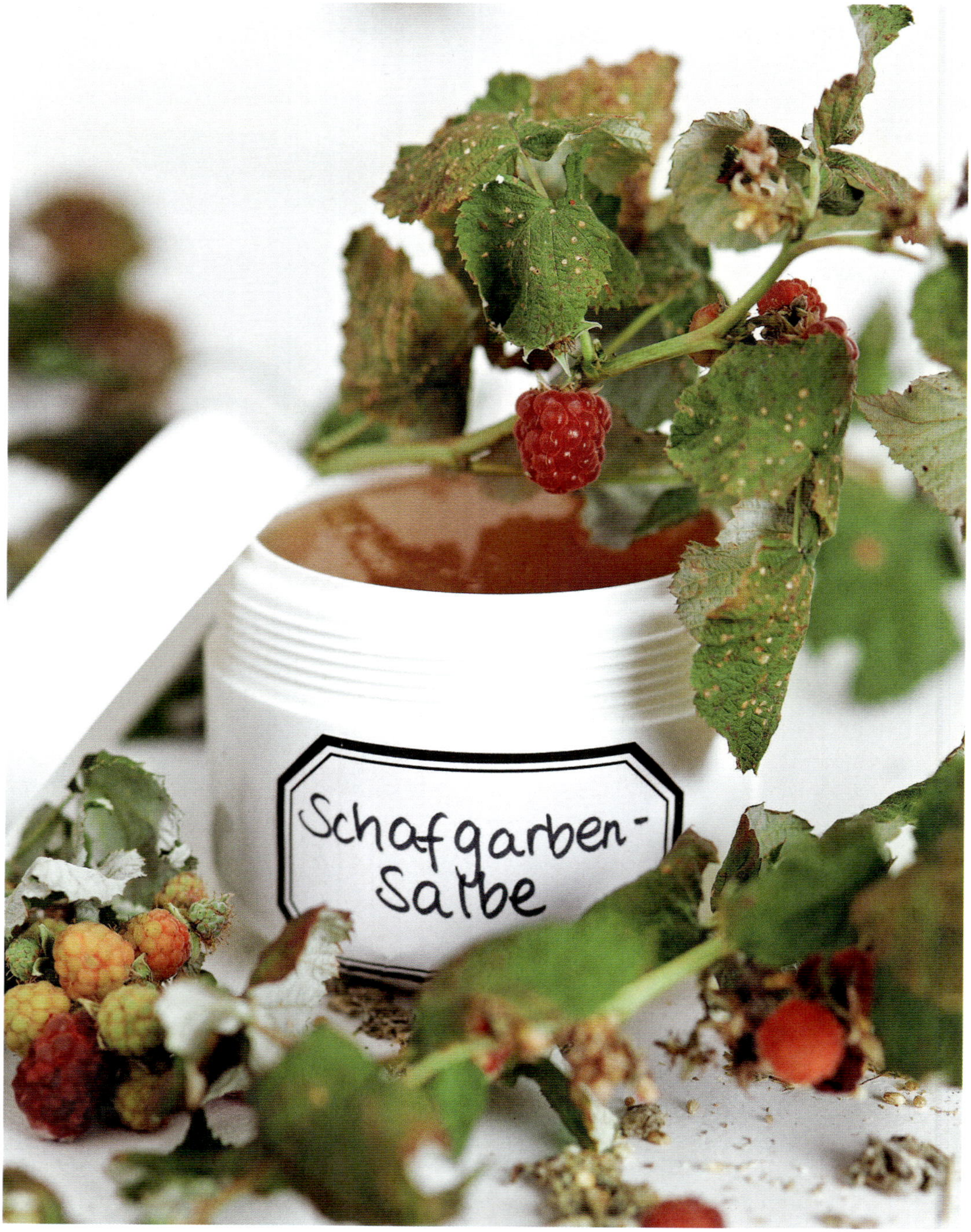

90 g Schweineschmalz • 15 g frische Schafgarbenblüten (oder 8 g getrocknete Blüten) • 10 g getrocknete Himbeerblätter
Außerdem: Messer • Schneidebrett • kleiner Topf • Kochlöffel • Trichter • dünnes Leinen- oder Baumwolltuch (Stoffwindel) • Cremedose (100 ml oder größer)

1. Erhitzen Sie das Schweineschmalz in einem Topf. Fügen Sie dann die Schafgarbenblüten (frische Blüten vorher klein schneiden) und die Himbeerblätter hinzu.
2. Lassen Sie alles unter Rühren einmal aufkochen und stellen Sie dann den Topf abgedeckt zur Seite.
3. Am nächsten Tag die Masse nochmals erwärmen.
4. Einen Trichter mit einem dünnen Tuch auslegen und das Fett dadurch in ein Cremedöschen füllen. Salbe abkühlen lassen und die Dose schließen.

ANWENDUNG

Tragen Sie die Salbe mehrmals täglich dünn auf die Hämorrhoiden auf. Sie hat einen angenehm kühlenden Effekt und lindert schnell den Juckreiz.
Damit keine Bakterien in die Salbe gelangen, vor jedem Gebrauch gründlich die Hände waschen.

HALTBARKEIT

Die Schafgarbensalbe hält im Kühlschrank etwa 6 Monate.

SITZBAD

Haben Sie gerade keine Schafgarbensalbe zur Hand, können Sie ein Sitzbad mit Schafgarbentee machen (2 Tassen Tee auf l Wasser). Hilft ebenfalls gegen Hämorrhoiden sowie bei Menstruationskrämpfen und Arthritis im Knie.

1. Schweineschmalz schmelzen. 2. Kräuter dazugeben. 3. Mischung durch ein Sieb in Cremedose umfüllen.

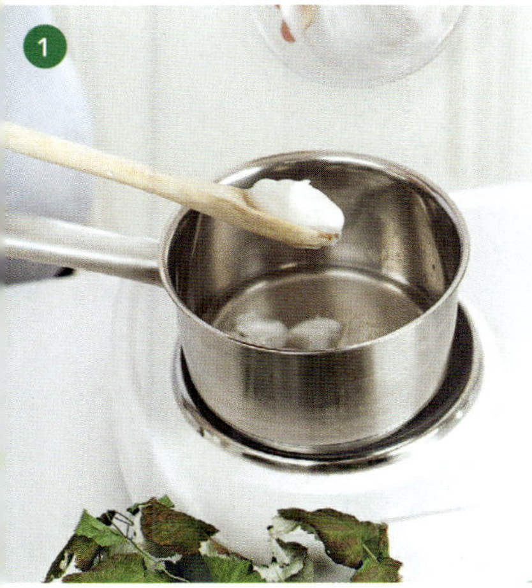

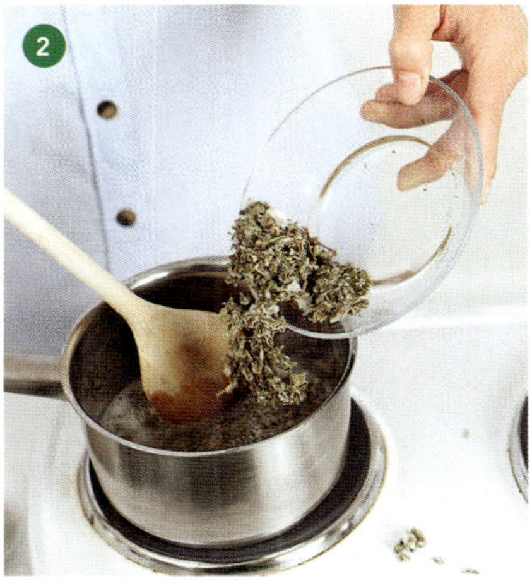

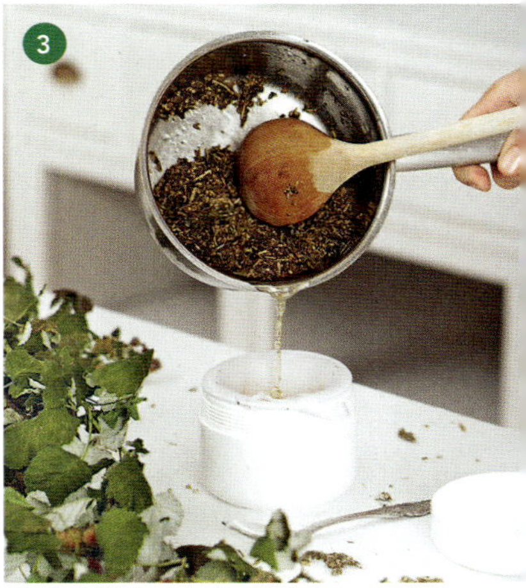

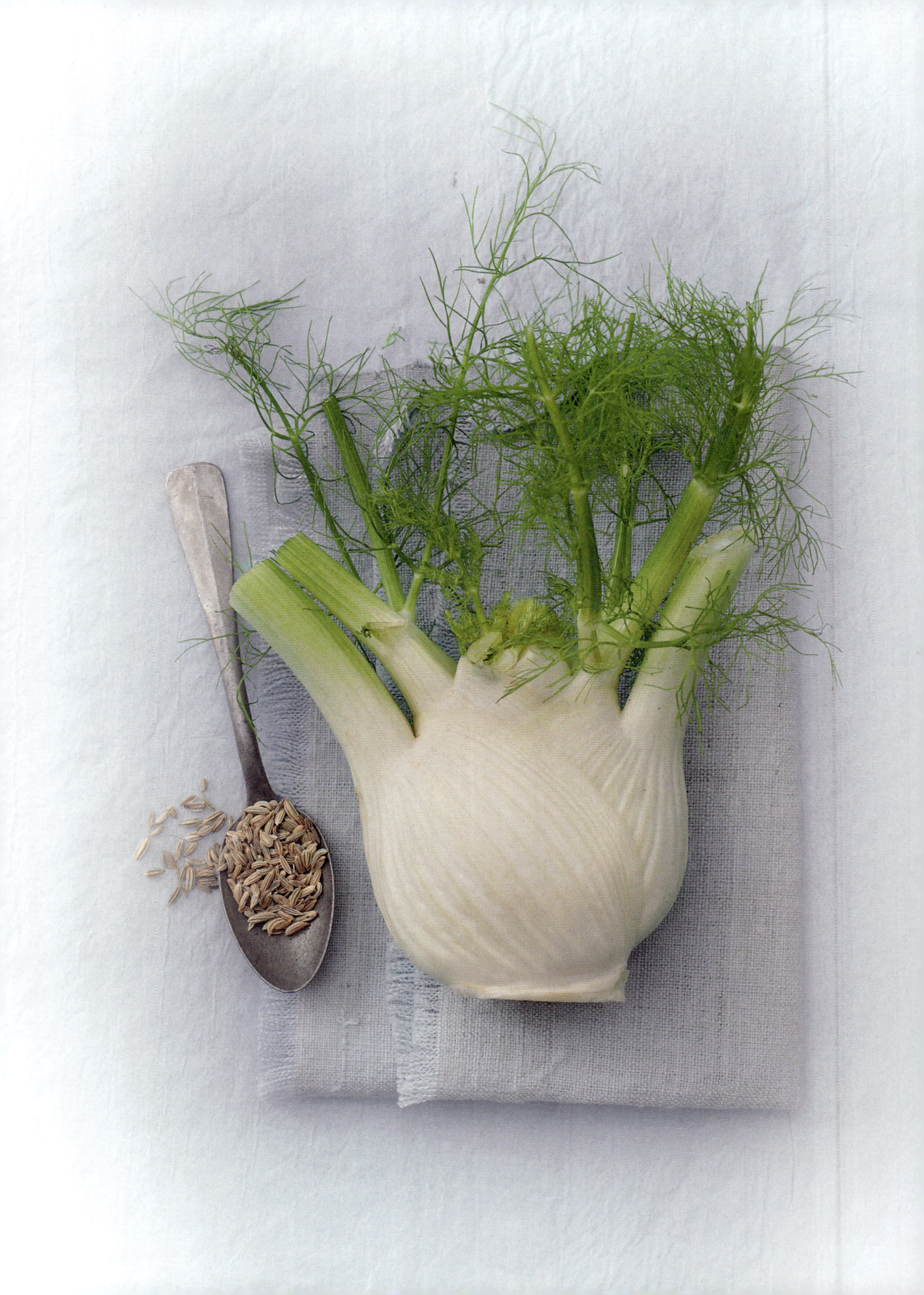

MAGEN UND DARM

Rund ein Viertel der Bevölkerung in den westlichen Industrienationen hat Probleme mit dem Magen-Darm-Trakt. Allein in Deutschland leiden 13 Prozent regelmäßig an Blähungen und elf Prozent haben regelmäßig Bauchweh. Trotzdem sind Verdauungsprobleme für viele noch immer ein Tabuthema. Vielleicht hilft es da, dass es viele bewährte Hausmittel gegen Verstopfung und Co. gibt.

WENN'S IM BAUCH ZWICKT
196

REZEPTE
200

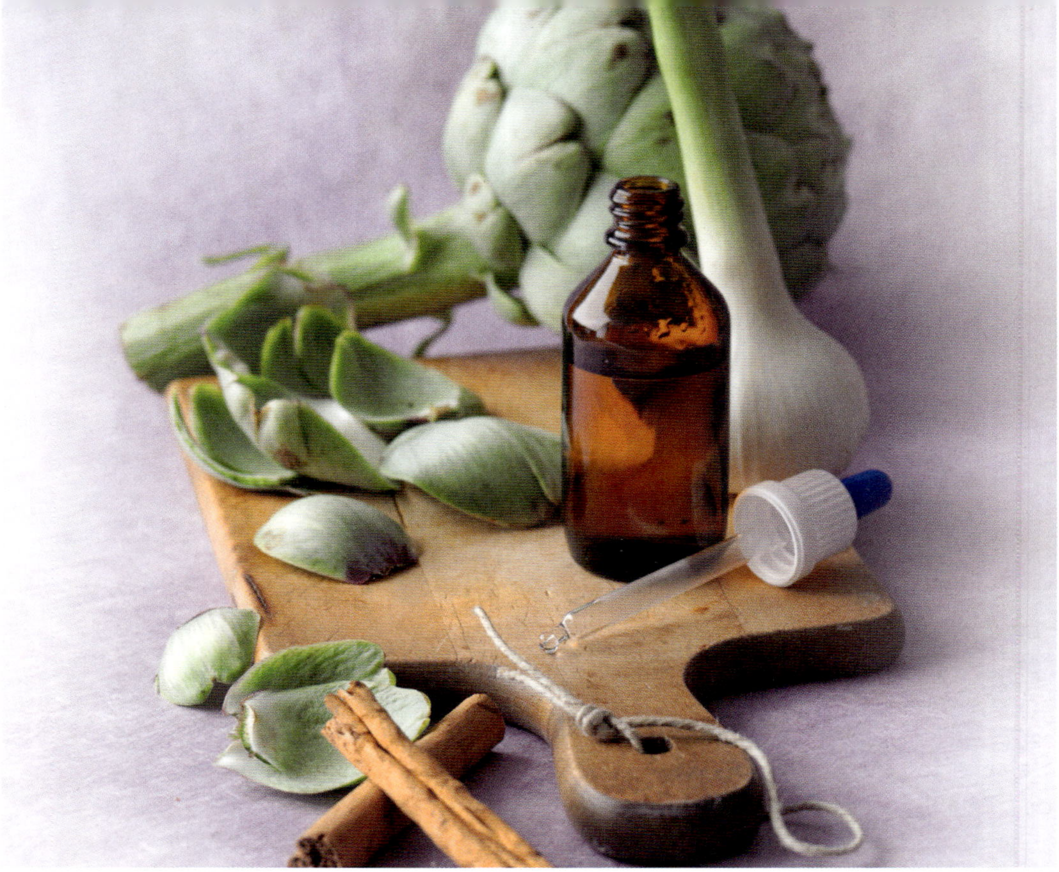

WENN'S IM BAUCH ZWICKT

Magen und Darm sind ein komplexes, fein aufeinander abgestimmtes Wunderwerk, das aber leider schnell aus der Balance geraten kann. Wenn's dann im Darm zwickt und rumort, fühlen wir uns schnell hundeelend. Doch wer geht schon bei Blähungen, Verstopfung, Sodbrennen oder Durchfall sofort zum Arzt? Hier wünscht man sich schnelle, sanfte Hilfe – und genau die finden Sie in diesem Kapitel. Erst wenn die Beschwerden länger andauern und die genannten Mittel nicht helfen, sollten Sie unbedingt ärztlich abklären lassen, was los ist.

WUNDERWELT DARM

Was viele nicht wissen: Der Darm ist weitaus mehr als nur »Endstation« für die Nahrung. Er ist ein ausgeklügeltes Ökosystem, in dem mehr als 100 Billionen Bakterien siedeln. Sie helfen beim Nahrungsstoff-

wechsel, kurbeln die Darmbewegungen an und produzieren Vitamin K. Darüber hinaus bilden sie an der Darmschleimhaut nicht nur eine Art Schutzschicht, die Krankheitserreger abwehrt. Sie können auch direkt Einfluss auf dort befindliche Immunzellen nehmen. Wenn es stimmt, dass 70 bis 80 Prozent unseres gesamten Immunsystems im Darm sitzen – wovon Wissenschaftler ausgehen – kann die Darmflora unser Immunsystem also äußerst tatkräftig unterstützen.
Das sprichwörtliche Bauchgefühl kommt übrigens daher, dass Darmbakterien Signalstoffe produzieren, die das vegetative Nervensystem anregen. Und wenn über den Darm nicht genug von einem bestimmten Eiweißbaustein (Tryptophan) ins Blut gelangt, bildet das Gehirn zu wenig Gute-Laune-Hormon Serotonin. Die Folge? Angst, Missmut, im schlimmsten Fall sogar Depressionen! Zum Glück gibt es auch hier wieder viele Rezepturen, die das Durcheinander im Bauch auf sanfte Art in Ordnung bringen.

PROBLEME MIT DEM STUHLGANG?

Wie oft ein Erwachsener Stuhlgang hat, ist sehr individuell. Von Verstopfung spricht man erst dann, wenn er weniger als dreimal pro Woche erfolgt, der Stuhl dabei hart ist und man stark pressen muss, damit er sich absetzt.
Immerhin fast die Hälfte aller Deutschen klagen regelmäßig über Verstopfung. Die beste Methode, dem vorzubeugen, ist eine abwechslungsreiche vollwertige Ernährung mit vielen Ballaststoffen. Weil ihm die entsprechenden Enzyme fehlen, kann unser Körper diese zwar selbst nicht oder nur unzureichend verdauen. Sie sind aber wichtiges Futter für gute Darmbakterien wie Bifidobakterien und Laktobazillen – und somit mitverantwortlich für eine gesunde Darmflora. Die wohlgenährten Bakterien wiederum schütten jede Menge Schutzstoffe aus, etwa Buttersäure. Die ist der wichtigste Energielieferant für die oberste Darmzellenschicht und kurbelt somit indirekt das Wachstum der Darmschleimhaut an, während sie gleichzeitig deren Durchblutung verbessert.
Weil Ballaststoffe Wasser binden, quellen sie im Darm enorm auf. Dadurch wächst das Volumen des Speisebreis und der Druck auf die Darmwand nimmt zu, was wiederum die Darmperistaltik anregt. Das alles bringt die Verdauung gehörig auf Trab, der Nahrungsbrei bleibt viel kürzer im Darm und der Stuhl ist weicher. Ballaststofffasern wirken zudem wie eine Bürste, die den Darm mal richtig »durchputzt«. Auch das regt kräftig die Neubildung der Schleimhaut an.
Wegen ihrer vielfältigen positiven Wirkungen empfiehlt die Deutsche Gesellschaft für Ernährung, täglich 30 Gramm Ballaststoffe zu sich zu nehmen – aus Obst, Gemüse, Hülsenfrüchten, Kartoffeln und Vollkornprodukten.
Aber diese Menge wird von kaum jemandem erreicht. Dabei kann man die Nahrung so leicht mit Ballaststoffen upgraden. Mit Früchten, Gemüse und Nüssen zum

Beispiel. Oder mit Baobabpulver. Das wird in der Regel nämlich auch von denjenigen Menschen gut vertragen, deren Verdauungsapparat bei kohlenhydratreichen Ballaststoffen bisher eher rebelliert hat. Was an seinem hohen Anteil an löslichen Ballaststoffen liegt. Mit nur zwei gestrichenen Esslöffeln decken Sie schon fast die Hälfte der empfohlenen Tagesmenge.

Viel trinken

Damit die Verdauung optimal läuft, braucht Ihr Körper außerdem viel Flüssigkeit. Trinken Sie daher über den Tag verteilt mindestens 2 Liter Flüssigkeit – am besten stilles Wasser oder Kräutertee. Ideal sind zum Beispiel Fenchel, Kümmel oder Anistee (oder eine Mischung daraus). Die in ihnen reichlich enthaltenen ätherischen Öle wirken beruhigend auf den Magen-Darm-Trakt.

Bei Verstopfung macht Flüssigkeit den Darminhalt weicher, unterstützt so die Vorwärtsbewegung und beschleunigt damit den Abtransport. Bei Durchfall ist das zwar nicht nötig, doch der Körper verliert in diesem Fall, genauso wie bei Erbrechen, viel Flüssigkeit. Die sollten Sie ihm schnell wieder zuführen.

Finger weg heißt es allerdings bei Alkohol. Denn anders, als manche vielleicht denken, tötet er nicht Bakterien und andere Krankheitserreger ab. Stattdessen kann er, gerade wenn er regelmäßig genossen wird, zu chronischen Magenschleimhaut- und Darmentzündung führen.

Im akuten Notfall bringen Rezepte aus der Naturapotheke den Darm wieder in Schwung: Pflaumen und Feigen etwa regen die Darmtätigkeit an und Flohsamen lassen den Stuhl aufquellen, machen ihn

Baobabpulver wird aus den getrockneten Früchten des Affenbrotbaums gewonnen, hat einen ausgesprochen hohen Anteil an Ballaststoffen und liefert damit jede Menge »Futter« für die guten Darmbakterien.

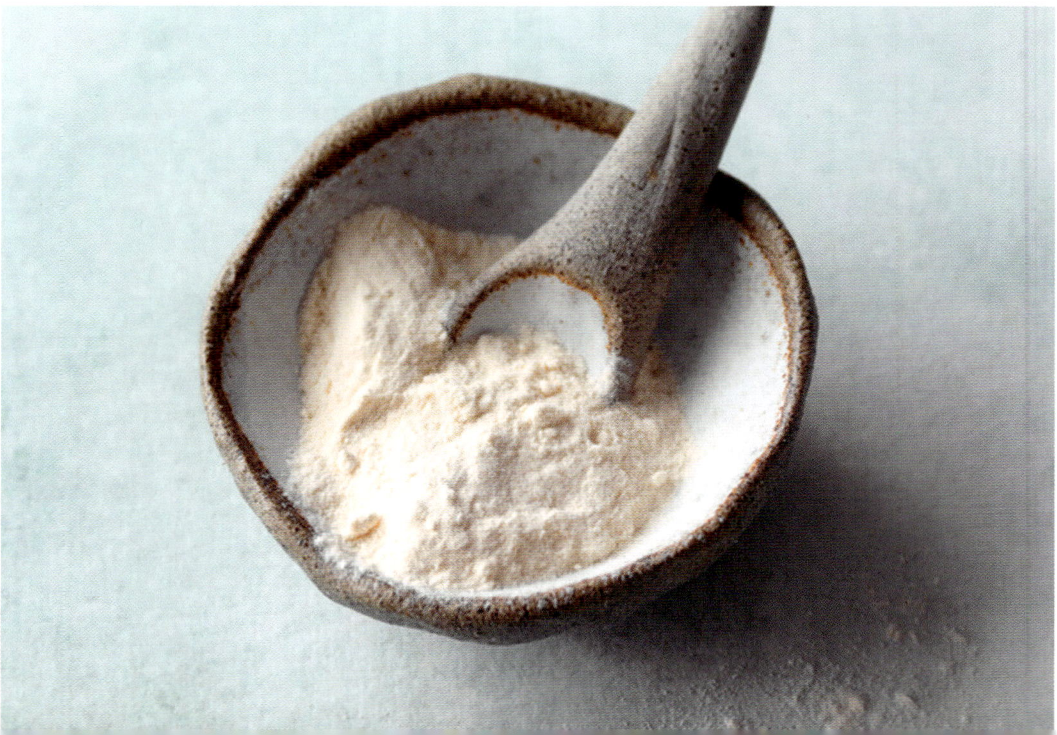

weicher und begünstigen so den »Abtransport«. Was die Verdauung sonst noch ankurbelt, erfahren Sie auf **Seite 210–213**. Natürlich gibt es auch gegen alle anderen Magen-Darm-Beschwerden wirkungsvolle Hausmittel. Blättern Sie einfach weiter!

MAGENFREUNDLICHE KOST

Zusätzlich zu den Rezepten in diesem Kapitel sollten Sie bei Magen-Darm-Beschwerden vor allem leicht bekömmliche Speisen zu sich nehmen, wie gedünstetes nicht blähendes Gemüse, Haferflocken, Kartoffeln oder Reis. Sie können die guten Darmbakterien zudem mit milchsauren Produkten wie Naturjoghurt, Kefir, Buttermilch oder Sauerkraut (Probiotika) unterstützen. Ihren Zuckerkonsum sollten Sie im Gegenzug unbedingt reduzieren.
Denn Süßes füttert die »Bläh-Bakterien«. Nehmen Sie lieber mehrere kleine Mahlzeiten über den Tag verteilt zu sich als wenige große. Essen Sie keine sehr kalten oder sehr heißen Speisen und kauen sie besonders langsam und sorgfältig. Denn die Verdauung beginnt schon im Mund.
Je besser die Speisen dort zerkleinert werden und je mehr die Enzyme im Speichel »vorverdauen«, desto weniger haben Magen und Darm später zu tun.
Scharfe Gewürze wie Chili und Pfeffer sollten Sie jetzt besser vermeiden, sie reizen den ohnehin schon belasteten Verdauungstrakt nur noch zusätzlich. Dagegen gibt es einige Kräuter, die sich ausgesprochen gut auf diesen Bereich auswirken und ein Darmklima schaffen, in dem sich die guten Bakterien wohlfühlen. Zu den besten »Darmkräutern« zählen:

- Ingwer: Ist zwar auch scharf und regt die Magensäfte und Verdauungsenzyme an, wirkt aber gleichzeitig auch entkrampfend, entblähend und antibakteriell. Außerdem hilft er sehr gut bei nervösen Magenbeschwerden.
- Koriander: Hat eine krampflösende, entblähende, verdauungsfördernde und entzündungshemmende Wirkung. Er regt die Magentätigkeit an, tötet Bakterien ab und unterstützt so die Darmsanierung. Bei den getrockneten Samen sitzen die gesundheitsfördernden ätherischen Öle in einer relativ harten Hülle, deshalb sollten Sie sie vor der Verarbeitung im Mörser zerstoßen.
- Oregano: Dieses Gewürz wirkt entkrampfend und verdauungsfördernd, beugt Blähungen und Koliken vor und kurbelt die Fettverdauung kräftig an. Oregano vermag sogar Helicobacter pylori zu bekämpfen, das zu den besonders hartnäckigen Magenbakterien zählt und häufig Ursache für eine Magenschleimhautentzündung ist. Dieselbe Wirkkraft hat übrigens auch Kümmel.
- Rosmarin enthält besonders viele ätherische Öle, Gerbstoffe, Bitterstoffe und Harze. Und genau das macht ihn auch so wertvoll, wenn es darum geht, den Magen-Darm-Trakt zu entkrampfen.
- Schnittlauch ist reich an Spurenelementen, Mineralien, Eisen – und Senföle. Die fördern zum einen die Verdauung, vor allem aber wirken sie im Magen-Darm-Trakt antiseptisch.

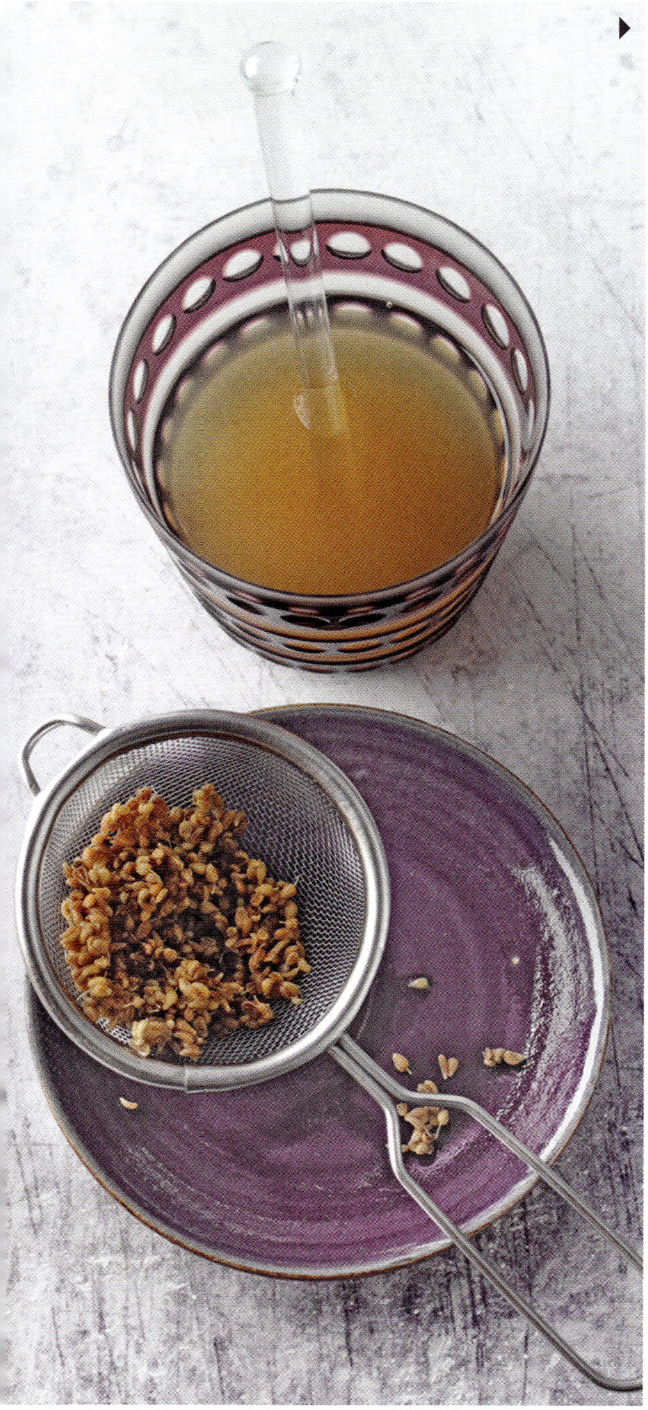

VIER-WINDE-TRUNK

LINDERT BLÄHUNGEN

1 TL Kümmel- oder Anissamen (oder 1 Beutel Kümmel- oder Anistee) • 1 EL Apfelessig • 1 TL Heilerde
Außerdem: 2 Tassen • kleines Sieb

1. Übergießen Sie die Kümmel- beziehungsweise Anissamen mit kochend heißem Wasser, lassen Sie den Aufguss 10 Min. zugedeckt ziehen und gießen Sie ihn dann durch das Sieb in eine zweite Tasse.
2. Wenn der Tee auf Zimmertemperatur abgekühlt ist, rühren Sie den Apfelessig und die Heilerde unter.

ANWENDUNG

Trinken Sie den Tee bei Bedarf morgens auf nüchternen Magen – schön langsam und in ganz kleinen Schlucken.

HALTBARKEIT

Der Tee wird am besten frisch zubereitet. Wenn es bei Ihnen in der Früh oft hektisch wird, können Sie ihn aber auch schon am Vorabend kochen und dann in eine Thermoskanne füllen.

ENTKRAMPFUNGS-AUFLAGE

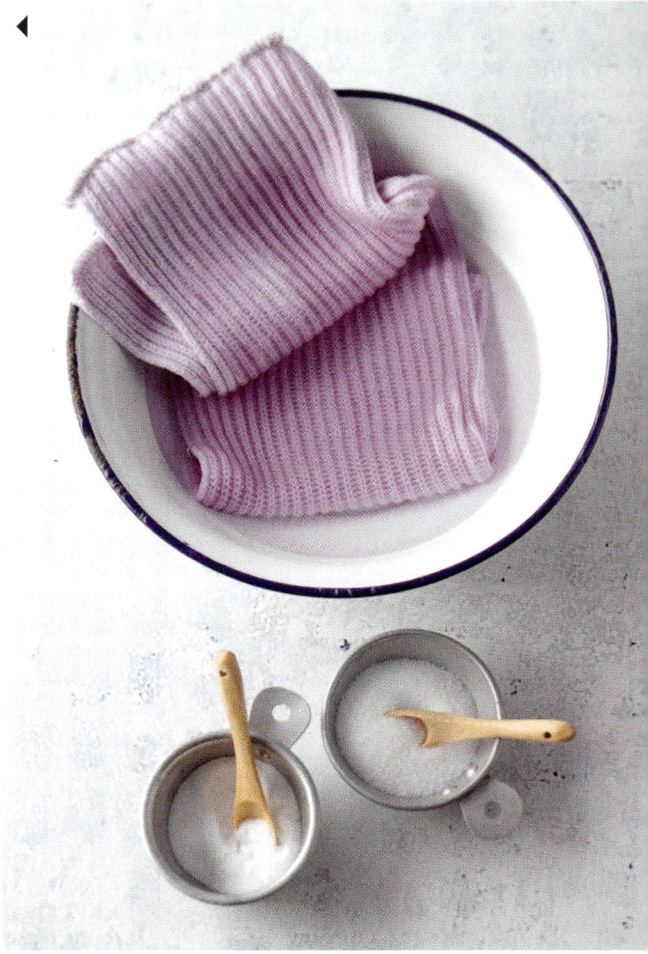

BEI MAGEN- UND DARMKRÄMPFEN

3 g Kristallsalz • 1 Msp. Natron

Außerdem: Schüssel • dünnes Baumwolltuch oder Küchenkrepp • Geschirrtuch • Wärmflasche • Handtuch

1. Vermischen Sie Salz und Natron in der Schüssel mit 100 ml Wasser und rühren Sie, bis sich beide vollständig aufgelöst haben.

ANWENDUNG

Tränken Sie das Tuch in der Flüssigkeit, wringen Sie es etwas aus und legen Sie es sich auf den Bauch. Das Tuch soll nur feucht sein, nicht nass. Nun folgt das Geschirrtuch, darüber kommt die Wärmflasche und ganz obenauf das Handtuch. Legen Sie sich nun für mindestens 30 Min. aufs Sofa oder ins Bett und entspannen Sie. Gegebenenfalls erneuern Sie den Wickel anschließend für einen weiteren Durchgang. 2–3 Durchgänge sind erfahrungsgemäß sinnvoll.

HALTBARKEIT

Die Lösung hält sich in einem Schraubglas 1–2 Tage.

DOPPELWIRKUNG

Salz und Natron regen das Gewebe an und führen ihm jede Menge Mineralstoffe und Spurenelemente zu. So können Stoffwechselprodukte schneller abtransportiert werden. Die Wärme erhöht gleichzeitig die Durchblutung, sodass die Muskeln besser entspannen können.

MAGENBITTER

UNTERSTÜTZT UND FÖRDERT DIE VERDAUUNG

150 g getrocknetes Tausendgüldenkraut • 100 g getrocknete Rhabarberwurzel • 100 g Wacholderbeeren • 50 g getrocknetes Schafgarbenkraut • 30 g getrocknete Kalmuswurzel • 20 g getrocknetes Wermutkraut • 2 l Korn
Außerdem: großes Schraubglas (2000 ml) • dunkle Flasche (1500 ml) • Trichter • Teesieb

1. Schichten Sie alle Kräuter in ein großes Schraubglas und gießen Sie den Korn darüber.
2. Verschließen Sie das Glas und stellen Sie es 14 Tage an einen warmen Ort (Heizung oder Fensterbank). Schütteln Sie das Glas samt Inhalt in regelmäßigen Abständen kräftig.
3. Nach 2 Wochen füllen Sie die Flüssigkeit mithilfe eines Trichters und eines Teesiebs in eine dunkle Flasche ab und verschließen diese gut.

ANWENDUNG

Trinken Sie bei Bedarf nach dem Essen 1 Likörglas voll Magenbitter.

AFTER-DINNER-SHOT

UNTERSTÜTZT DIE VERDAUUNG

1 TL Fenchelsamen • 1 TL Anissamen • ½ TL Artemisia annua (Einjähriger Beifuß, nicht der Gemeine Beifuß) • 30 g Artischockensaft (aus dem Reformhaus) • 1 Tropfen ätherisches Pfefferminzöl
Außerdem: Topf • feines Sieb • Trichter • kleine Flasche

1. Fenchel, Anis und Beifuß mit 150 ml Wasser in einen Topf geben und 10 Min köcheln lassen.
2. Die Flüssigkeit durch ein feines Sieb abseihen und den Topf kurz ausspülen. Flüssigkeit wieder in den Topf geben.
3. Artischockensaft und Pfefferminzöl zufügen und alles kräftig verrühren.
4. Die Mischung mithilfe eines Trichters in ein Fläschchen füllen. Zuschrauben und abkühlen lassen.

ANWENDUNG

Trinken Sie nach einem reichhaltigen Essen ein Schnapsglas.

HALTBARKEIT

Im Kühlschrank aufbewahrt, hält sich der Shot auch noch bis zum nächsten Tag.

EINZELPORTIONEN

Singles können die Zutaten halbieren und an zwei aufeinanderfolgenden Tagen je 1 Glas trinken.

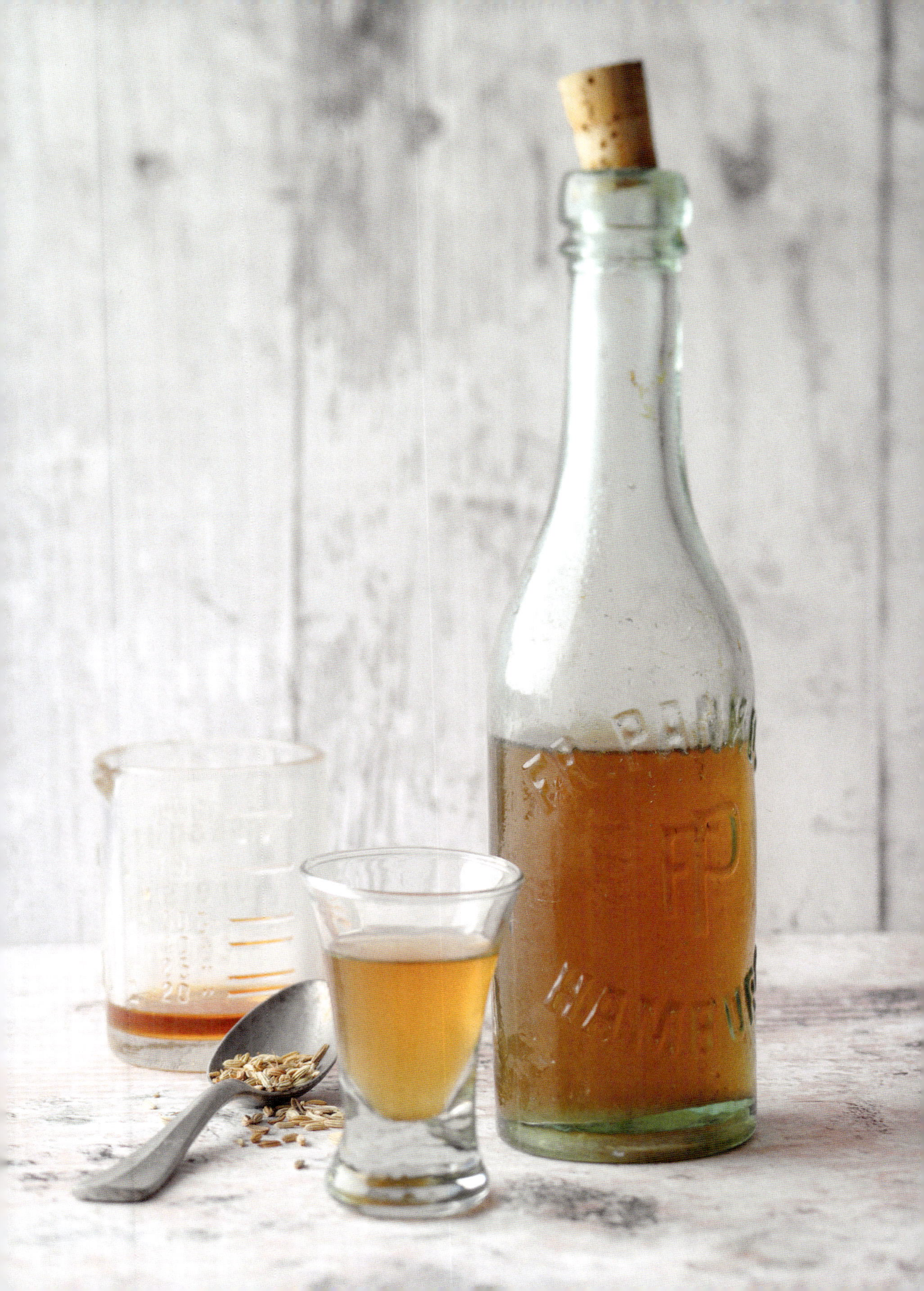

ROLLKUR

BEI MAGENSCHLEIMHAUTENTZÜNDUNG

2 TL Heilerde • 1 TL Apfelessig • 10 Tropfen wasserlösliche Propolistinktur (aus der Apotheke)
Außerdem: großes Glas

1. Bringen Sie zunächst 200 ml Wasser zum Kochen und lassen Sie es dann wieder abkühlen.
2. Geben Sie die Heilerde, den Apfelessig und die Propolistinktur hinzu und verrühren Sie alles gründlich.

ANWENDUNG

Bis hierhin ging es schnell, aber jetzt müssen Sie sich etwas Zeit nehmen:

- Trinken Sie zunächst das ganze Glas in langsamen Zügen aus.
- Legen Sie sich dann auf einer Gymnastikmatte, einer gefalteten Decke oder auch auf dem Bett auf den Rücken. Schließen Sie die Augen und entspannen Sie sich. Sie können sich gerne auch zudecken.
- Nach 5 Min. drehen Sie sich auf die linke Seite und bleiben so wiederum 5 Min. entspannt liegen.
- Dann drehen Sie sich weiter auf den Bauch und entspannen für weitere 5 Min.
- Rollen Sie weiter auf die rechte Seite – noch mal 5 Min. ruhen.
- Am Schluss verweilen Sie noch einmal 5 Min. in der Rückenlage.

Am besten machen Sie je eine Rollkur am Morgen und am Abend – idealerweise kurmäßig über 2–4 Wochen. Danach sollten Sie für mindestens 1 Woche pausieren.

HALTBARKEIT

Der Trunk wird morgens und abends vor jeder Rollkur frisch zubereitet.

SANFTER SCHUTZ

Durch die unterschiedlichen Positionen kann die beruhigend und entzündungshemmend wirkende Lösung alle Bereiche des Magens gut erreichen und sich wie eine schützende Schicht an die Magenschleimhaut schmiegen.
Und noch ein Tipp: Lauwarmer Kamillentee eignet sich für eine Rollkur ebenfalls sehr gut.

ALOE-MINZE-DRINK

BEI REIZDARMBESCHWERDEN

5 Zweige frische Minze • 40 g Aloe-vera-Drink
Außerdem: Mixer • Glas

1. Die Minze abbrausen und trockenschütteln. Mit dem Alce-vera-Drink sowie 250 ml Wasser in einen Mixer geben und ca. 30 Sek. auf höchster Stufe fein pürieren.

ANWENDUNG

Trinken Sie kurmäßig über 10 Tage täglich 1 Glas davon – morgens oder abends.

HALTBARKEIT

Immer frisch zubereiten.

GRÜNE HILFE

Aloe regt die Verdauung sanft an, hilft bei Blähungen und Verstopfung und unterstützt die Darmsanierung. Die ätherischen Öle der Minze entkrampfen die glatte Darmmuskulatur, wodurch Schmerzen gelindert werden. Trinken Sie daher zusätzlich gern noch täglich eine Tasse frisch gebrühten Pfefferminztee.

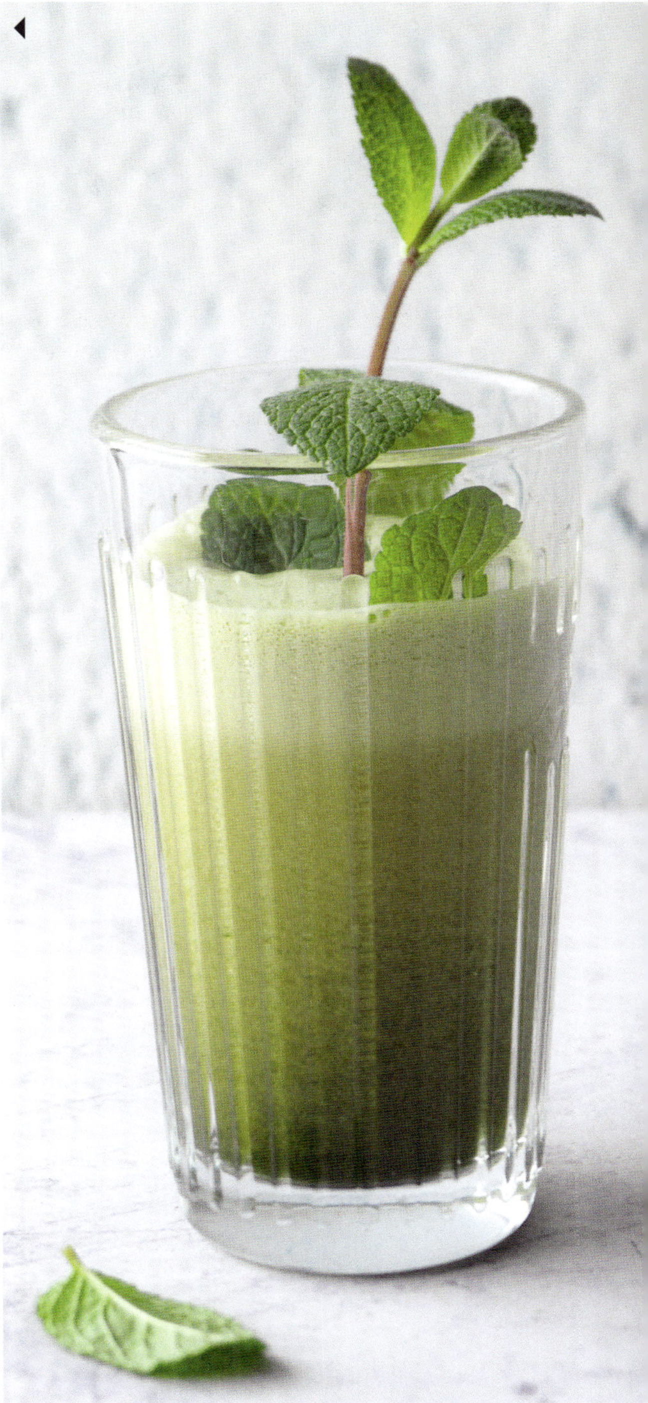

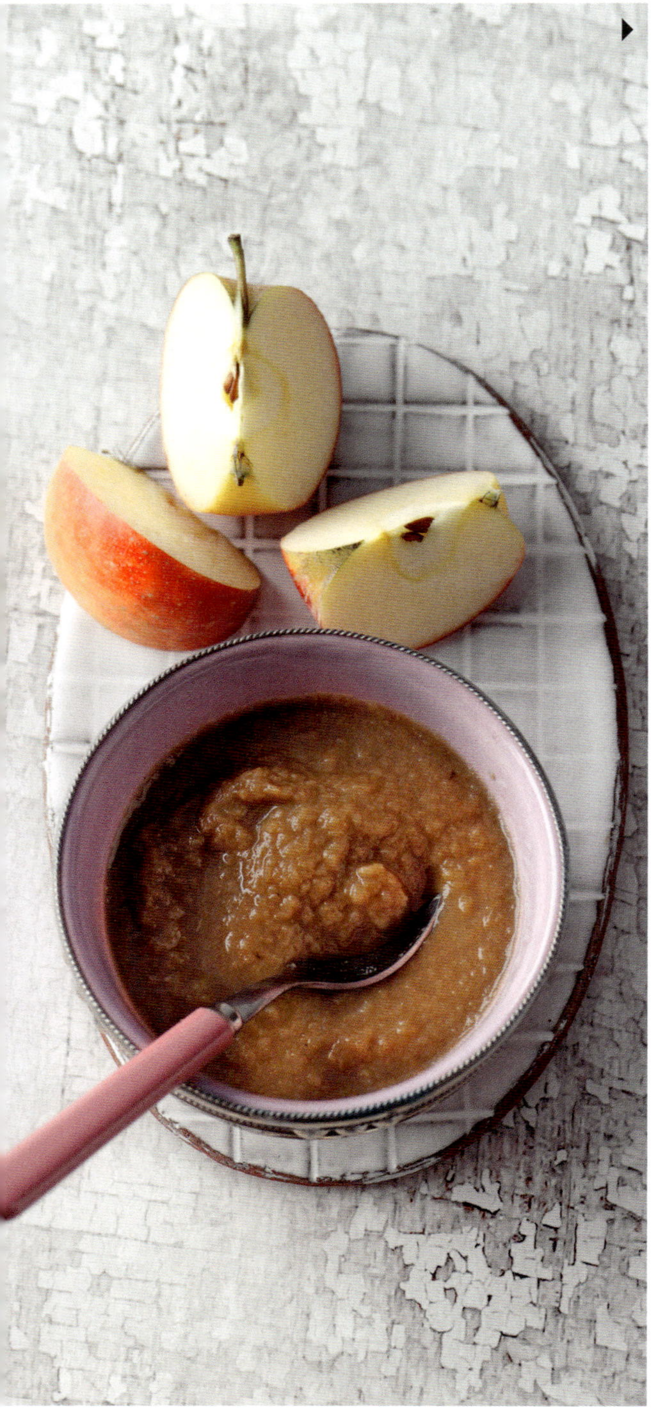

DURCHFALL-STOPP

BEI DURCHFALL MIT FLÜSSIGEM STUHLGANG

4 EL Apfelmus • 1 TL Heilerde • 10 Tropfen wasserlösliche Propolistinktur (aus der Apotheke)
Außerdem: Müslischälchen • Löffel

1. Geben Sie alle Zutaten in das Schälchen und mischen Sie einmal kräftig durch.

ANWENDUNG

Nehmen Sie innerhalb von 1–2 Std. immer wieder einen Löffel davon, bis das Schälchen leer ist. Bis zu drei Portionen am Tag sind erlaubt.

HALTBARKEIT

Die Mischung immer frisch anrühren.

REICHLICH TRINKEN

Trinken Sie viel Wasser oder Tee. Ihr Körper benötigt jetzt reichlich Flüssigkeit, denn die geht bei Durchfall sehr schnell verloren. Gut geeignet sind Pfefferminz-, leichter Salbei- oder Schwarztee, weil sie gleichzeitig den Darm entspannen, Krämpfe lösen, Bakterien bekämpfen und beruhigen.

HEIDELBEER-AUSZUG

◂

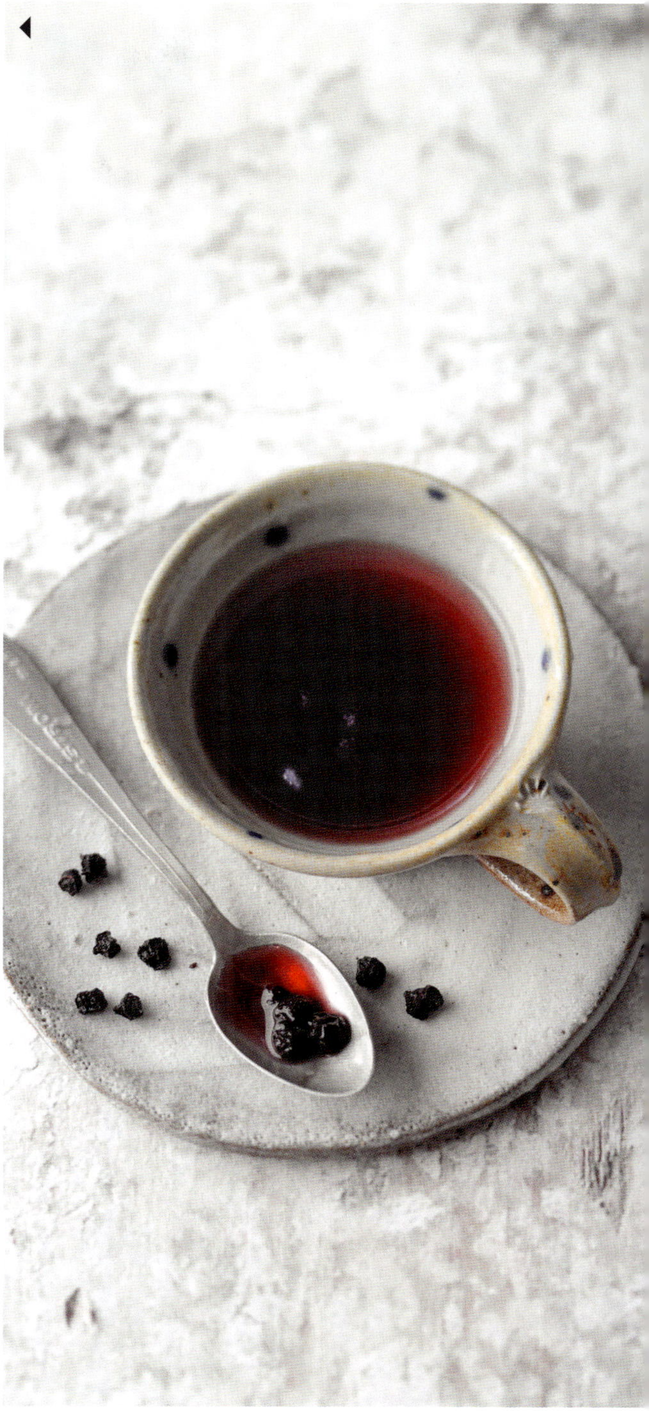

GEGEN DURCHFALL

2 EL (10 g) getrocknete Heidelbeeren (aus dem Reformhaus oder Internet)
Außerdem: Mixer • kleiner Topf

1. Die getrockneten Heidelbeeren in einen Mixer geben, 250 ml Wasser hinzufügen und alles auf höchster Stufe pürieren. Die Mischung in einen kleinen Topf umfüllen und 12 Min. leise köcheln lassen.
2. Die Flüssigkeit durch ein feines Sieb abseihen, schon fertig!

ANWENDUNG

Bei Bedarf bis zu drei Tassen davon am Tag trinken – bis die Beschwerden abklingen.

HALTBARKEIT

Immer frisch zubereiten.

HEILNAHRUNG

Achtung: Nur getrocknete Heidelbeeren enthalten Gerbstoffe, die die Darmschleimhaut abdichten sowie stopfend und entzündungshemmend wirken. Frische Beeren führen ab, bewirken also genau das Gegenteil. Um Magen und Darm zu entlasten und damit sich der Verdauungstrakt schnell wieder regeneriert, können Sie dieses Rezept mit der Möhrensuppe von **Seite 141** kombinieren.

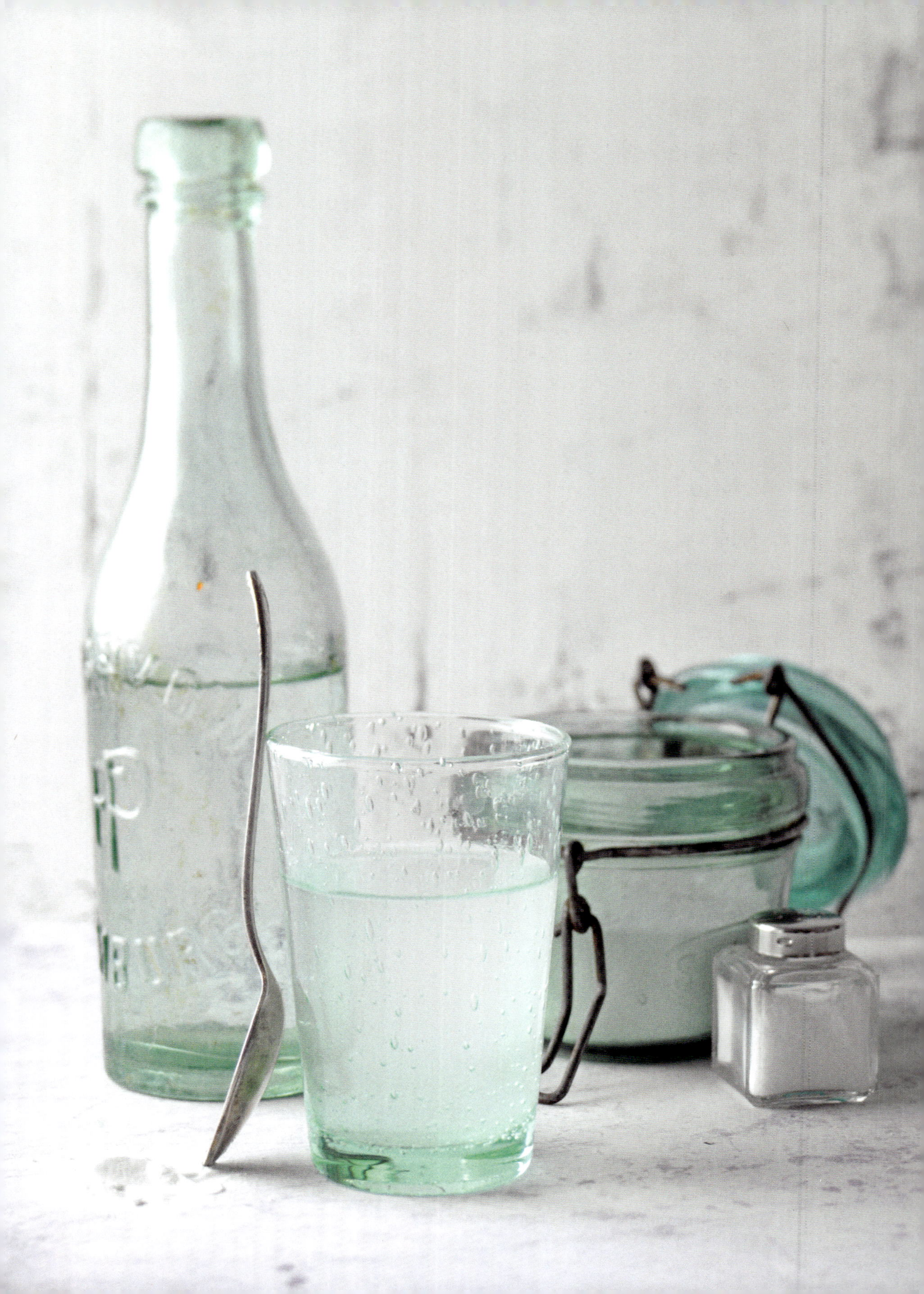

ANTI-ÜBELKEIT-GETRÄNK

BEI ÜBELKEIT UND ERBRECHEN

½ TL Natron • 1 Prise Kristallsalz
Außerdem: Glas • Löffel

1. Füllen Sie ein Glas mit lauwarmem Wasser, geben Sie das Natron und das Salz hinzu und rühren Sie so lange, bis sich beide aufgelöst haben.

ANWENDUNG

Leeren Sie das ganze Glas über 30 Min. verteilt in kleinen Schlucken. Sollte die Übelkeit anschließend noch nicht verschwunden sein, können Sie das Ganze gerne noch einmal wiederholen

HALTBARKEIT

Wird jedes Mal frisch angerührt.

INGWERWASSER

Wenn Sie sich den leicht salzigen Natrongeschmack bei Übelkeit gar nicht vorstellen können, probieren Sie es einfach mit einem Glas Ingwerwasser. Dazu 1 daumengroßes Stück frische Ingwerwurzel schälen, ganz klein schneiden oder raspeln, mit heißem Wasser übergießen und 10 Min. ziehen lassen.

AKUPRESSUR

Wissenschaftliche Studien belegen, dass gegen Übelkeit auch die Akupressur helfen kann. Ein bewährter Punkt dazu liegt 2–3 Fingerbreit unter dem Handgelenk mittig zwischen den Sehnen. Ein anderer Akupressurpunkt gegen Übelkeit liegt in der Mitte des Oberkörpers, auf halber Strecke zwischen Rippenbogen und Bauchnabel. Drücken Sie ihn 2- bis 3-mal täglich. Oft helfen schon jeweils 5 Min., damit es Ihnen besser geht.

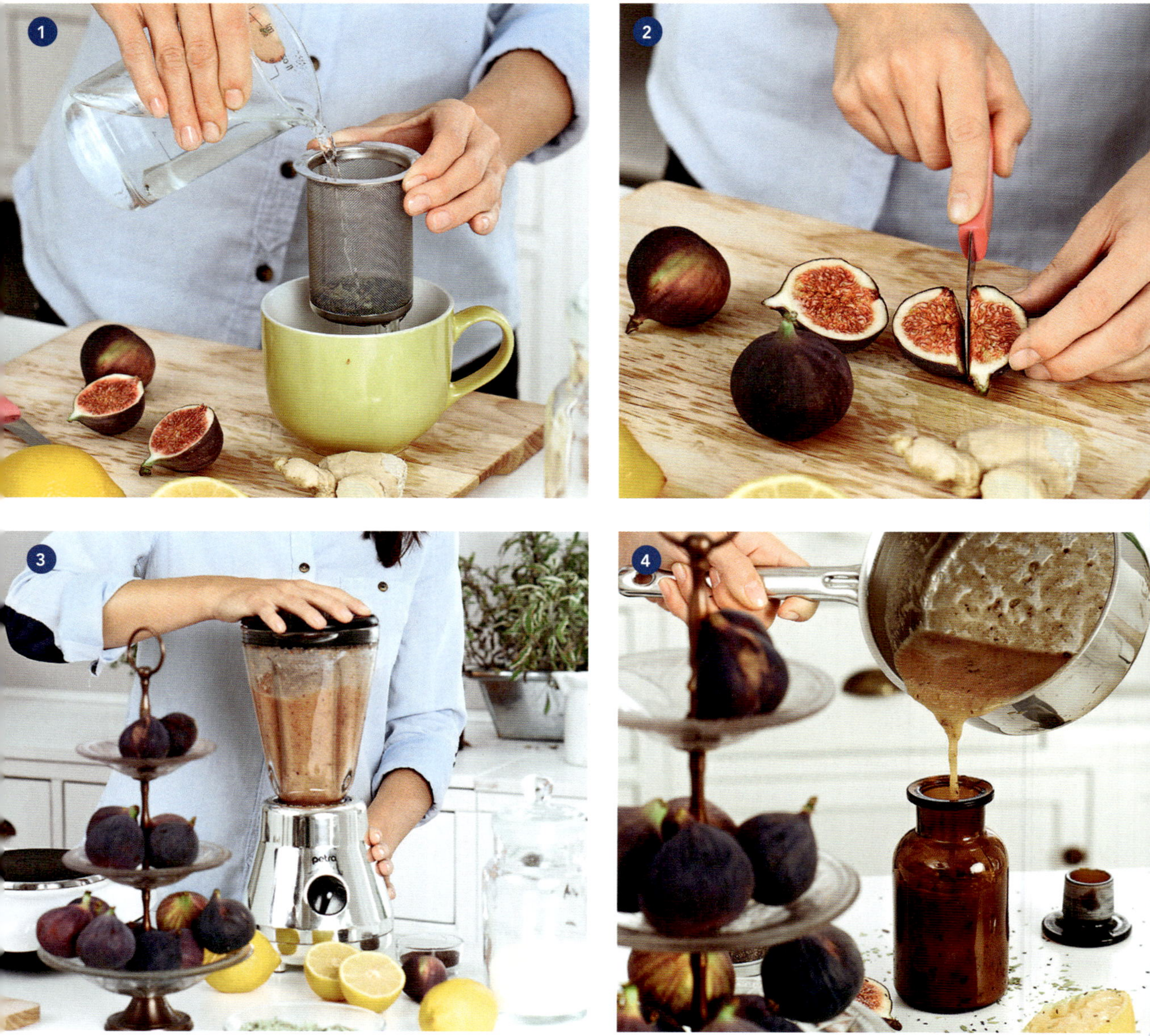

1. Sennesblätter-Tee zubereiten. 2. Frische Feigen klein schneiden. 3. Alle Zutaten im Mixer pürieren. 4. Masse erhitzen und in eine dunkle Flasche füllen.

FEIGENSIRUP

BEI VERSTOPFUNG

15 g getrocknete Sennesblätter • 8 frische Feigen • 1 haselnussgroßes Stück frische Ingwerwurzel (ca. 2 cm) • 100 g Rohrzucker • 1 EL Flohsamen • Saft von 1 Zitrone
Außerdem: Teetasse • Teesieb • Esslöffel • scharfes Messer • Schneidebrett • Mixer (oder Pürierstab und Rührgefäß) • kleiner Topf • Kochlöffel • dunkle Flasche (250 ml)

1. Hängen Sie ein Teesieb mit den Sennesblättern in eine Tasse, gießen Sie 100 ml kochendes Wasser auf und lassen Sie die Blätter ein paar Min. quellen. Drücken Sie anschließend die Blätter noch einmal richtig aus, und entfernen Sie das Teesieb.
2. Brausen Sie die Feigen kurz unter kaltem Wasser ab und vierteln Sie sie. Den Ingwer schälen und in sehr feine Würfelchen schneiden.
3. Pürieren Sie die Feigen, den Ingwer, den Sennesblätter-Tee und den Zucker im Mixer oder zerkleinern Sie alles mit dem Pürierstab in einem Rührgefäß.
4. Füllen Sie die pürierte Masse in den kleinen Topf. Fügen Sie die Flohsamen hinzu und erhitzen Sie alles langsam und unter stetigem Rühren, bis die Mischung eine sirupartige Konsistenz hat. Rühren Sie zum Schluss noch den Zitronensaft ein.
5. Füllen Sie den heißen Sirup in eine dunkle Flasche und verschließen Sie diese gut.

ANWENDUNG

Schlucken Sie 1–2 TL Sirup am Tag, am besten mit viel Flüssigkeit nach dem Abendessen.
Nehmen Sie den Sirup jedoch nicht länger als 2–3 Tage in Folge zu sich, da Sennesblätter nach längerem Gebrauch die Darmschleimhaut reizen.

HALTBARKEIT

Der Sirup hält sich im Kühlschrank circa 3 Wochen.

ACHTUNG

Bei akuten Darmerkrankungen darf der Sirup nicht angewendet werden, um den entzündeten Darm nicht anzuregen.

ABFÜHRHILFE

GEGEN VERSTOPFUNG

1 TL grobe Heilerde • 1 EL Apfelessig • ½ TL Kristallsalz
Außerdem: großes Glas • Löffel

1. Füllen Sie ein großes Glas mit lauwarmem Wasser und geben Sie die Heilerde, den Apfelessig und das Salz dazu. Rühren Sie, bis sich das Salz vollständig aufgelöst hat.

ANWENDUNG

Trinken Sie die Mischung morgens auf nüchternen Magen, um den Darm in Schwung zu bringen.

HALTBARKEIT

Der Trunk wird immer frisch zubereitet.

UNTERSTÜTZENDE MASSNAHME

Sollten Sie regelmäßig unter Verstopfung leiden, empfehle ich Ihnen die Darmreinigungskur von **Seite 216**. Halten Sie Ihren Darm außerdem mit ballaststoffreicher Ernährung, viel Obst und Gemüse auf Trab. Auch regelmäßige Bewegung fördert die Verdauung.

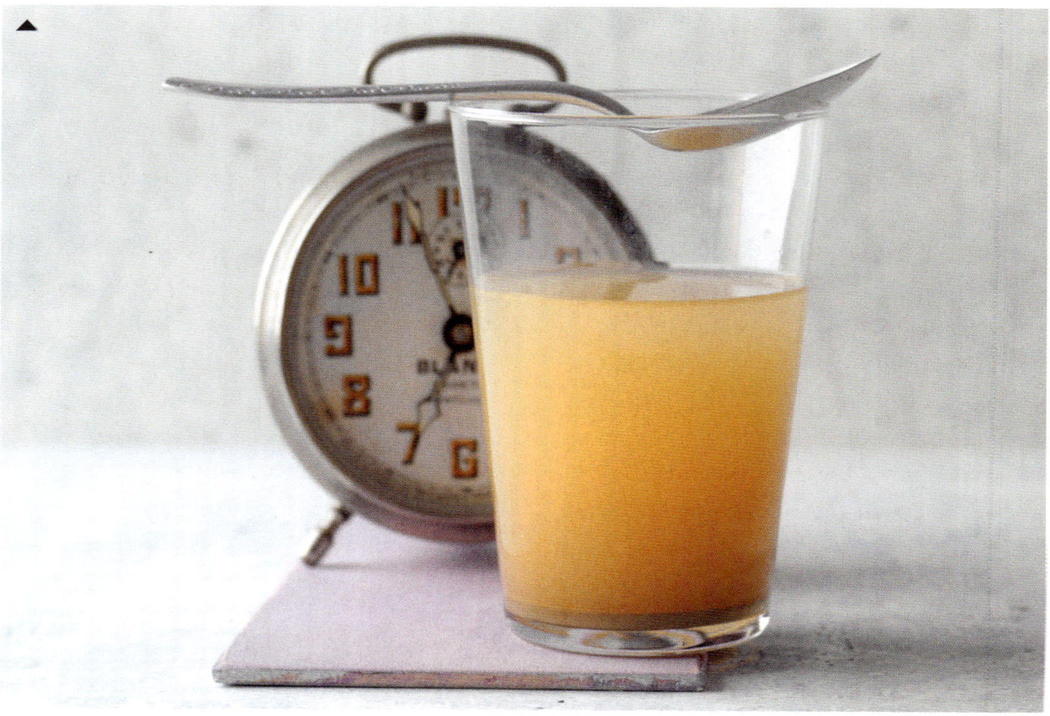

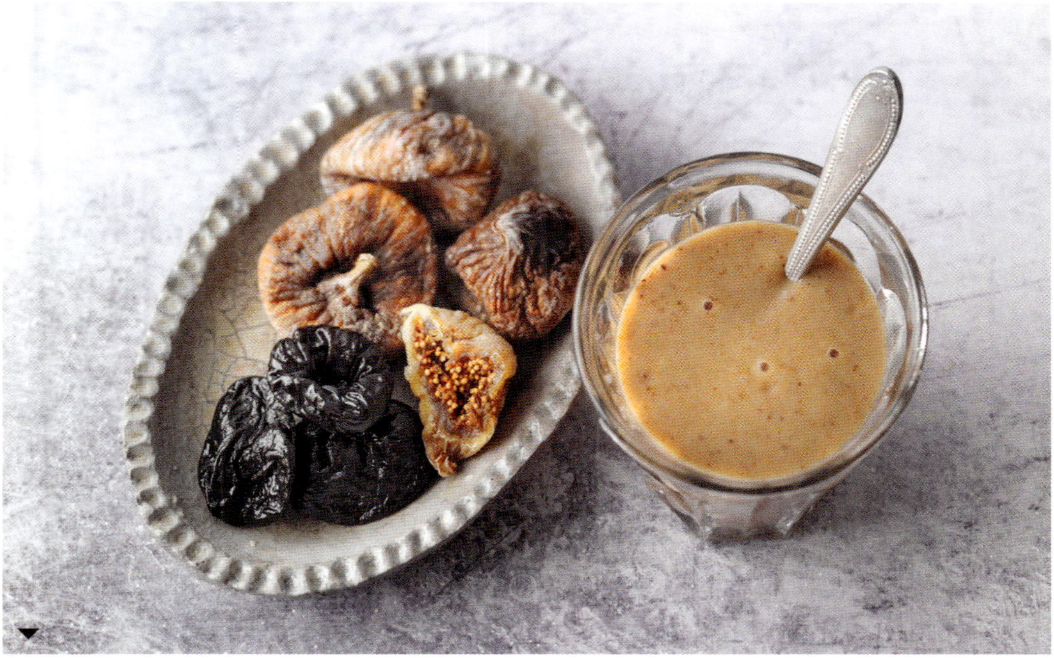

FEIGEN- UND PFLAUMENTRUNK

HILFT BEI VERSTOPFUNG

3 getrocknete Feigen • 4 getrocknete Pflaumen • 100 g Kefir
Außerdem: Schälchen • Mixer

1. Die Feigen und Pflaumen in einem Schälchen über Nacht in 300 ml Wasser einweichen.
2. Am nächsten Tag die Trockenfrüchte mit dem Einweichwasser und dem Kefir im Mixer ca. 30 Sek. auf höchster Stufe durchmixen, bis ein cremiger Shake entstanden ist.

TRINKEN NICHT VERGESSEN
Trinken Sie am besten gleich noch ein großes Glas Wasser hinterher. Das erhöht das Volumen des Stuhls und er wird leichter abtransportiert.

ANWENDUNG
In kleinen Schlucken trinken. Sollte Ihnen die Konsistenz zu dickflüssig sein, gießen Sie einfach noch Wasser nach.

HALTBARKEIT
Bei Bedarf immer frisch zubereiten.

TOPINAMBUR-FLOHSAMEN-KUR

FÜR EINE GESUNDE DARMFLORA

200 g Brottrunk (aus dem Drogeriemarkt oder Reformhaus) • 2 TL Flohsamenschalen • 1–2 TL Topinambur-Granulat (siehe Bezugsquellen, ***Seite 266****)*
Außerdem: Glas • Löffel

1. Alle Zutaten in ein großes Trinkglas geben und kräftig mit einem Löffel umrühren, bis sich das Granulat vollständig aufgelöst hat. Fertig!

ANWENDUNG

Um die Darmflora optimal aufzubauen, wenden Sie den Trunk 4–6 Wochen kurmäßig an – morgens oder abends. Weil zu viel Topinambur Blähungen verursachen kann, beginnen Sie erst mal mit 1 TL Granulat und steigern die Dosis langsam. Wichtig: Dazu über den Tag verteilt viel trinken – optimal sind zwischen 1,5 und 2 Liter.

HALTBARKEIT

Immer frisch zubereiten.

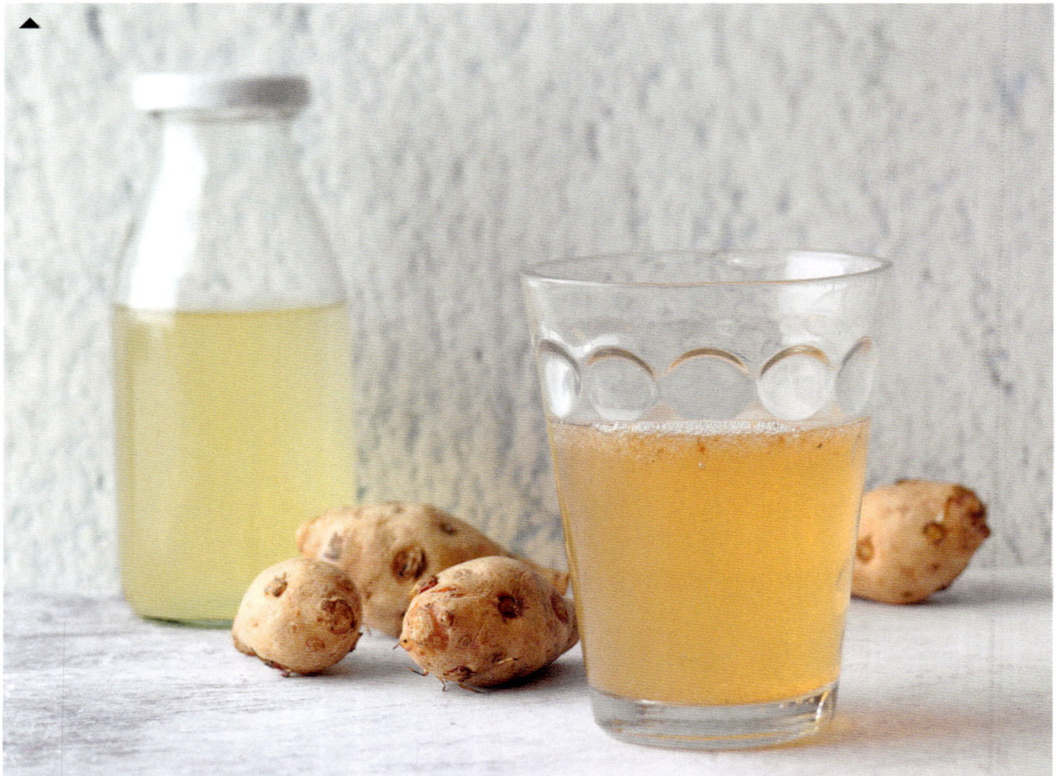

ENTGIFTUNGSTRUNK

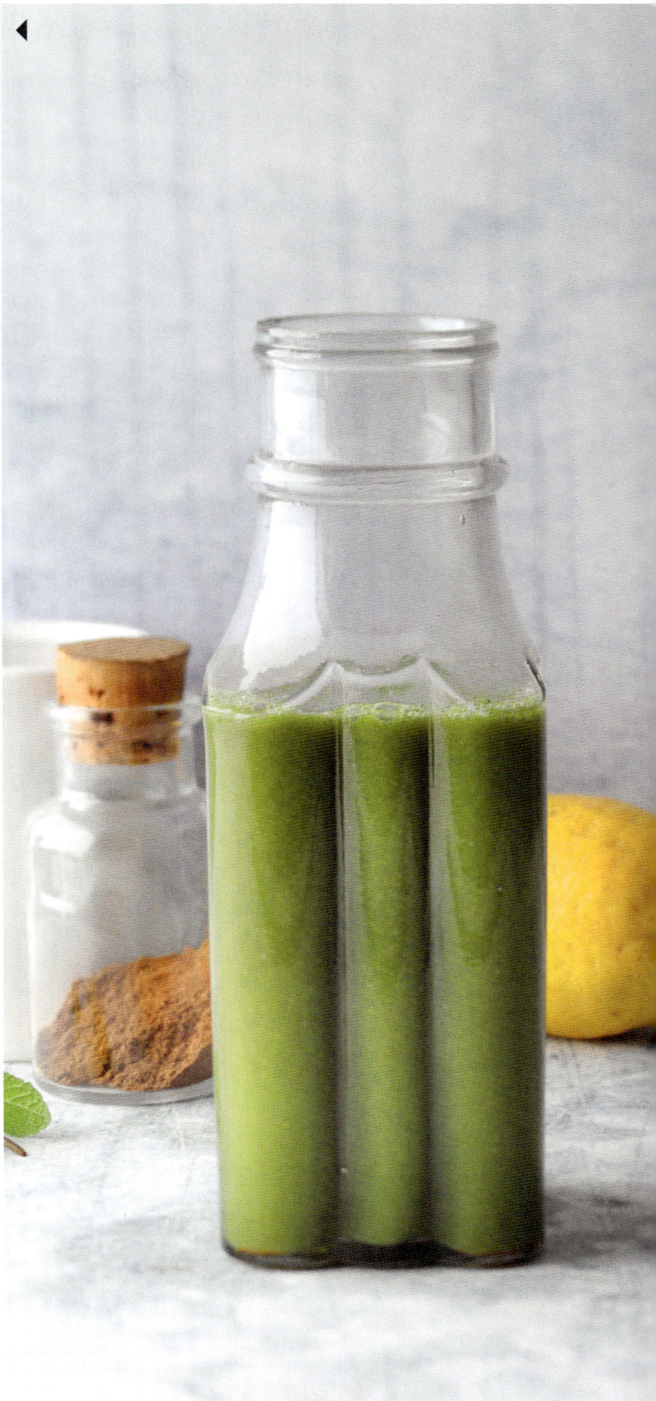

UNTERSTÜTZT DIE ENTGIFTUNG

Je 1 gehäufter TL getrockneter Löwenzahn und getrocknete Brennnessel (oder jeweils die doppelte Menge frische Blätter) • 1 Bio-Zitrone (gewaschen und in dicke Scheiben geschnitten, Enden abschneiden) • 2 große Zweige frische Minze • 1 EL Bio-Moringapulver • 3 Msp. Zimt
Außerdem: Mixer • Topf • feines Sieb • Trichter • Flasche

1. Den Löwenzahn und die Brennnesseln mit 100 ml Wasser in einen Topf geben, erhitzen und 7 Min. sanft köcheln lassen.
2. Die Flüssigkeit durch ein feines Sieb in einen Mixer seihen. Erst weitere 200 ml kaltes Wasser, dann alle restlichen Zutaten zufügen und alles 1 Min. auf höchster Stufe pürieren.
3. Den Trunk mithilfe eines Trichters in eine Flasche füllen. Fest zuschrauben und dann abkühlen lassen.

ANWENDUNG

Trinken Sie 2-mal täglich ein kleines Glas zu den Mahlzeiten. Ich empfehle eine kurmäßige Anwendung über 2–4 Wochen.

HALTBARKEIT

Im Kühlschrank aufbewahrt, hält sich der Entgiftungstrunk mindestens 2–3 Tage.

DARMREINIGUNGSKUR

BEI ALLEN MAGEN- UND DARMBESCHWERDEN, BEI GELENKERKRANKUNGEN, ALLERGIEN UND HAUTPROBLEMEN

Für Phase 1 (Entgiftungsphase): 1 EL Apfelessig • 1 EL Heilerde • 2 TL Flohsamenschalen • 15 Tropfen Grapefruitkernextrakt (siehe Bezugsquellen, ***Seite 266****)*
Für Phase 2 (Aufbau): 100 ml Brottrunk (aus dem Drogerie- oder Supermarkt) • 1 EL Apfelessig • 1 EL Heilerde • 1 TL Flohsamenschalen

1. Geben Sie alle Zutaten in einen Mixer, fügen Sie in Phase 1 200 ml Wasser hinzu, in Phase 2 nur 100 ml, und mischen Sie alles auf hoher Stufe einmal durch.

ANWENDUNG

Trinken Sie ein Glas morgens auf nüchternen Magen und ein zweites etwa 2 Std. nach dem Abendessen. Trinken Sie die Lösung ganz frisch, sonst setzt sich die Heilerde ab und die Flohsamenschalen quellen auf. Wichtig: Wenn Sie Medikamente nehmen, sollten immer mindestens 2 Std. zwischen der Einnahme des Arzneimittels und der Lösung liegen, um die Wirkung des Medikaments nicht zu mindern.

HALTBARKEIT

Der Trunk wird jedes Mal frisch gemixt.

SUPERORGAN DARM

Der Darm spielt hinsichtlich der Immunabwehr eine Schlüsselrolle, weshalb man ihn 1- bis 2-mal im Jahr durch diese sanfte Darmreinigung unterstützen und entlasten sollte. Wer die Kur einmal gemacht hat, weiß, wie vital man sich danach fühlt und wie die Haut strahlt – und wird sie daher immer wieder machen. Besonders hilfreich ist die Kur übrigens bei Menschen mit chronischen Erkrankungen, Allergien oder Darm- und Hautkrankheiten.
Für die optimale Wirkung sollte sich jede Phase über 2–3 Wochen erstrecken. Genauso wichtig: Trinken Sie während der Kur auch sonst viel. 2–3 Liter am Tag sollten es sein – am besten Wasser und ungesüßter Pfefferminz-, Löwenzahn- oder Brennnesseltee.

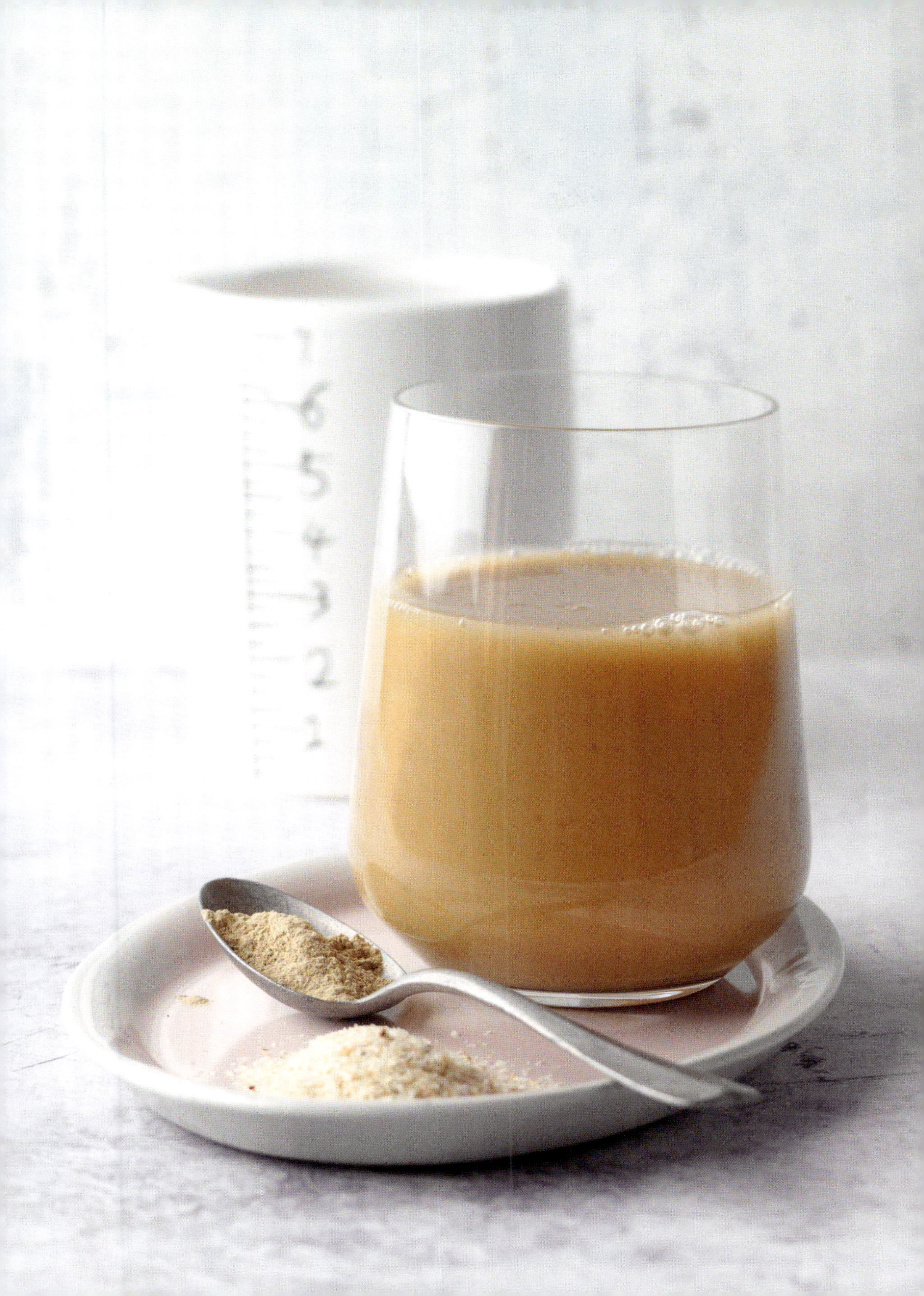
7
6
5
4
3
2
1

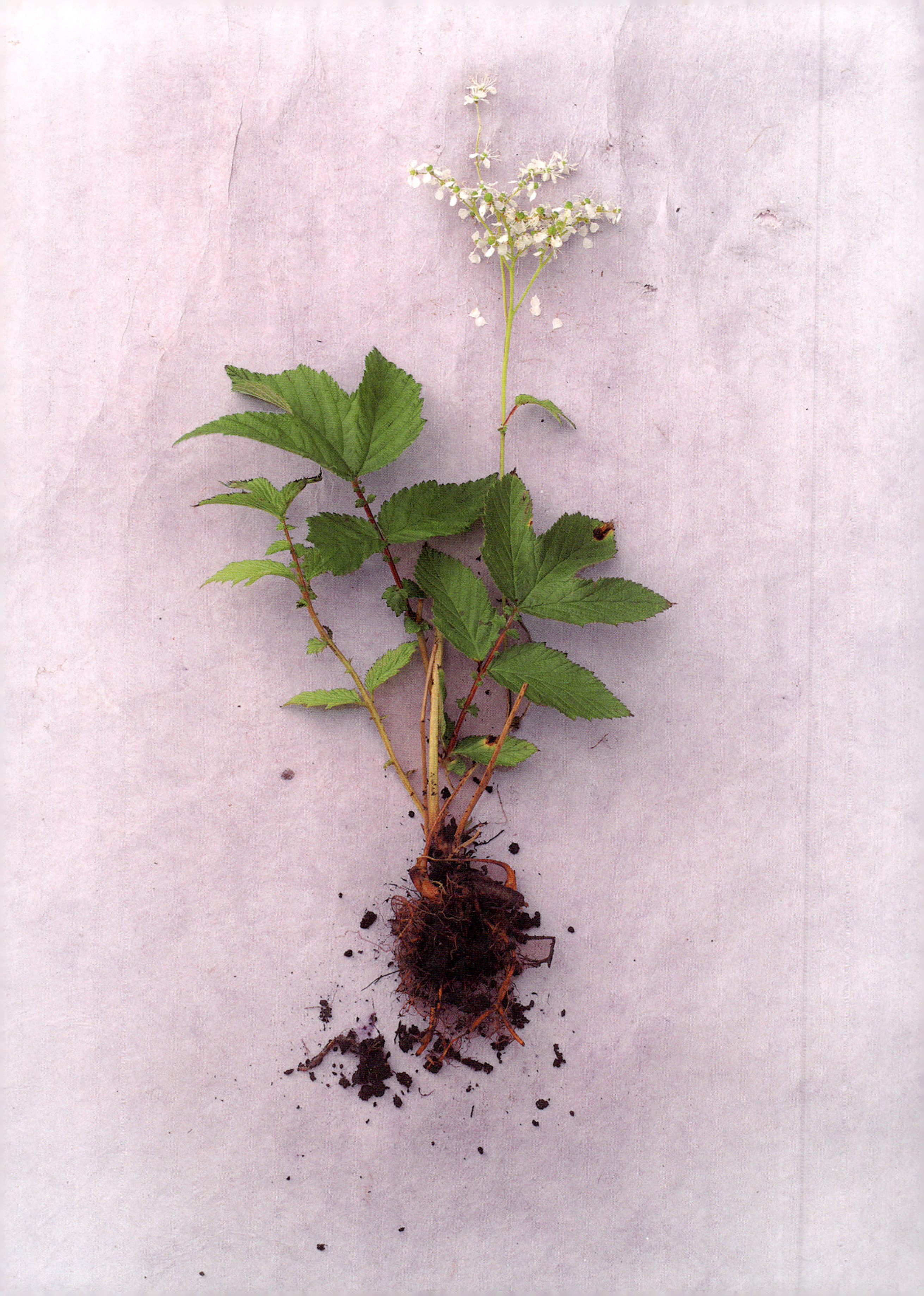

SCHMERZEN

Man muss nicht immer gleich eine Tablette einnehmen, wenn man Schmerzen hat. Genauso gut lässt sich vielen Beschwerden nämlich mit einfachen Hausmitteln entgegentreten. Und dazu braucht es nicht einmal besonders exotische Zutaten. Das meiste davon hat man auch hier schon zu Hause.

DAS HILFT, WENN'S WEHTUT
220

REZEPTE
224

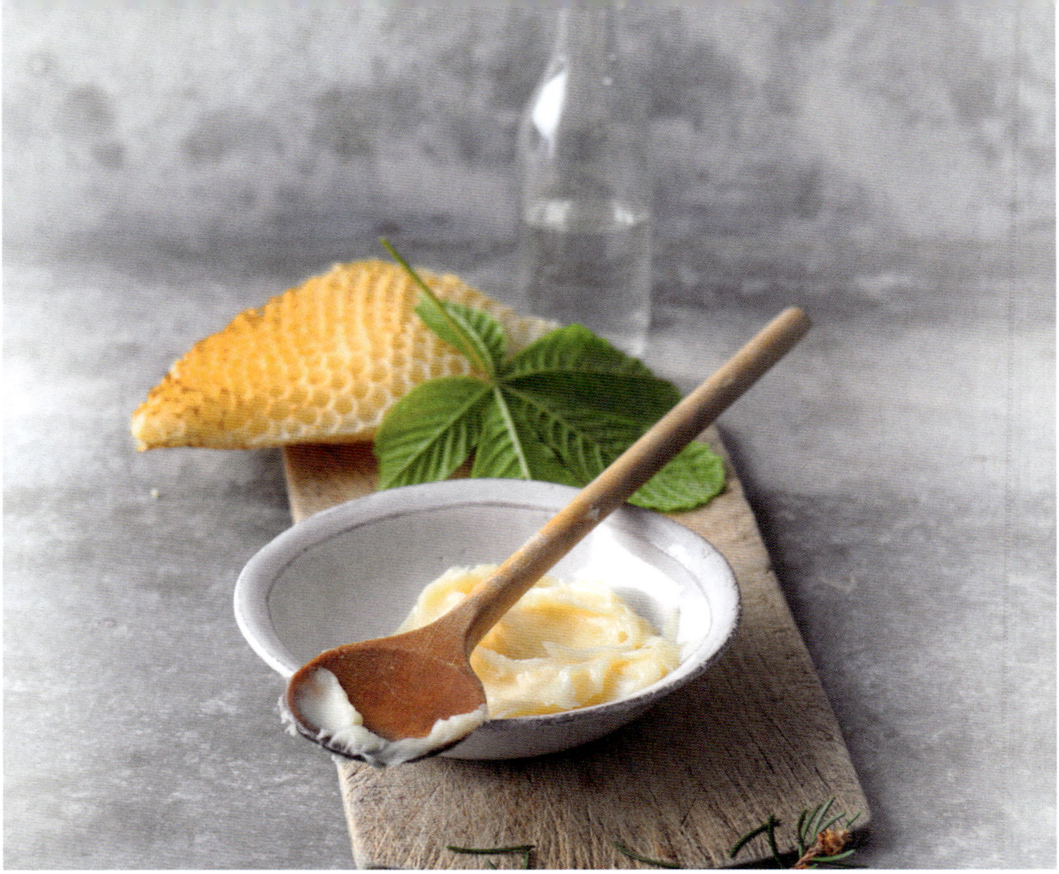

DAS HILFT, WENN'S WEHTUT

Natürlich gibt es in der Apotheke eine große Auswahl an rezeptfreien Arzneimitteln, wenn es mal wieder im Rücken zieht, die Muskeln oder die Gelenke wehtun oder der Kopf brummt. Doch viele Menschen scheuen die Nebenwirkungen von Schmerzmitteln und suchen stattdessen nach einer verträglichen und sanften Alternative – gerade wenn sie öfter unter Schmerzen leiden und entsprechend häufig Medikamente nehmen müssten.

Tatsächlich gibt es auch hier gegen viele Beschwerden einfache Rezepturen, die man bei Bedarf auch als medizinischer Laie schnell selbst anrühren kann – oft mit Zutaten, die man ohnehin im Haus hat. Auch wenn die Wirkung dieser Hausmittel nicht immer wissenschaftlich erwiesen ist, zeigen teils jahrzehntelange Erfahrungswerte doch, dass sie helfen können, sich besser zu fühlen und weniger Schmerzen zu haben.

MUSKELSCHMERZEN

Es heißt ja oft, Sitzen sei das neue Rauchen. Das mag dramatisch klingen, tatsächlich aber hat die zunehmende »Bewegungslosigkeit« im Alltag massive Folgen für die Gesundheit, nicht nur im Hinblick auf das steigende Gewicht und die sinkende Fitness. Leidtragende sind vor allem unsere Muskeln, die oft zu wenig oder falsch belastet werden und sich irgendwann schmerzvoll »zu Wort melden«. Früher hieß es dann meist, man solle sich schonen. Dabei ist genau das falsch, weil es die Muskulatur zu noch mehr Bewegungslosigkeit verdonnert. Viel besser ist sanfte Bewegung wie Radfahren, Spazierengehen oder Walking, Yoga oder gemäßigtes Dehnen.
Als erste Hilfe und unterstützende Maßnahme lässt sich bereits mit Wärme oder Kälte oft schon viel erreichen. Wenn es ganz schnell gehen muss, können Sie dazu eine Wärmflasche oder ein Kühlpack auflegen. Noch besser jedoch ist eine Auflage oder warmer beziehungsweise kalter Wickel, mit dem Sie dem Körper zusätzlich noch ganz gezielt Wirkstoffe über die Haut zuführen können. Der Wickel beeinflusst dabei an sich schon die Durchblutung und regt so die Selbstheilungskräfte des Körpers an. Aber heilende Inhaltsstoffe aus Pflanzen können diesen positiven Effekt noch zusätzlich unterstützen.

KALTE UND WARME WICKEL

Es gibt kalte und warme Wickel. Was besser hilft, ist von Fall zu Fall unterschiedlich: Warme Wickel entspannen das Gewebe. Sie können bis zu 90 Minuten am Körper bleiben. Kalte Wickel wirken abschwellend, regen die Ausscheidungsfunktion der Haut an und helfen so, den Schmerz zu lindern. Sie werden nach 5–15 Minuten (also sobald sie anfangen sich zu erwärmen) wieder abgenommen oder erneuert. Egal ob kalt oder warm: Wenn Sie den Wickel abgenommen haben, sollten Sie sich noch eine Weile auf dem Sofa oder im Bett ausruhen – und zwar genau so lang, wie der Wickel auflag.

1 WICKEL, 3 SCHICHTEN

Ein Wickel besteht meist aus drei aufeinanderliegenden Schichten:

- Das Innentuch: Ein dünner Baumwoll- oder Leinenstoff (Geschirrtuch, Stoffwindel, Stofftaschentuch) wird mit Tee, Tinktur oder Ölauszug getränkt oder anderweitig präpariert, zum Beispiel mit Salbe beziehungsweise einem extra angerührten Brei. Der Innenwickel wird eng, aber nicht zu fest an oder um die betroffene Partie gelegt und muss diese ganz abdecken.
- Das Zwischentuch: Ein trockenes Tuch bildet die zweite Lage. Es muss größer sein als das Innentuch und dieses wiederum völlig bedecken. Am besten geeignet: ein Frotteehandtuch. Bei warmen Wickeln legen Sie noch eine warme (nicht zu heiße!) Wärmflasche auf das Tuch.
- Das Außentuch: Ganz zum Schluss wird alles noch einmal mit einer dickeren Lage bedeckt. Am besten eignet sich dazu eine Decke oder ein dickeres

Baumwolltuch, für Wickel am Bein (Wadenwickel) auch ein paar dicke Wollstrümpfe. Und Anwendungen an den Ohren hält ein Stirnband.

Muskelschmerzen vorbeugen

Langfristig ist die reine Schadensbekämpfung bei Rückenschmerzen und Co natürlich nicht genug. Nehmen Sie sich deshalb vor, ab morgen Fahrstühlen und Rolltreppen die kalte Schulter zu zeigen. Ab nächster Woche nehmen Sie dann beim Treppensteigen immer zwei Stufen und gehen abends noch eine Runde um den Block spazieren. Irgendwann, nach gar nicht allzu langer Zeit, klappt es dann sicher auch, den inneren Schweinehund ganz zu überwinden. Den gerade in Bezug auf Muskel- und auch Gelenkschmerzen gilt: Bewegung ist die beste Medizin. Aber übertreiben Sie es auch nicht, denn wenn Sie Ihrem Körper zu viel abverlangen, riskieren Sie Muskelkater und Zerrungen oder sogar noch stärkere Verletzungen.

GELENKSCHMERZEN

Nicht erst im hohen Alter haben viele Menschen Probleme mit den Gelenken. Allein 800 000 leiden hierzulande an rheumatoider Arthritis, etwa einer von 100. Diese Form des Rheuma, bei der sich die Innenhaut von Gelenken, Sehnenscheiden und Schleimbeuteln entzündet, ist damit die häufigste chronische Gelenkentzündung. Anfangs bemerken die Betroffen noch nicht viel von den Veränderungen in ihrem Körper. Sie sind vielleicht öfter müde oder haben weniger Appetit. Mit der Zeit jedoch werden die Gelenke warm, sind geschwollen oder röten sich und sind vor allem am Morgen immer öfter steif.

JOHANNISKRAUTÖL

Ein klassisches Hausmittel bei Verbrennungen, stumpfen Verletzungen, Sonnenbrand, schmerzenden Gelenken und Rückenschmerzen ist Johanniskrautöl. Sie können es in der Apotheke kaufen oder selbst herstellen. Dazu geben Sie die 1 Handvoll getrocknete Johanniskrautblüten und -knospen (oder die doppelte Menge frischer Blüten) in ein sauberes Einmachglas und füllen etwa die 10-fache Menge an gutem, biologisches Oliven-, Mandel- oder Jojobaöl auf. Alle Blüten müssen vollständig mit Öl bedeckt sein. Stellen Sie dann das Glas für 6 Wochen in die Sonne (am besten auf die Fensterbank) und schütteln Sie es fortan jeden Tag einmal kräftig wie einen Cocktail durch. Nach 6 Wochen hat sich das Öl blutrot gefärbt. Jetzt können Sie es durch ein Sieb in ein sauberes Einmachglas oder eine Flasche umfüllen. Die Blüten haben alle Inhaltsstoffe an das Öl abgegeben; sie werden weggeworfen.
Kühl und dunkel aufbewahrt hält sich Johanniskrautöl ca. 1 Jahr. Massieren Sie es bei Bedarf sanft auf die betroffenen Hautpartien ein – beliebig oft oder bis der Schmerz verschwunden ist. Achtung: Die betroffene Partie wird dadurch stark UV-empfindlich.

Rheumatoide Arthritis ist zwar nicht heilbar. Man kann sie aber durch entzündungshemmende Medikamente, Physio-, Wärme- und Kältetherapie gut in Schach halten. Ganz wichtig ist auch die Ernährung: Betroffene sollten zum Beispiel möglichst wenig Fleisch und Wurst essen. Denn die darin enthaltene Arachidonsäure fördert Entzündungen. Bei akuten Schmerzen helfen der Umschlag und die Tinktur von **Seite 224** und **225** oder eine Kur mit dem Trunk von **Seite 227**. Darüber hinaus gilt auch bei Gelenkbeschwerden: Lieber sanft bewegen als schonen.

SCHLUSS MIT KOPFWEH

Kopfschmerzen sind mittlerweile eine echte Volkskrankheit. Mehr als zwei Drittel der Bevölkerung leidet hierzulande regelmäßig oder sogar chronisch darunter – Frauen sind dabei häufiger betroffen als Männer (siehe auch **Seite 53**).
Etwa 200 verschiedene Arten von Kopfschmerzen unterscheiden Mediziner, im Alltag sind es aber vor allem zwei Arten, die Beschwerden bereiten: Spannungskopfschmerzen und Migräne. Und auch sie haben übrigens oft mit Sitzen zu tun, Stichwort Computer. Das lange Starren, womöglich in der »klassischen« Schildkrötenhaltung hinterlässt eben Spuren.
Wer nicht jedes Mal eine Kopfwehtablette nehmen will, kann es erst einmal mit ätherischem Minz- oder Lavendelöl versuchen ein Rezept für Letzteres finden Sie auf **Seite 95**). Geben Sie bei Bedarf einfach ein paar Tropfen davon auf Stirn und Schläfen, in den Nacken und auf die Innenseite beider Handgelenke. Oder füllen Sie es wie auf **Seite 241** in einen praktischen Roll-on-Behälter, den Sie in der Tasche immer bei sich tragen können. Auf **Seite 240** und **242** finden Sie zwei weitere bewährte Rezepturen gegen Spannungskopfschmerz und Migräne.
Was sonst noch hilft:

- Frische Luft tanken am geöffneten Fenster oder – noch besser – bei einer Runde Tautreten durch den Garten.
- Viel trinken – über den Tag verteilt mindestens zwei Liter. Das beugt Schmerzen nicht nur vor, sondern hilft auch im akuten Fall.
- Sich bewusst entspannen, etwa mithilfe von Yoga, progressiver Muskelentspannung oder Atemübungen.
- Schlafen.

Hilft gegen Kopfweh: Ein Tuch in Salzwasser tauchen, auswringen, einfrieren und auflegen.

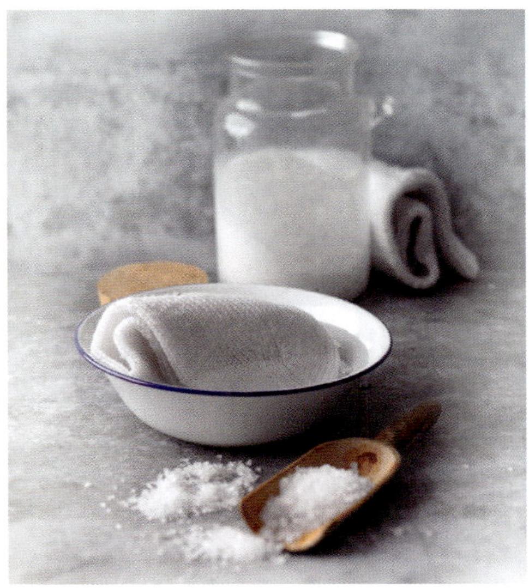

UMSCHLÄGE BEI RHEUMATISCHEN BESCHWERDEN

BEI CHRONISCH ENTZÜNDETEN GELENKEN

Ca. 100 ml Kristallsalzsole (Rezept ***Seite 42****) • 3 EL Heilerde*
Außerdem: Schüssel • Löffel • ein oder mehrere Baumwolltücher (je nach Größe und Anzahl der betroffenen Gelenke) • je ein trockenes Tuch pro Gelenk (z. B. Geschirrtuch) • Handtuch oder Decke

1. Füllen Sie die Sole in die Schüssel, geben Sie die Heilerde dazu und verrühren Sie beides gründlich. Dann lassen Sie die Lösung 30 Min. ziehen.

ANWENDUNG

Tauchen Sie ein Baumwolltuch in die Schüssel, wringen Sie es leicht aus und legen Sie es auf oder, wenn möglich, um das schmerzende Gelenk. Darüber kommt das trockene Tuch, schließlich das Handtuch oder die Decke. Jetzt dürfen Sie es sich erst mal bequem machen, denn der Wickel sollte mindestens 20 Min. wirken. Anschließend nehmen Sie ihn ab, spülen die Reste ab und cremen Ihre Haut mit der gewohnten Pflege ein. Sie können diesen Wickel gerne täglich durchführen.

HALTBARKEIT

Die Lösung für den Wickel wird immer frisch angerührt. Wenn Sie direkt nach einer Anwendung noch mal einen Umschlag auflegen wollen, können Sie aber natürlich dieselbe Solelösung verwenden.

KUR

Weil eine Übersäuerung des Körpers Rheuma begünstigt, empfiehlt sich unterstützend unbedingt eine Entsäuerungskur. Trinken Sie dazu 4–5 Wochen morgens auf nüchternen Magen ein Glas warmes Wasser mit 1 TL Heilerde, 1 TL Apfelessig und 1 Prise Kristallsalz (vorher so lange rühren, bis sich das Salz gelöst hat). Eine derartige kurmäßige Anwendung empfiehlt sich bis zu dreimal im Jahr.
Greifen Sie zudem vor allem zu basischen Lebensmitteln, essen Sie also vor allem viel Gemüse, Hülsenfrüchte und Obst. Lieber Finger weg heißt es dagegen bei Fleisch, Wurstwaren und Alkohol, denn sie sind sehr säurelastig und begünstigen dadurch rheumatische Beschwerden.

RHEUMATINKTUR

BEI SCHMERZENDEN GELENKEN, BEI GICHT UND RHEUMA

200 ml Franzbranntwein (das doppelte Rezept von **Seite 233**) *• 40 g getrocknete Fichtennadeln (oder eine große Hand voll frische junge Triebe einer jungen Fichte)*
Außerdem: Schraubglas (mind. 250 ml) • dunkle Flasche (mind. 250 ml) • Teesieb • Trichter

1. Füllen Sie den Franzbranntwein in ein großes Schraubglas. Fügen Sie die Fichtennadeln hinzu, schließen Sie das Glas und schütteln Sie kräftig.
2. Stellen Sie das Glas an einen warmen Ort und lassen Sie den Franzbranntwein 2 Wochen ziehen.
3. Füllen Sie die Tinktur mithilfe eines Teesiebs und eines Trichters in eine dunkle Flasche ab.

ANWENDUNG

Für ein optimales Resultat ist es sinnvoll, die schmerzenden Gelenke über einen längeren Zeitraum 2-mal täglich mit der Tinktur einzureiben.
Weil die Tinktur die Haut leicht austrocknet, sollten Sie eine Behandlungspause machen, sobald Sie das Gefühl haben, dass Ihre Haut spannt. Damit sich die strapazierte Haut schnell wieder erholt, können Sie sie in der Behandlungspause zum Beispiel mit Mandel-, Jojoba- oder Olivenöl verwöhnen. Sie sind besonders reichhaltig und spenden viel Feuchtigkeit.

HALTBARKEIT

Die Tinktur hält sich mindestens 1 Jahr.

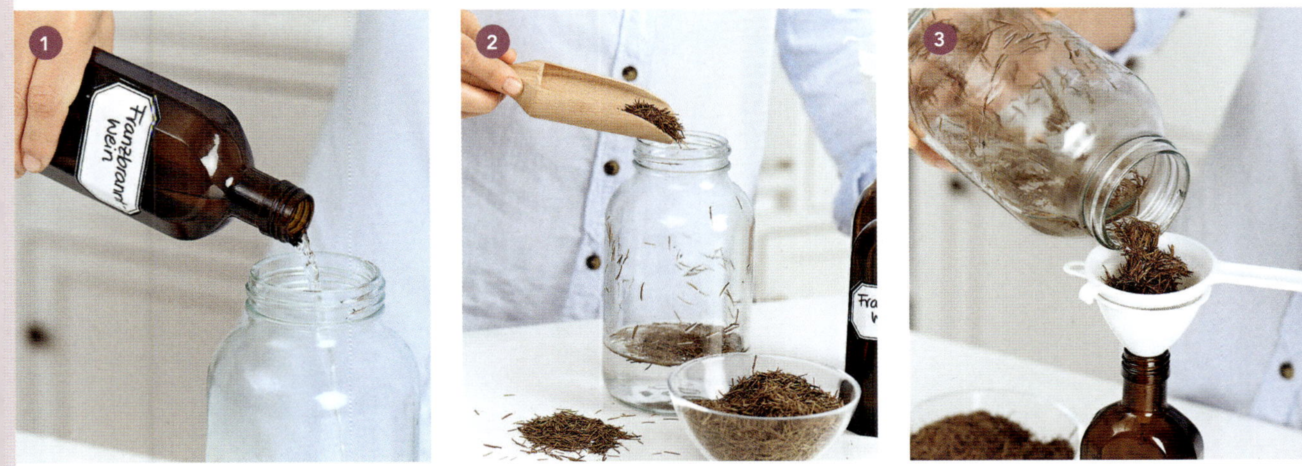

1. Franzbranntwein in ein Glas füllen. 2. Fichtennadeln dazugeben. 3. Nach 14 Tagen umfüllen.

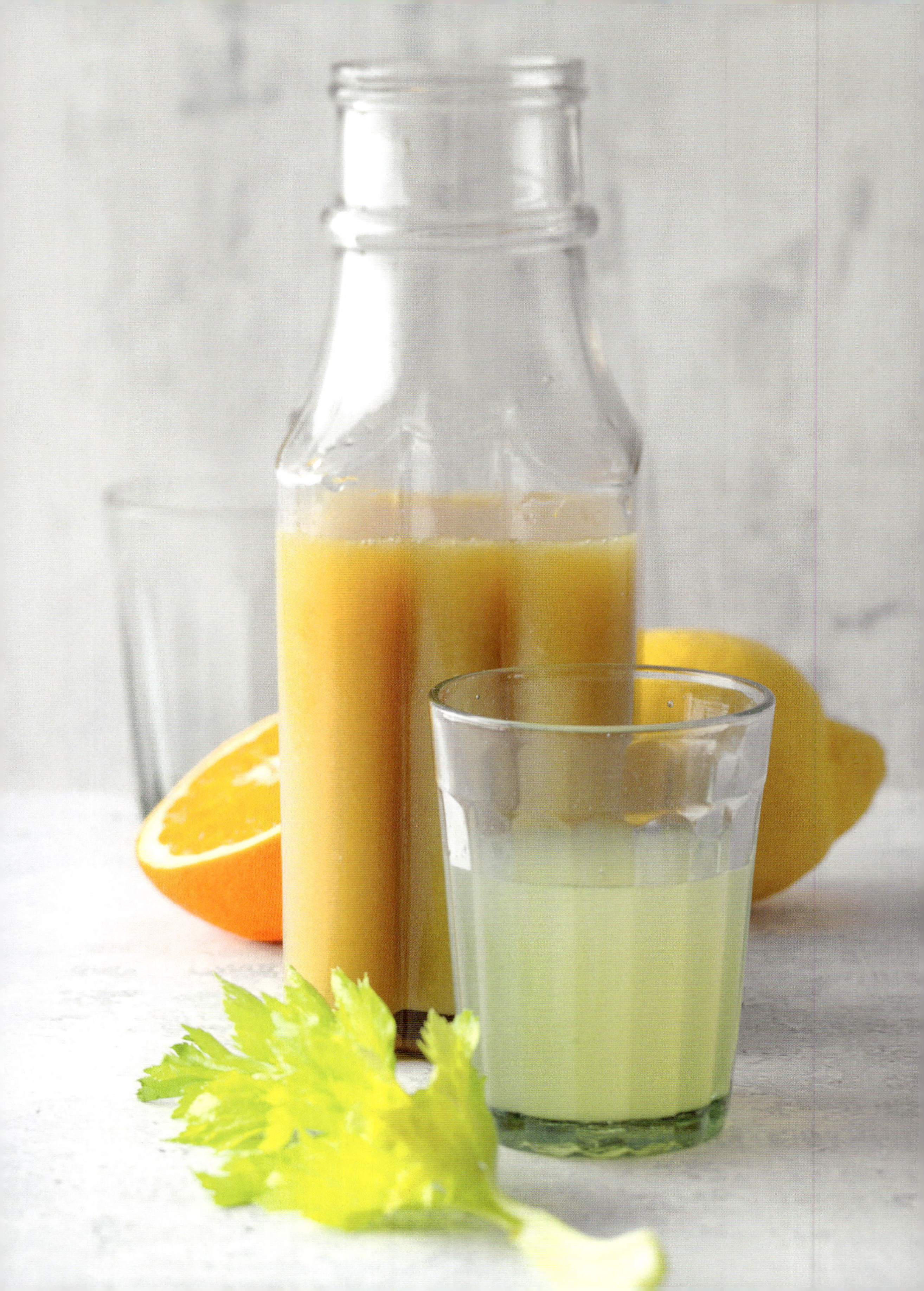

ANTI-ARTHROSE-TRUNK

BEI GELENKBESCHWERDEN JEDER ART

1 Bio-Orange • 1 Bio-Zitrone • ½ Bio-Grapefruit • 2 Stangen Staudensellerie • 3 EL Apfelessig • 2 TL Natron • 10 Tropfen Propolistinktur (aus der Apotheke) • ½ TL Kristallsalz
Außerdem: Messer • Topf • Sieb • Schüssel • Löffel • Einmachglas oder Flasche

1. Waschen Sie die Zitrusfrüchte gründlich unter fließendem warmem Wasser und schneiden Sie sie mitsamt der Schale in Würfel. Dann waschen und putzen Sie den Sellerie und schneiden ihn ebenfalls klein.
2. Geben Sie die vorbereiteten Früchte und den Sellerie in den Topf, fügen Sie 500 ml Wasser hinzu und bringen Sie alles zum Kochen. Schalten Sie die Temperatur herunter und lassen Sie das Ganze bei geschlossenem Deckel auf kleiner Flamme 1 Std. leise vor sich hin köcheln.
3. Gießen Sie die Flüssigkeit durch das Sieb in die Schüssel ab. Die sehr weichen Frucht- und Gemüsestückchen streichen Sie ebenfalls durch das Sieb. Ist das Mus vollständig abgekühlt, geben Sie den Apfelessig, das Natron, die Propolistinktur und das Kristallsalz hinzu, verrühren alles kräftig und füllen das Mus in ein Schraubglas oder eine Flasche.

ANWENDUNG

Rühren Sie morgens und abends jeweils 1 EL Mus in ein Glas stilles Wasser und trinken Sie es. Ich empfehle eine kurmäßige Anwendung über 4–6 Wochen.

HALTBARKEIT

Im Kühlschrank aufbewahrt hält sich der Trunk etwa 1 Woche.

ERSTE HILFE

Bei akuten oder chronisch entzündlichen Prozessen helfen die Umschläge bei rheumatischen Beschwerden (**Seite 224**).

WEIHRAUCHSALBE

GEGEN GELENKSCHMERZEN

25 g Kokosöl • 25 g Sheabutter • ½ TL Bienenwachs • ½ TL Tegomuls (siehe Bezugsquellen, ***Seite 266****) • 10 ml Weihrauchtinktur (aus der Apotheke)*
Außerdem: Schüssel • Topf • Schneebesen • Salbendose oder anderes sauberes Gefäß

1. Kokosöl, Sheabutter, Wachs und Tegomuls in einer Schüssel über dem heißen Wasserbad unter ständigem Rühren schmelzen lassen.
2. Die Schüssel herausnehmen und mit einem Schneebesen kräftig weiterrühren, während Sie langsam die Weihrauchtinktur einfließen lassen. Weiter schlagen, bis die Textur schön cremig ist.
3. Die Salbe in eine Dose füllen, ohne Deckel abkühlen lassen und erst dann zuschrauben.

ANWENDUNG

Die Salbe dünn auf die schmerzenden Gelenke auftragen.

HALTBARKEIT

Etwa 6 Monate (kühl aufbewahren).

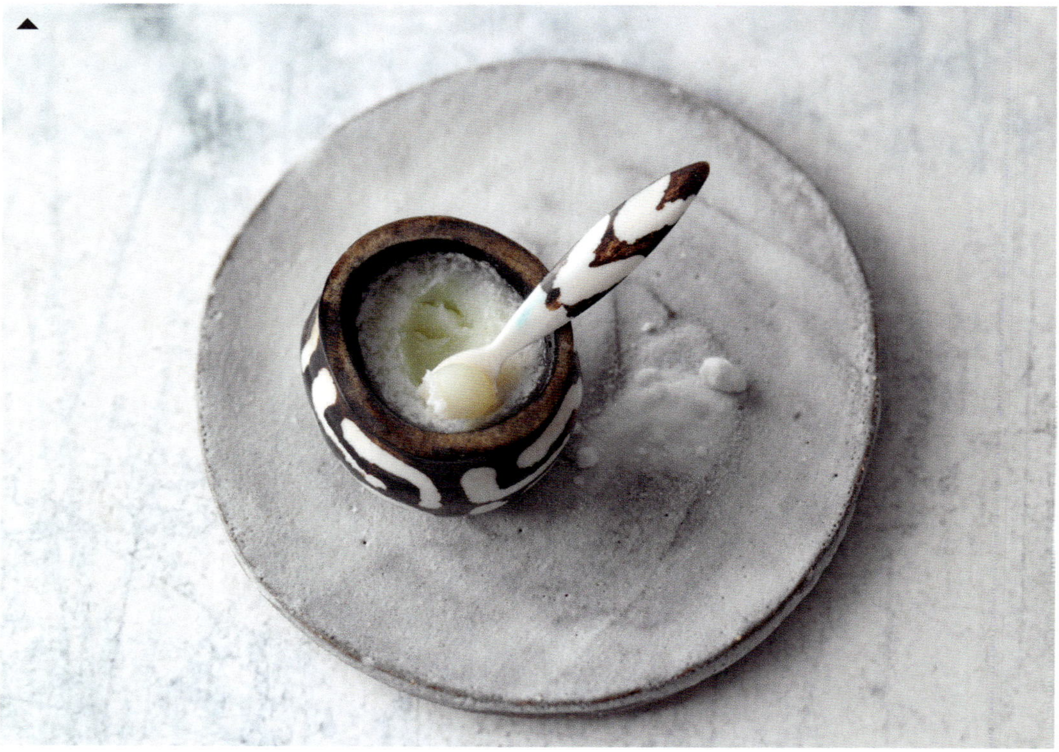

AUFLAGE BEI ISCHIAS UND HEXENSCHUSS

ALS BEGLEITENDE THERAPIE BEI REIZUNG DES ISCHIASNERVS

2–3 EL Apfelessig • 5 EL Heilerde • ½ TL Kristallsalz
Außerdem: 2 kleine Schalen • feuchtes Baumwolltuch • Handtuch • Wärmflasche

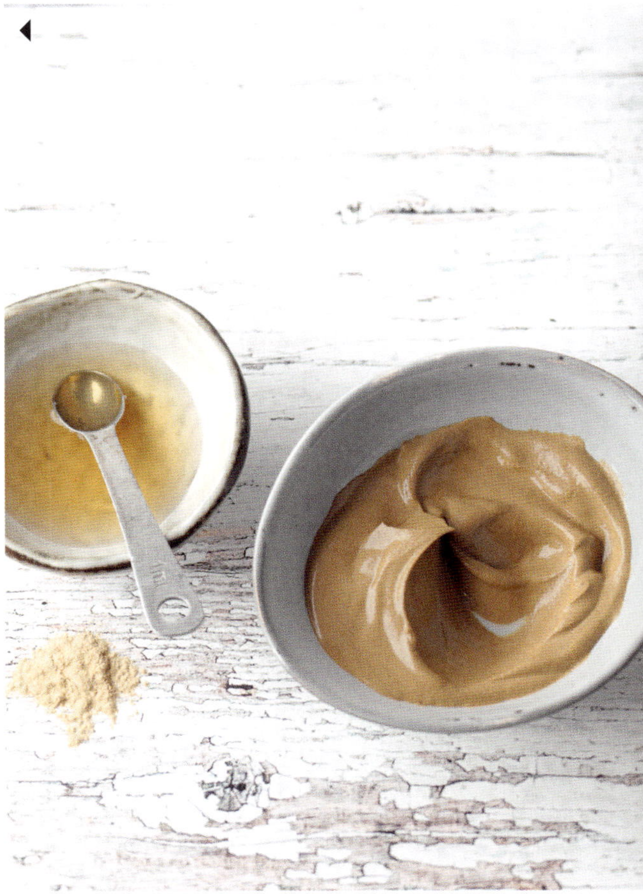

1. Vermischen Sie in einem Schälchen den Apfelessig mit 3–5 EL Wasser. In das andere Schälchen kommen die Heilerde und das Kristallsalz. Fügen Sie nun so viel Wasser-Apfelessig-Gemisch zu, dass ein dicker Brei entsteht.

ANWENDUNG

Streichen Sie den Brei fingerdick auf die schmerzende Stelle im unteren Rückenbereich (lassen Sie sich dabei nach Möglichkeit helfen). Legen Sie nun erst das feuchte Tuch, dann das Handtuch auf und platzieren Sie die Wärmflasche darauf. Und jetzt ab aufs Sofa oder ins Bett! Eine warme Decke kann nicht schaden, schließlich sollen Sie sich entspannen. Lassen Sie den Wickel einwirken, solange er warm ist. Danach entfernen Sie alle Lagen und spülen die Haut mit reichlich klarem Wasser ab. Jetzt nur noch trocken tupfen.

HALTBARKEIT

Die Auflage wird immer frisch zubereitet.

EINREIBUNG

Reiben Sie die schmerzende Stelle anschließend noch mit Johanniskrautöl (aus der Apotheke) ein. Es hilft dem Nerv zu regenerieren, weil es die Durchblutung fördert, den Schmerz stillt und stark entzündungshemmend wirkt.

RÜCKENSALBE

LINDERT SCHMERZEN IM RÜCKEN

50 ml Johanniskrautöl (aus der Apotheke) • 3 g Bienenwachs • 30 Tropfen alkoholische Propolistinktur (aus der Apotheke)
Außerdem: feuerfestes Schälchen • kleiner Topf • Löffel • Salbentiegel

1. Geben Sie das Johanniskrautöl und das Bienenwachs in das Schälchen. Füllen Sie den Topf ein paar Zentimeter hoch mit Wasser, erhitzen Sie es und stellen Sie das Schälchen hinein. Vorsicht: Das Wasser darf nicht ins Gefäß laufen (auch wenn das Wasser kocht, darf nichts hineinspritzen).
2. Ist das Bienenwachs geschmolzen, nehmen Sie das Schälchen sofort aus dem heißen Wasserbad und rühren die Propolistinktur ein. Füllen Sie alles in den Salbentiegel und lassen Sie die Salbe bei geöffnetem Deckel abkühlen. Erst dann zuschrauben.

ANWENDUNG

Bei Bedarf entnehmen Sie eine erbsengroße Menge Salbe und reiben die schmerzende Stelle damit ein. Diesen Vorgang können Sie mehrmals täglich wiederholen.

HALTBARKEIT

Die Salbe hält sich kühl und dunkel aufbewahrt etwa 1 Jahr.

SCHMERZEN LINDERN

Wärme tut bei Rückenschmerzen immer gut. Legen Sie daher ein Kirschkernkissen, eine Wärmflasche oder einen warmen feuchten Wickel (**Seite 221**) oder das Wärmepflaster von **Seite 234** auf die betroffene Partie. Das lockert die Muskeln und löst Verspannungen – und die sind fast immer der Grund für die Schmerzen. Daher ist es auch gar nicht gut, sich zu schonen, wie es früher gern empfohlen wurde. Sanfte Bewegung wie Laufen, Dehnübungen oder eine vorsichtige, gezielte Stärkung der Rückenmuskulatur sind deutlich effektiver. Aber Vorsicht: Wenn sich eine Übung direkt falsch anfühlt, weil sie den Schmerz verstärkt, sollten Sie lieber auf sie verzichten.

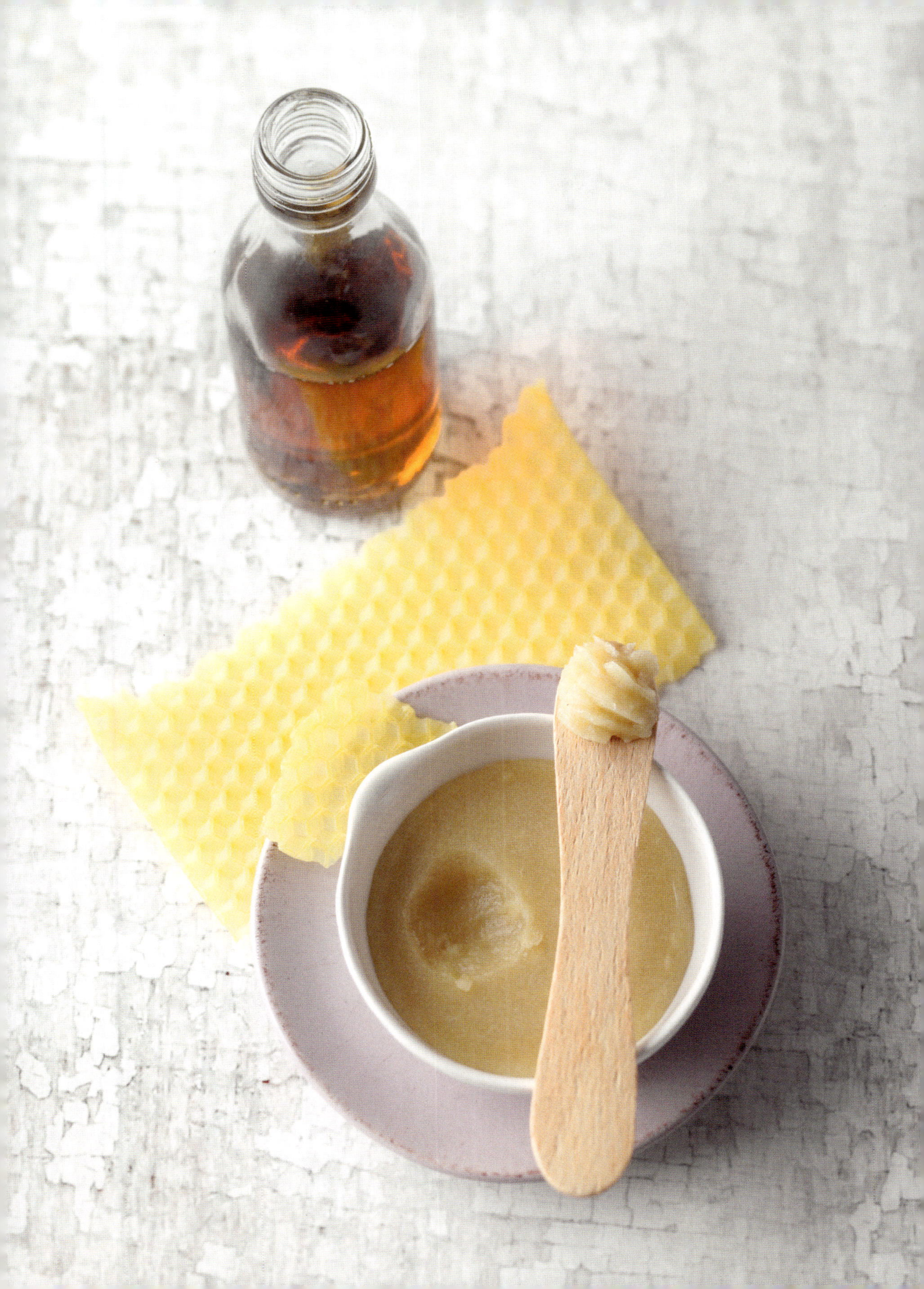

CHILISALBE

HILFT BEI RÜCKENSCHMERZEN

35 g frische Chilischoten (rot, grün oder gelb; oder die halbe Menge getrocknete Chili) • 100 g Sonnenblumenöl • 10 g Bienenwachs • 15 Tropfen ätherisches Rosmarinöl
Außerdem: *Schneidebrett • scharfes Messer • kleiner Topf • feines Sieb • Schraubglas*

1. Die Chilischoten waschen, abtrocknen und grob hacken. Mit dem Öl in einen Topf geben, erhitzen und auf kleiner Flamme 45 Min ziehen lassen.
2. Das Öl durch ein feines Sieb abseihen und zurück in den Topf geben, Bienenwachs zufügen und alles noch einmal erwärmen, bis das Wachs vollständig geschmolzen ist.
3. Das Rosmarinöl dazuträufeln und nochmals kräftig umrühren
4. Die Salbe in ein Schraubglas füllen und bei geöffnetem Deckel erkalten lassen.

ANWENDUNG

Bei Bedarf eine kleine Menge Salbe mehrmals täglich auf die betroffene Stelle reiben. Vorsicht: Nur auf intakter Haut anwenden!

HALTBARKEIT

Die Salbe hält sich mindestens 1 Jahr.

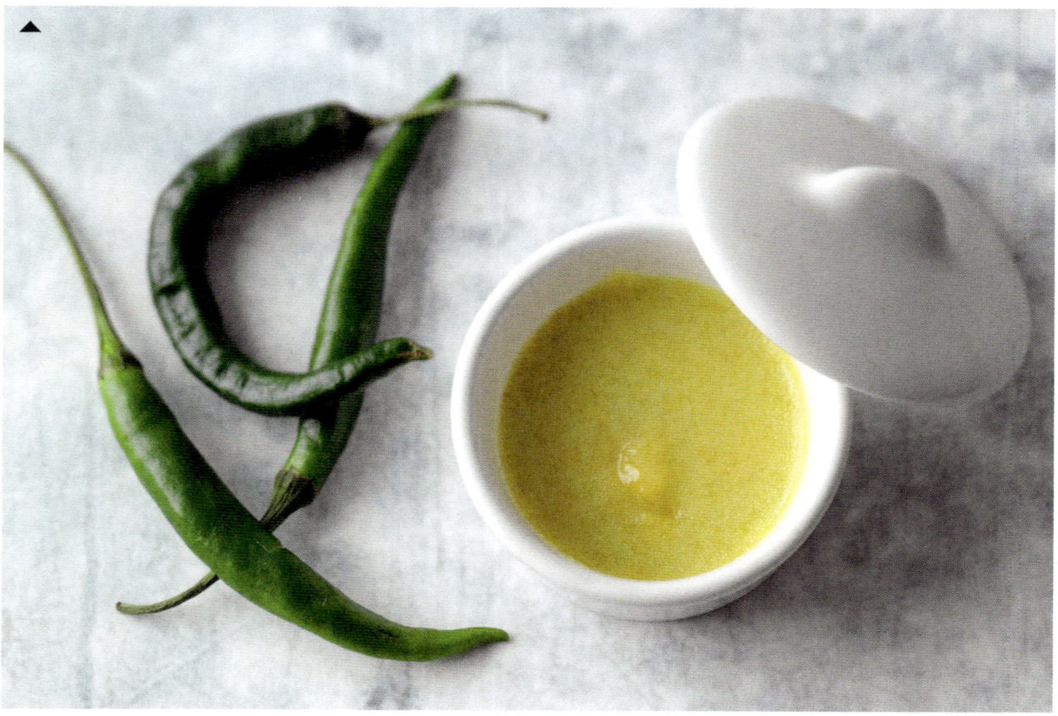

FRANZBRANNTWEIN

BEI MUSKELKATER, ZERRUNGEN UND PRELLUNGEN, ABER AUCH ZUM EINREIBEN SCHMERZENDER GELENKE

20 ml 95-prozentiger Alkohol (aus der Apotheke) • 30 Tropfen ätherisches Latschenkieferöl • 30 Tropfen ätherisches Fichtennadelöl • 30 Tropfen ätherisches Kampferöl • 50 Tropfen ätherisches Rosmarinöl • 80 ml Korn
Außerdem: Trichter • dunkle Flasche (mind. 100 ml)

1. Gießen Sie mithilfe eines Trichters den Apothekenalkohol in eine dunkle Flasche. Fügen Sie erst die ätherischen Öle, dann den Korn hinzu.
2. Verschließen Sie die Flasche und schütteln Sie sie kräftig. Der Inhalt ist nun milchig, denn die ätherischen Öle verbinden sich mit dem niedrigprozentigeren Alkohol und bilden eine Emulsion.
3. Um die ätherischen Öle, die sich trotzdem an der Oberfläche ansammeln, einzubinden, schütteln Sie die Flasche vor jedem Gebrauch einmal kräftig.

ANWENDUNG

Träufeln Sie sich etwas Franzbranntwein in die hohle Hand oder direkt auf den schmerzenden Körperteil und reiben beziehungsweise massieren Sie ihn sanft ein. Da Franzbranntwein die Haut austrocknet, sollten Sie die Anwendung nicht länger als 1 Woche am Stück durchführen. Aber bis dahin ist der Muskelkater sowieso schon wieder verschwunden.

HALTBARKEIT

Die Flasche mit dem Franzbranntwein hält sich im Kühlschrank circa 1 Jahr.

ENTSPANNUNGSBAD

BEI MUSKELVERSPANNUNG, MUSKELKATER UND ÜBERANSTRENGTER MUSKULATUR

1 kg Totes-Meer-Salz • 3 EL Kristallsalz • 2 EL Heilerde

1. Zunächst lassen Sie nur ein wenig heißes Wasser in die Badewanne laufen, lösen die Salze darin auf und geben zum Schluss die Heilerde dazu.
2. Dann füllen Sie die Badewanne mit etwa 37° warmem Wasser – bei dieser Temperatur nimmt unsere Haut die Spurenelemente aus dem Salz und der Heilerde am besten auf und kann gleichzeitig am effektivsten Giftstoffe abtransportieren.

ANWENDUNG

Entspannen Sie im warmen Wasser – aber bitte nicht länger als 20 Min. Trocknen Sie sich anschließend nicht ab, sondern schlüpfen Sie in einen Bademantel und ruhen Sie zugedeckt noch etwas nach. Manchmal braucht der Kreislauf nach dem Bad etwas Zeit, um wieder richtig auf Trab zu kommen.

HALTBARKEIT

Das Entspannungsbad wird jedes Mal frisch zubereitet.

WÄRMEPFLASTER

BEI AKUTEN SCHMERZEN

70 g Pflanzenöl • 35 g Cayennepfeffer
Außerdem: kleiner Topf • Löffel • altes Leintuch • Handtuch

1. Pflanzenöl und Cayennepfeffer in einem Topf unter ständigem Rühren auf ca. 60° erwärmen. Die Konsistenz sollte breiig sein, bei Bedarf also noch etwas Öl oder Pfeffer dazugeben.

ANWENDUNG

Den Pfefferbrei etwa 1 cm dick auf ein altes Leintuch streichen (der Brei färbt). Das Tuch darüber zusammenschlagen, die Temperatur prüfen (nicht zu heiß!), das »Päckchen« auf die schmerzende Stelle legen und ein Handtuch darüberbreiten. Mit einer Wärmflasche intensiviert man die Anwendung. Die Wärmepackung 15–20 Min. auf der Haut lassen – oder so lange es angenehm ist.

HALTBARKEIT

Das Pflaster bei Bedarf jedes Mal neu »einstreichen«.

EMPFINDLICHE HAUT?

Dann testen Sie die Verträglichkeit vorab 10 Min. in der Armbeuge. Wenn es brennt, sofort entfernen und mit Wasser nachspülen.

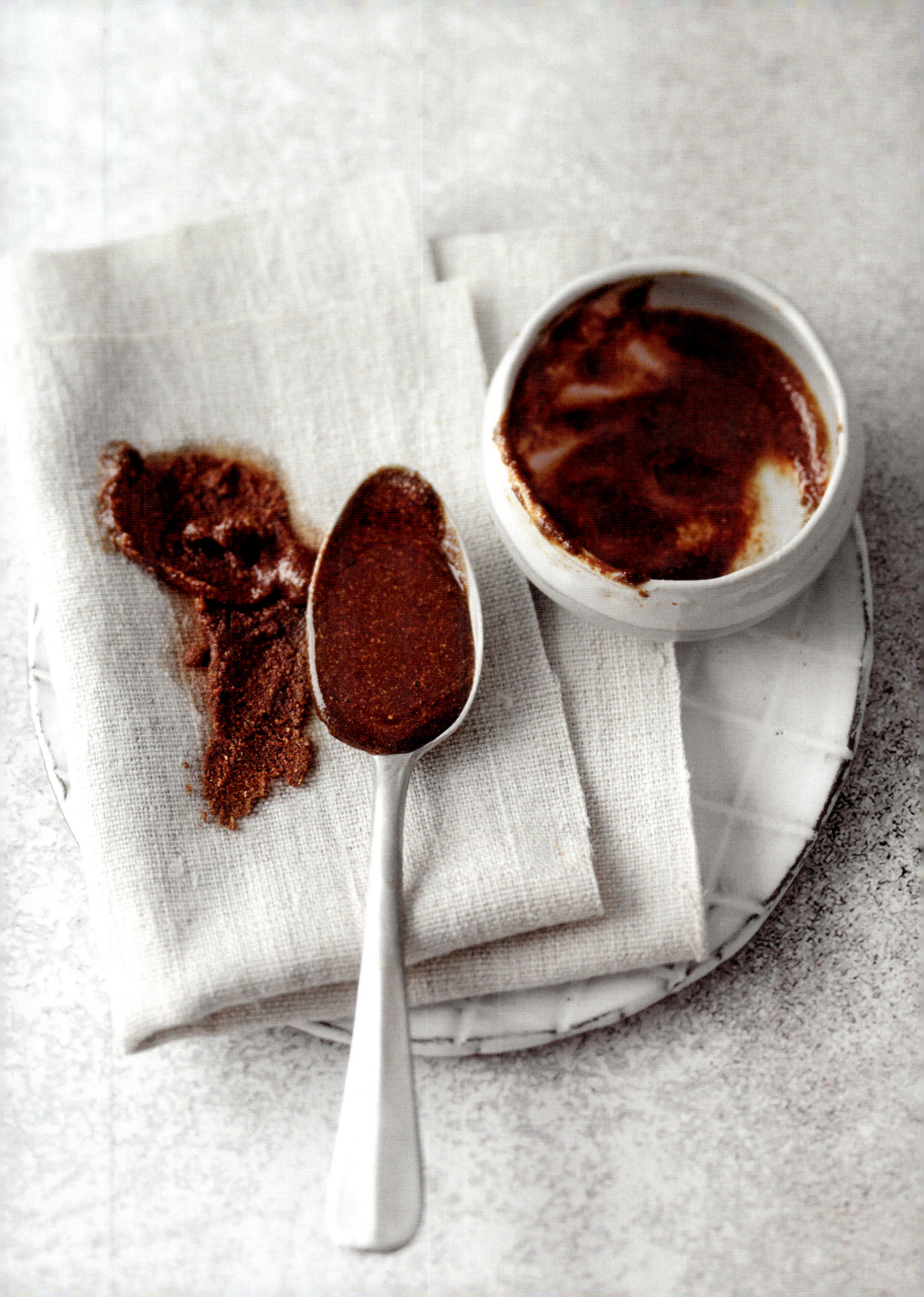

AUFLAGE BEI ZERRUNGEN UND QUETSCHUNGEN

BESCHLEUNIGT DIE HEILUNG VON SCHMERZENDEN ZERRUNGEN, QUETSCHUNGEN UND BLAUEN FLECKEN

50 ml Apfelessig • 1 TL Kristallsalz • 1 TL Heilerde
Außerdem: Schale • Löffel • Kompresse, dünnes Baumwolltuch oder Küchenkrepp • Kühlpack oder Wärmflasche

1. Vermischen Sie den Apfelessig, das Kristallsalz und die Heilerde in der Schale mit 50 ml Wasser.

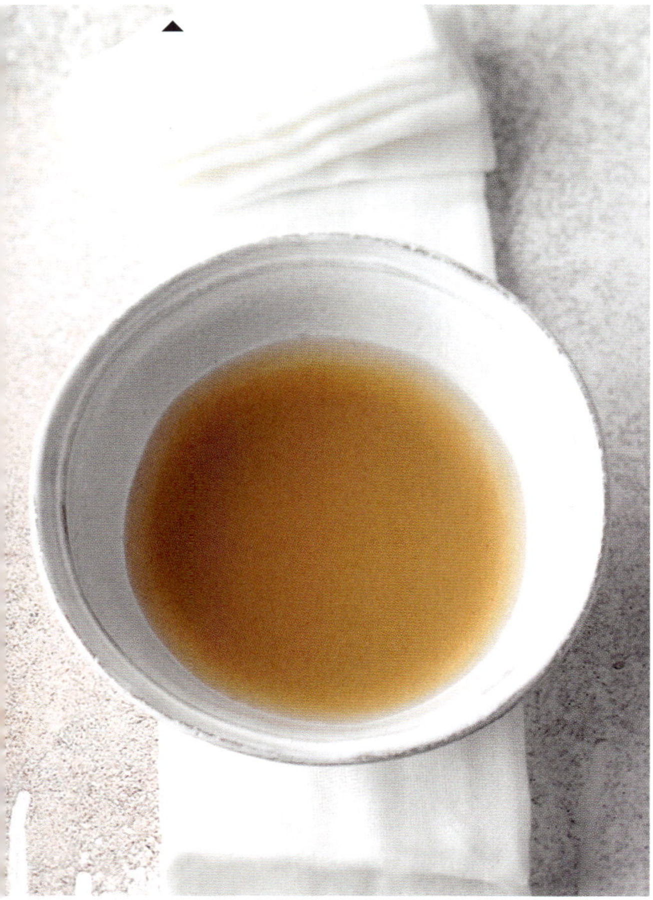

ANWENDUNG

Tränken Sie die Kompresse in der Flüssigkeit, wringen Sie sie gut aus und legen Sie sie dann auf die betroffene Stelle. Frische Verletzungen werden gekühlt: Erneuern Sie also die Auflage, sobald sie warm wird. Sie können auch ein Kühlpack direkt auf die feuchte Auflage legen.
Ist die Verletzung schon älter, kann eine warme Anwendung hilfreich sein. In diesem Fall legen Sie eine Wärmflasche auf die Auflage und lassen sie dort liegen, bis sie kühl geworden ist. Gegebenenfalls erneuern Sie sie anschließend noch einmal.

HALTBARKEIT

Die Mischung wird für jede Anwendung frisch zubereitet.

SONDERFALL SPLITTER

Haben Sie sich einen Splitter eingezogen, der sich partout nicht herausziehen lässt? So klappt es: Verrühren Sie 1 TL Natron mit etwas Wasser und tragen Sie die Paste auf die betroffene Partie auf und lassen Sie sie 10–30 Min. einwirken. Dann mit klarem Wasser abspülen. Die Paste macht die Haut weich und elastisch, sodass sich der Splitter anschließend ganz leicht entfernen lässt.

MUNDSPÜLUNG

LINDERT ENTZÜNDUNGEN IM MUNDRAUM

1 EL Apfelessig • ¼ TL Natron • 15 Tropfen wasserlösliche Propolistinktur (aus der Apotheke)
Außerdem: Glas • Löffel

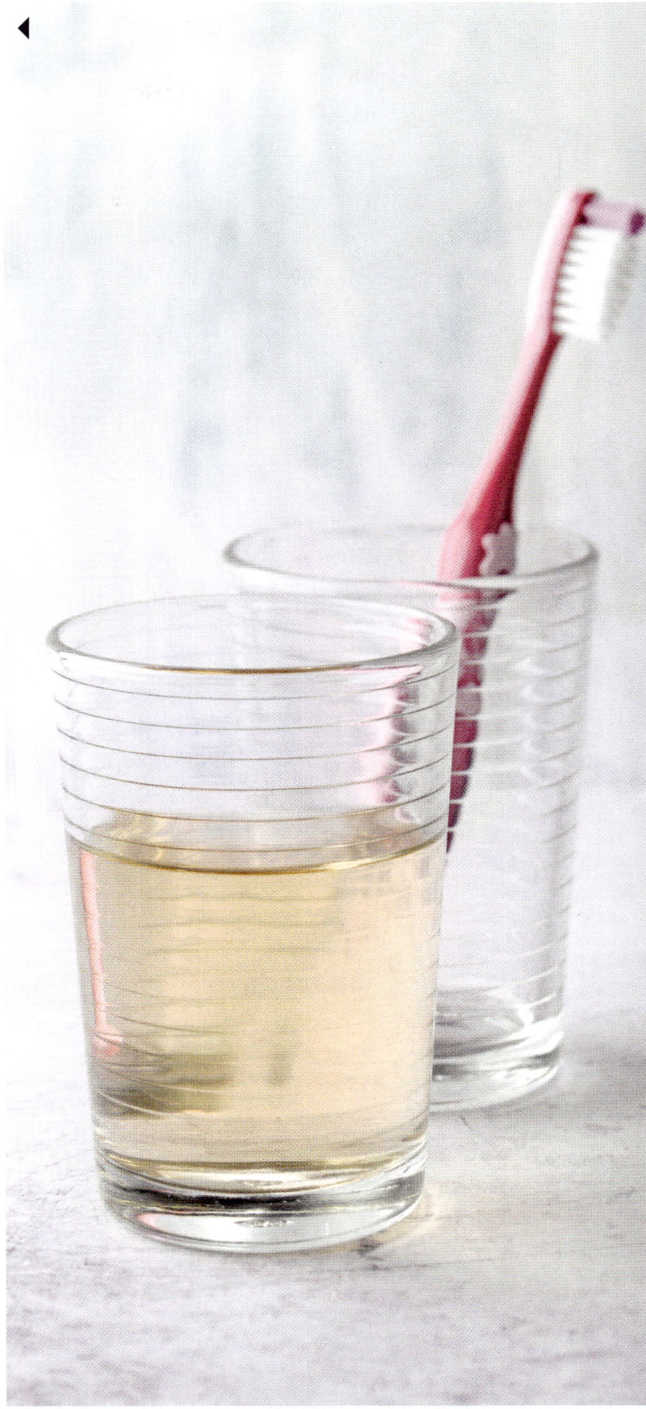

1. Füllen Sie das Glas mit warmem Wasser, geben Sie den Apfelessig, das Natron und die Propolistinktur hinzu und rühren Sie gründlich um.

ANWENDUNG

Leeren Sie das Glas schluckweise. Spülen Sie dabei die Flüssigkeit ausgiebig im Mund hin und her, ehe Sie sie wieder ausspucken. Jeden Morgen und Abend nach dem Zähneputzen.

HALTBARKEIT

Wird jedes Mal frisch zubereitet.

KAMPF DEN BAKTERIEN

Karies, Parodontitis und andere Entzündungen im Mundraum werden meist durch Bakterien verursacht. Diese Mischung sorgt dafür, dass sich weniger Zahnstein bildet, an dem die Bakterien haften. Weil die Lösung alkalisch ist, verändert sich außerdem das Milieu im Mundraum, was generell das Wachstum von Bakterien hemmt.

AUGENTROPFEN

BEI LEICHTEN ENTZÜNDUNGEN

1 TL Heilerde
Außerdem: Topf • kleiner Trichter • kleine Flasche • Pipette (aus der Apotheke)

1. Bringen Sie 250 ml Wasser zum Kochen, lassen Sie es anschließend wieder abkühlen und füllen Sie es in die Pipettenflasche.
2. Geben Sie anschließend die Heilerde dazu, verschließen Sie die Flasche und schütteln Sie sie.
3. Sobald sich die Erde am Flaschenboden absetzt, sind die Tropfen einsatzbereit.

ANWENDUNG

Nehmen Sie 2- bis 3-mal am Tag mit der Pipette aus dem oberen Teil der Flasche etwas Heilerdelösung auf und geben Sie 3 Tropfen davon in das betroffene Auge.

HALTBARKEIT

Im Kühlschrank hält sich die Lösung bis zu 3 Tage. Vor jedem Gebrauch müssen Sie die Flasche erneut gut schütteln und abwarten, bis sich die Heilerde wieder abgesetzt hat.

▲

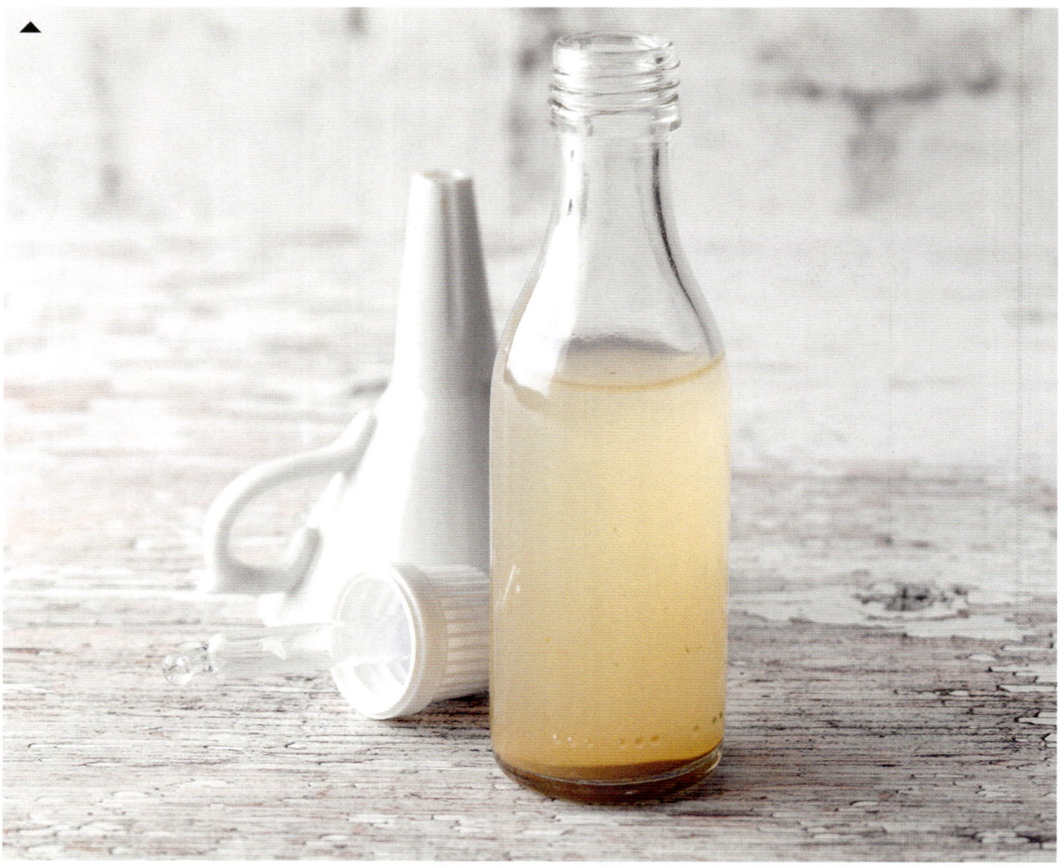

ZWIEBELSÄCKCHEN

LINDERT OHRENSCHMERZEN

1 große Zwiebel
Außerdem: ausrangierte einzelne Socke

1. Den Backofen auf 80° vorheizen. Die Zwiebel schälen und grob hacken.
2. Die Würfel in eine alte Socke füllen, diese dann umschlagen und drücken, bis etwas Saft austritt.
3. Die Socke der Länge nach im Backofen ausgebreiten und ca. 10 Min. erhitzen.
4. Die Socke herausnehmen und kurz abkühlen lassen. Temperatur am Unterarm prüfen: Sie muss angenehm warm, darf aber nicht mehr heiß sein.

ANWENDUNG

Die warme Socke auf das schmerzende Ohr legen und mit einer Mütze oder einem Stirnband fixieren. Für 1–2 Std. oder über Nacht auf dem Ohr lassen.

HALTBARKEIT

Für jede Anwendung frisch zubereiten.

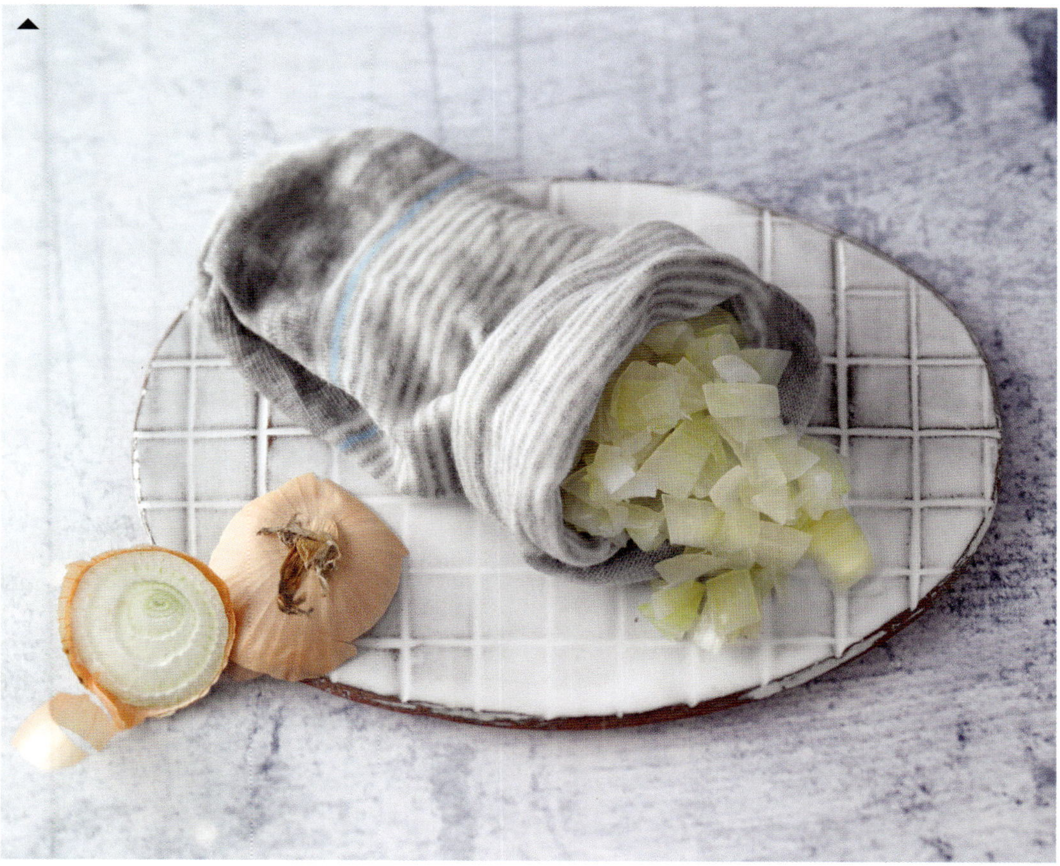

ANTI-KOPFSCHMERZ-KISSEN

LINDERT KOPFSCHMERZEN UND MIGRÄNE

200 g grobes Kristall- oder Meersalz
Außerdem: Pfanne • Wärmflasche • Baumwolltuch

1. Erwärmen Sie das Salz bei kleiner Hitze in der Pfanne, bis es sich angenehm warm (nicht heiß!) anfühlt. Alternativ können Sie das Salz auch auf einem Backblech ausbreiten und 15–20 Min. im 50–60° heißen Backofen erwärmen.
2. In der Zwischenzeit befüllen Sie die Wärmflasche schon mal mit warmem, aber nicht zu heißem Wasser.
3. Schlagen Sie dann das warme Salz in das Baumwolltuch ein.

▲

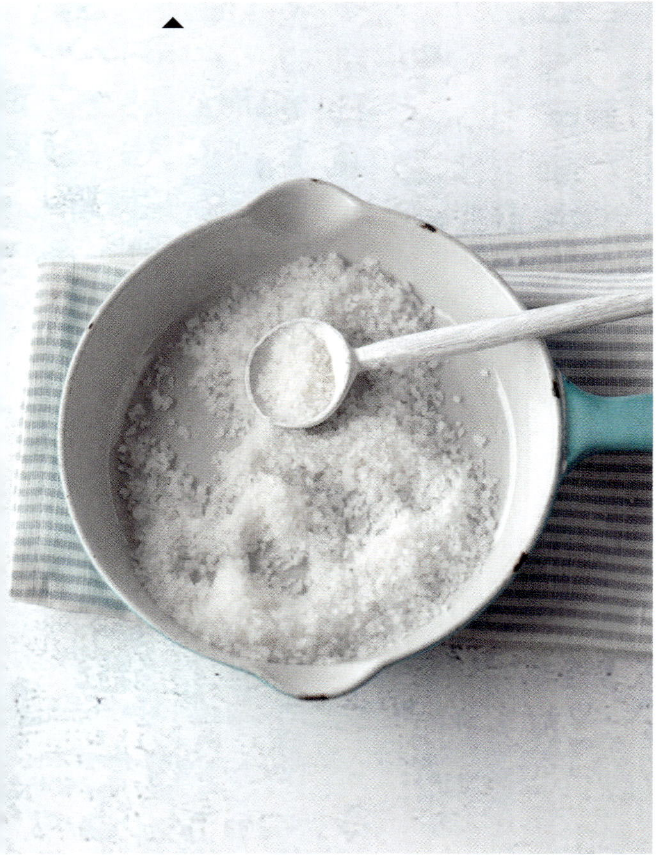

ANWENDUNG

Bereiten Sie das Bett oder das Sofa vor: Legen Sie erst die Wärmflasche auf das Kopfkissen und platzieren Sie das Salzpäckchen so darauf, dass es später genau in Ihrem Nacken liegt. Ruhen Sie so lange, bis die Auflage abgekühlt ist – oder wie es Ihnen angenehm ist.

HALTBARKEIT

Das Kissen wird zwar immer frisch zubereitet. Das Salz dafür können Sie aber gut mehrmals verwenden.

EIN FALL VON ÜBERSÄUERUNG

Wenn Sie häufig Kopfschmerzen haben, sollten Sie ein- bis dreimal im Jahr eine Entsäuerungskur durchführen (siehe Tipp **Seite 224**). Häufige Kopfschmerzen können nämlich auch eine Folge von Übersäuerung sein und ein Hinweis darauf, dass die Entgiftungsarbeit des Körpers dringend Unterstützung braucht.

LAVENDEL-ROLL-ON

BEI MIGRÄNE, KOPFSCHMERZ UND ZUR VERBESSERUNG DER KONZENTRATION

Außerdem: 10 ml ätherisches Lavendelöl (aus dem Handel oder nach Rezept von ***Seite 55****)* • *Roll-on-Gefäß (10 ml)*

1. Füllen Sie das Lavendelöl in das Roll-on-Gefäß und verschließen Sie dieses. Schon ist das Ganze fertig zum Gebrauch!

ANWENDUNG

Rollen Sie bei Bedarf mit dem Roll-on über Stirn und Schläfen oder – wenn Ihnen das zu ölig ist – über den Nacken und die Innenseite der beiden Handgelenke.

HALTBARKEIT

Das Öl im Roll-on hält sich, wenn dieser dunkel gelagert wird, mindestens 1 Jahr.

FÜR UNTERWEGS

Lavendel kann über seinen Duft Glückshormone im Körper »freisetzen«. Er hilft außerdem sehr effektiv gegen Kopfschmerzen und Mückenstiche. Besonders praktisch: In einem Roll-on wie diesem passt er als Erste-Hilfe-Set in jede Handtasche oder ins Reiseset.

1. Lavendelöl in Roll-on träufeln. 2. + 3. Schläfen oder Handgelenk benetzen.

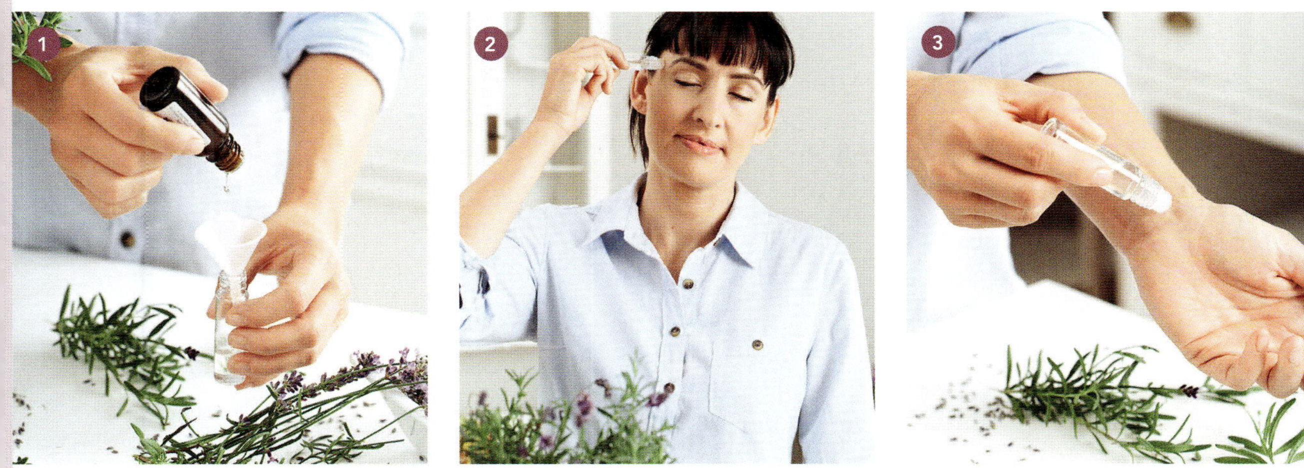

VANILLEMILCH

HILFT GEGEN KOPFSCHMERZEN

8 Vanilleschoten • 200 g Rohrohrzucker • 10 g Rübenkraut • 1 Prise Salz • 150 g Milch, Cashew- oder Sojadrink
Außerdem: kleines Schraubglas

1. Vanilleschoten jeweils dritteln und in einen Mixer geben. Zucker hinzufügen und alles auf höchster Stufe ca. 1 Min. zu feinem Pulver mahlen.
2. Einmal umrühren und, falls Sie dabei noch gröbere Vanillestücke entdecken, den Vorgang wiederholen.
3. Den Vanillezucker anschließend in einen Topf umfüllen, Rohrohrzucker, Rübenkraut, Salz sowie 100 ml Wasser zufügen, zum Kochen bringen und bei ca. 100° 10 Min. köcheln lassen.
4. Das Extrakt in ein kleines Gefäß abfüllen. Sofort verschließen.

ANWENDUNG

Bei Bedarf 2 TL des Vanilleextrakts mit 150 g Milch, Cashew- oder Sojadrink auf ca. 70° erwärmen. In eine Tasse füllen und in kleinen Schlucken trinken.

HALTBARKEIT

Sie können das Extrakt (ohne Milch) gut auf Vorrat bereiten. Es hält sich etwa 1 Jahr.

MASSAGE

Einer der häufigsten Gründe für Kopfschmerzen sind Verspannungen. Daher hilft sehr oft eine Massage und die meisten drücken dabei ganz intuitiv die richtigen Punkte, indem sie die Schläfen, die Nasenwurzel, den Bereich der Kiefergelenke oder entlang der Knochenkante am Hinterkopf drücken und massieren. Ein paar Tropfen ätherisches Pfefferminzöl können die Massage noch unterstützen, weil es die Durchblutung und somit die Entspannung der Muskulatur fördert. Was auch oft hilft: Die Stelle zwischen Daumen und Zeigefinger mit Daumen und Zeigefinger der anderen Hand drücken und in kreisenden Bewegungen massieren.

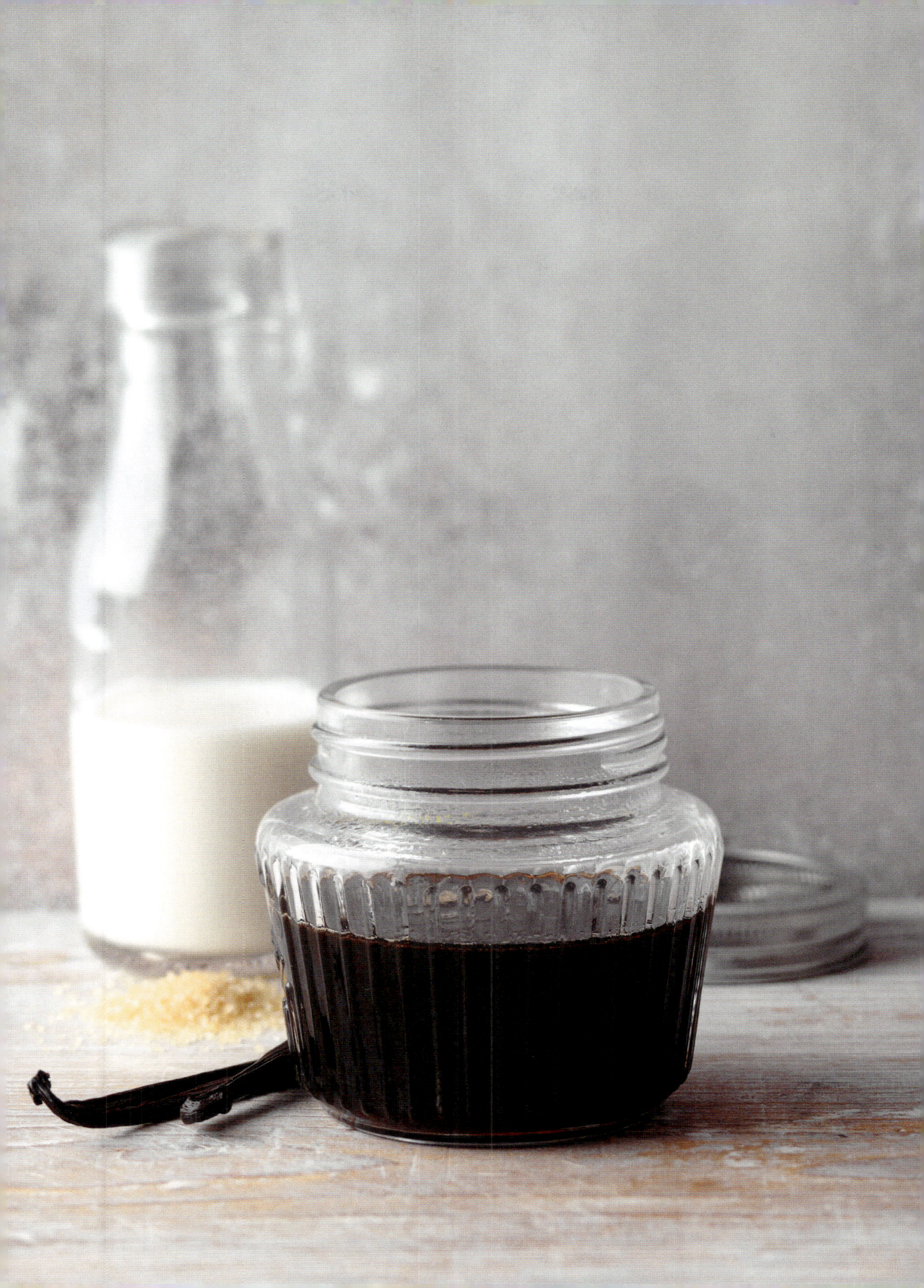

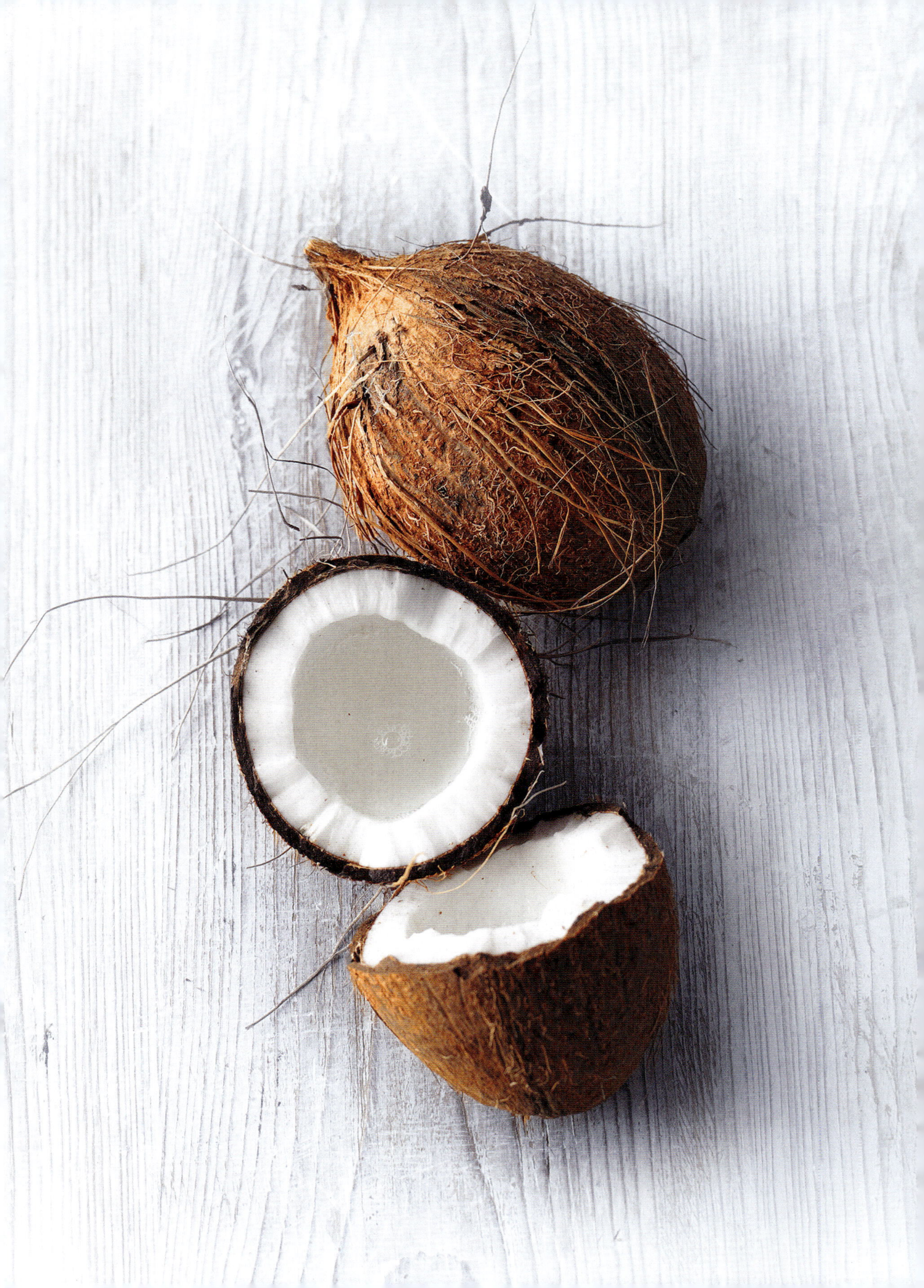

NATURKOSMETIK

Es heißt zwar immer, dass wahre Schönheit von innen kommt, doch man darf durchaus auch ein wenig von außen nachhelfen. Womit wir schon wieder bei der Haut sind, die unser Erscheinungsbild maßgeblich ausmacht – nicht zuletzt, weil wir einfach immer besser aussehen, wenn wir uns gut in ihr fühlen. Und was tut besser als reine Natur?

NATÜRLICHER GLOW
246

REZEPTE
250

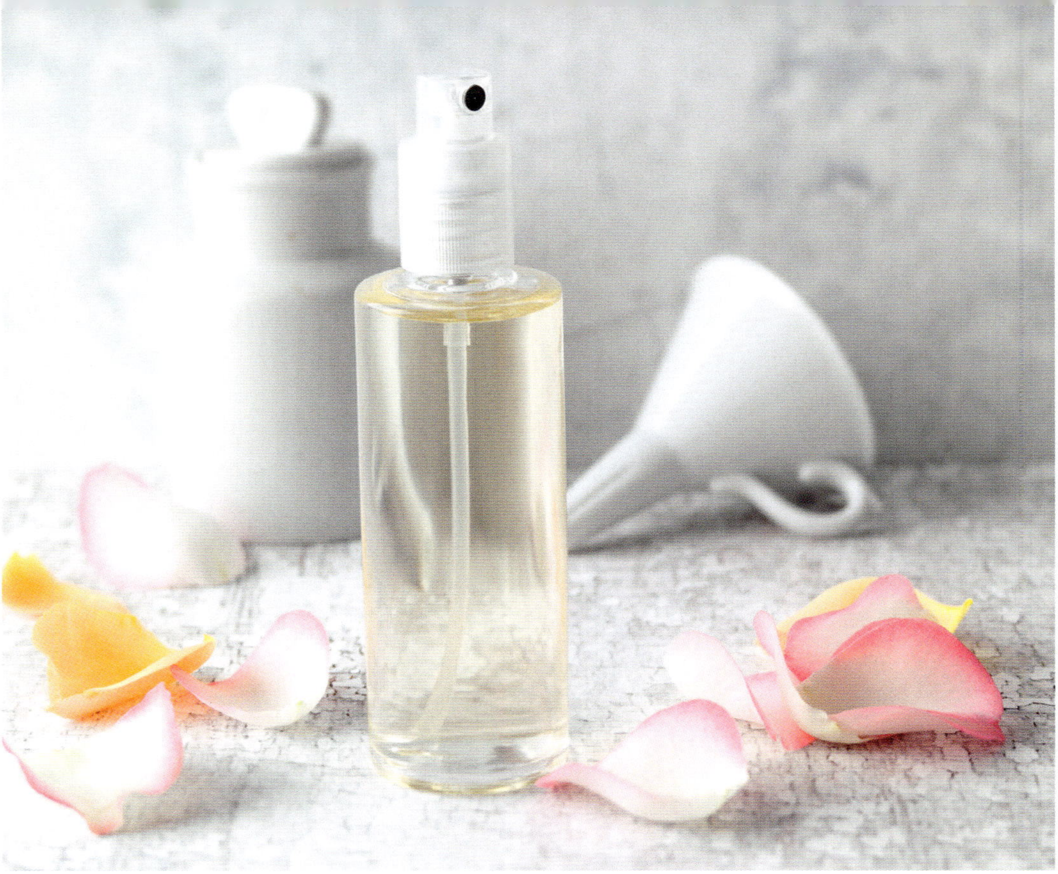

NATÜRLICHER GLOW

Der Trend zu mehr Natur lässt sich auch in der Kosmetik beobachten. Egal ob im Drogeriemarkt um die Ecke oder in der Edelparfümerie: Naturkosmetik ist allgegenwärtig und das Angebot schier überwältigend. Kein Wunder, aktuelle Umfragen ergeben, dass rund die Hälfte der Befragten annimmt, dass Naturkosmetik gesünder ist als herkömmliche Produkte. Fast genauso viele haben ein besseres Gewissen, wenn sie zu Naturkosmetik greifen. Weil sie der Meinung sind, dass die Umwelt weniger belastet wird. Und weil sie annehmen, dass die Produkte weniger schädliche Inhaltsstoffe enthalten und daher die Haut besser pflegen.
Sicher ist es toll, eine große Auswahl zu haben. Wenn man jedoch nicht abschätzen kann, wo wirklich Natur drin ist und wo einfach nur das Marketing auf den Naturtrend aufspringen möchte, wird es für den Verbraucher schwierig. Wie so oft wollen

nämlich auch hier ein paar schwarze Schafe ein Stück vom Kuchen abhaben. Die Konsumenten lassen sich ihr gutes Gewissen schließlich einiges kosten.
Der beste Weg, um ganz sicher sein zu können, ist, Masken, Reiniger, Cremes und Co einfach selbst anzurühren.
Gerade empfindliche Haut profitiert von selbst gemachter Naturkosmetik. Denn sie enthält weder Farb- noch Duft- oder Konservierungsstoffe. Dafür aber jede Menge pflegende Wirkstoffe. Aber auch für alle anderen Hauttypen lohnt sich das Selbermachen. Es gibt für jeden das passende Rezept – oder gleich mehrere. Preiswerter als im Drogeriemarkt ist es auch. Weil man nur eine Handvoll Zutaten braucht. Und weil man weder die Entwicklungs- noch die Werbekosten mitfinanzieren muss. Auch die Verpackung kann man sich sparen. Was dann gleich noch gut für die Umwelt ist.

SCHÖNHEIT KOMMT NICHT NUR VON INNEN

Unsere Haut muss heutzutage ganz schön viel aushalten. Es ist vor allem der Stress, der sie schnell müde und grau aussehen lässt. Die Hormone, die dabei freigesetzt werden, tragen nämlich unter anderem dazu bei, dass abgestorbene Hautschüppchen länger an der Oberfläche festsitzen. Das macht den Teint fahl und erschwert es pflegenden Wirkstoffen, in die Haut zu dringen.
Die Haut gerät aber auch durch Umwelteinflüsse, UV-Strahlung, freie Radikale oder Silikone und Parabene aus dem Gleichgewicht. Das macht sich ebenfalls durch einen fahlen Teint bemerkbar – oder durch Unreinheiten, Pickel oder Falten. Sanfte Naturkosmetik verhindert, dass die Haut nicht auch noch zusätzlich durch chemische Bestandteile gereizt wird. Stattdessen bringt sie sie wieder in ihr Gleichgewicht, fängt freie Radikale, stärkt die gesunde Hautbarriere und macht die Haut klar und straff. Noch weniger schädliche Inhaltsstoffe stecken in der Kosmetik, wenn Sie sie selbst rasch anrühren – und dafür zum Beispiel die Rezepte auf den folgenden Seiten ausprobieren.

Her mit der Feuchtigkeit

Damit die Haut gesund, weich, rosig und geschmeidig – eben schön – bleibt, braucht sie vor allem eins: Feuchtigkeit. Die Naturkosmetik setzt diesbezüglich auf Pflanzenöle. Sie halten nämlich nicht nur die oberste Hautschicht schön geschmeidig, sondern ziehen auch gut ein und schleusen so jede Menge Vitamin A, Vitamin E und andere wertvolle Inhaltsstoffe in die tieferen Schichten. Zweites Plus: Weil der Anteil an ungesättigten Fettsäuren variiert, gibt es für jeden Hauttyp das passende Öl (**Seite 151**).
Für besonders trockene Haut und »Problemstellen« wie Hände, Lippen oder auch Ellbogen empfiehlt sich Kakaobutter, Sheabutter, und Bienenwachs und Jojobaöl. Sie verbinden sich (wie auch die Öle) hervorragend mit den anderen (Pflege)-Zutaten. Ganz ohne Muskelkater und Krampf im Arm.

Viele Öle und Wachse bekommen Sie im Bioladen. Manche sogar im Supermarkt. Dort sollten Sie dann auf Auszeichnungen wie »bio«, »kalt gepresst« und »unraffiniert« achten, damit die Qualität stimmt. Nur bei der Sheabutter verwenden Sie am besten die raffinierte. Sie riecht deutlich weniger streng.

»Wundermittel« Heilerde

Erde, die man essen kann, und Schlamm, der die Haut pflegt? Das gibt es! Und das ist sogar gesund. Schließlich enthält Heilerde viele wertvolle Inhaltsstoffe wie zum Beispiel Silizium für Bindegewebe, Haut, Haare und Nägel.
Heilerde wird aus Löss gewonnen, einem feinkörnigen Sedimentgestein, das in den Eiszeiten als Staub aus kahlen Schotterflächen geweht wurde und sich dann an anderer Stelle wieder abgelagert hat. Im Lauf der Jahrtausende wurden die Körnchen zu immer feinerem Pulver zerrieben – und für die Gewinnung von Heilerde wird dieses Pulver noch einmal verfeinert und gesiebt. Ansonsten aber wird nichts gemacht. Heilerde ist also ein reines Naturprodukt ohne irgendwelche Zusätze.
Haupteinsatzgebiet von Heilerde ist die Haut. Vielleicht haben Sie selbst schon als Teenager mit einer Maske daraus Pickel bekämpft. Dann wissen Sie vermutlich, dass sie wirklich porentief reinigt. Kein Wunder: Sie bindet Hautfett, Talg, abgestorbene Zellen und Bakterien ebenso gut wie Säuren. Im Gegenzug wird die Haut mit für sie wichtigen Mineralstoffen und Spurenelementen regelrecht gefüttert.
Eine Wohltat für fettige, unreine und entzündete Haut. Daher kommt sie zum Beispiel in der Reinigungsmaske und Pickelkiller-Paste der Anti-Pickel-Kur, die Sie im Hautkapitel finden, auch gleich doppelt zum Einsatz (**Seite 166 f.**).
Beachten Sie bei äußerlichen Anwendungen jedoch immer die empfohlene Einwirkzeit. Waschen Sie die Heilerde zu schnell wieder ab oder nehmen Sie eine Auflage zu bald wieder ab, kann sie ihre Wirkung nicht ausreichend entfalten. Andersherum kann zum Beispiel trockene Haut durch zu lange Einwirkzeiten noch trockener werden.

Apfelessig

Ein weiteres Wundermittel ist Apfelessig. Er ist nicht nur gut für die Verdauung und förderlich für den Aufbau der guten Darmflora, weshalb er bei Magen-Darm-Problemen gern zum Einsatz kommt (ab **Seite 196**). Äußerlich angewendet hilft er, die natürliche Schutzbarriere der Haut zu erhalten. Vor allem zur Reinigung entzündlicher und unreiner Haut ist er ideal, weil er antibakteriell wirkt und gleichzeitig die Talgproduktion minimiert wird, indem die Frucht- und Essigsäure die Poren zusammenzieht. Weil er zugleich die Durchblutung fördert, erstrahlt der Teint rosig frisch. Schweißgeruch bekämpft Apfelessig aufgrund seiner antibakteriellen Wirkung übrigens auch. Denn was da müffelt, ist nicht der Schweiß selbst. Vielmehr entsteht der Geruch durch die Bakterien, die den Schweiß auf der Haut zersetzen. Gegen Schweißfüße hilft daher einfach ein Fußbad mit einem Schuss Apfelessig. Auch unter den Achseln können Sie sich mit einer Apfelessig-Wasser-Mischung waschen.

RUNDUM SCHÖN

Natürlich beschränkt sich Naturkosmetik nicht auf das Gesicht und auch nicht nur auf die Pflege der Haut. Sie können vom Deo über Mundspray und Shampoo bis hin zu zartem Lippenrot (fast) alles selbst machen. Daher finden Sie nachfolgend auch dafür einige Vorschläge.
Weil die Haut vom Dekolleté abwärts normalerweise nicht ganz so empfindlich ist wie im Gesicht, können Sie hier auch mal fester zulangen – sei es beim Peeling oder bei der Massage. Daher an dieser Stelle noch ein Tipp bei Cellulite, gemeinhin auch als Orangenhaut bekannt. Vor allem Frauen sind anfällig für die unschönen Dellen an Po und Oberschenkeln, was an der gitterartigen Struktur des weiblichen Bindegewebes liegt. Dagegen hilft nur eins: massieren, massieren, massieren, um das Wasser, das sich deswegen leichter einlagert, abzutransportieren. Unterstützend helfen die Wirkstoffe von Efeu, Gundermann und Schöllkraut, die auch im Schlanköl von **Seite 265** stecken, das die Rezepte in diesem Buch abschließt. Für eine effektive Massage brauchen Sie keine Bürsten oder spezielle Roller, im Gegenteil: Viele Frauen empfinden diese als unangenehm. Bilden Sie einfach eine Faust und lassen Sie die Fingerknöchel dann in kreisenden Bewegungen und mit leichtem Druck über die Haut gleiten. Auch gut: Ein Stückchen Haut zwischen Daumen, Zeige- und Mittelfinger nach oben ziehen und gleich wieder loslassen, so als würden Sie sich selbst kneifen. Auf diese Weise kreisförmig die ganze betroffene Partie behandeln. Natürlich sieht man nicht gleich beim ersten Mal etwas. Aber wenn Sie am Ball bleiben, wird der Effekt nicht auf sich warten lassen.

Schnelles Bodypeeling: Kaffeesatz und Kokosöl zu gleichen Teilen vermischen und den Körper damit vor dem Duschen einmal kräftig abrubbeln.

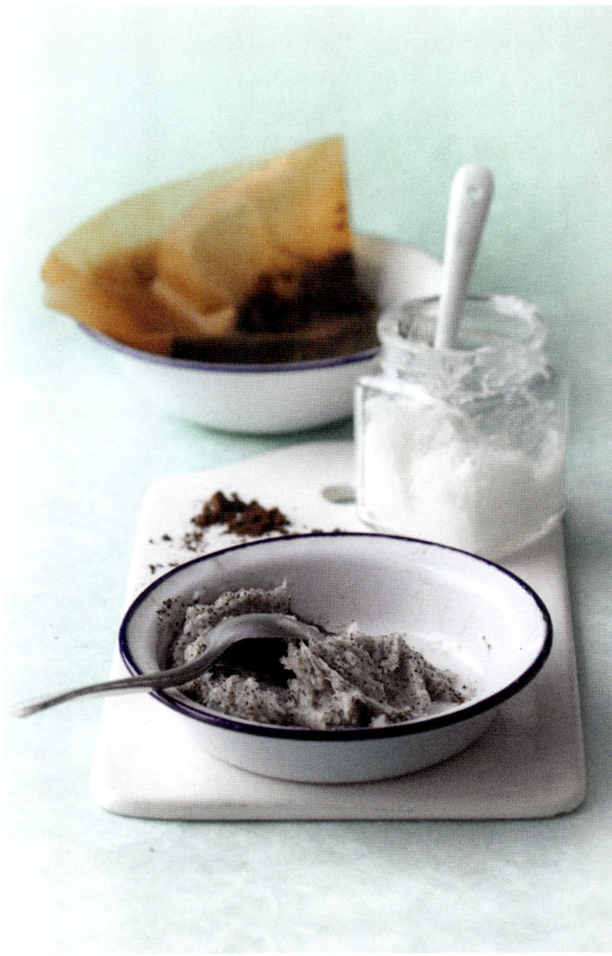

ABSCHMINKÖL

ZUM ENTFERNEN VON MAKE-UP

50 g Kokosöl • 50 g Mandelöl
Außerdem: kleiner Topf • Löffel • Cremedose

1. Das Kokosöl in einem Topf bei kleiner Flamme langsam schmelzen. Mandelöl hinzufügen und gut unterrühren.
2. Die Mischung in eine saubere Cremedose füllen. Beim Abkühlen wird das Öl fest.

ANWENDUNG

Entnehmen Sie eine erbsengroße Menge und verreiben Sie diese erst zwischen den Fingern, dann im Gesicht. Anschließend Make-up mit einem Wattepad oder feuchten Waschlappen entfernen und mit reichlich klarem, warmem Wasser nachspülen.

HALTBARKEIT

Der Make-up-Entferner hält sich im Bad luftdicht verschlossen etwa 4–6 Monate.

PROBLEMHAUT?

Wenn Ihre Haut sehr trocken ist, können Sie es auch einmal mit Oliven- statt Mandelöl versuchen. Alternative für fettige oder unreine Haut: 40 g Rizinusöl mit 60 g Nachtkerzenöl in eine kleine saubere Flasche geben und diese gründlich schütteln (vor jeder Anwendung wiederholen). Achtung: Das Abschminköl bleibt bei dieser Version flüssig!

KEIN NACHCREMEN MEHR

Auf das Eincremen nach der Reinigung können Sie in diesem Fall getrost verzichten. Die Öle sind reichhaltig genug, sodass Sie die Haut auch nach dem Abwaschen noch genug pflegen Wichtig: Rubbeln Sie die Haut nicht trocken, sondern tupfen Sie sie nur sanft ab.

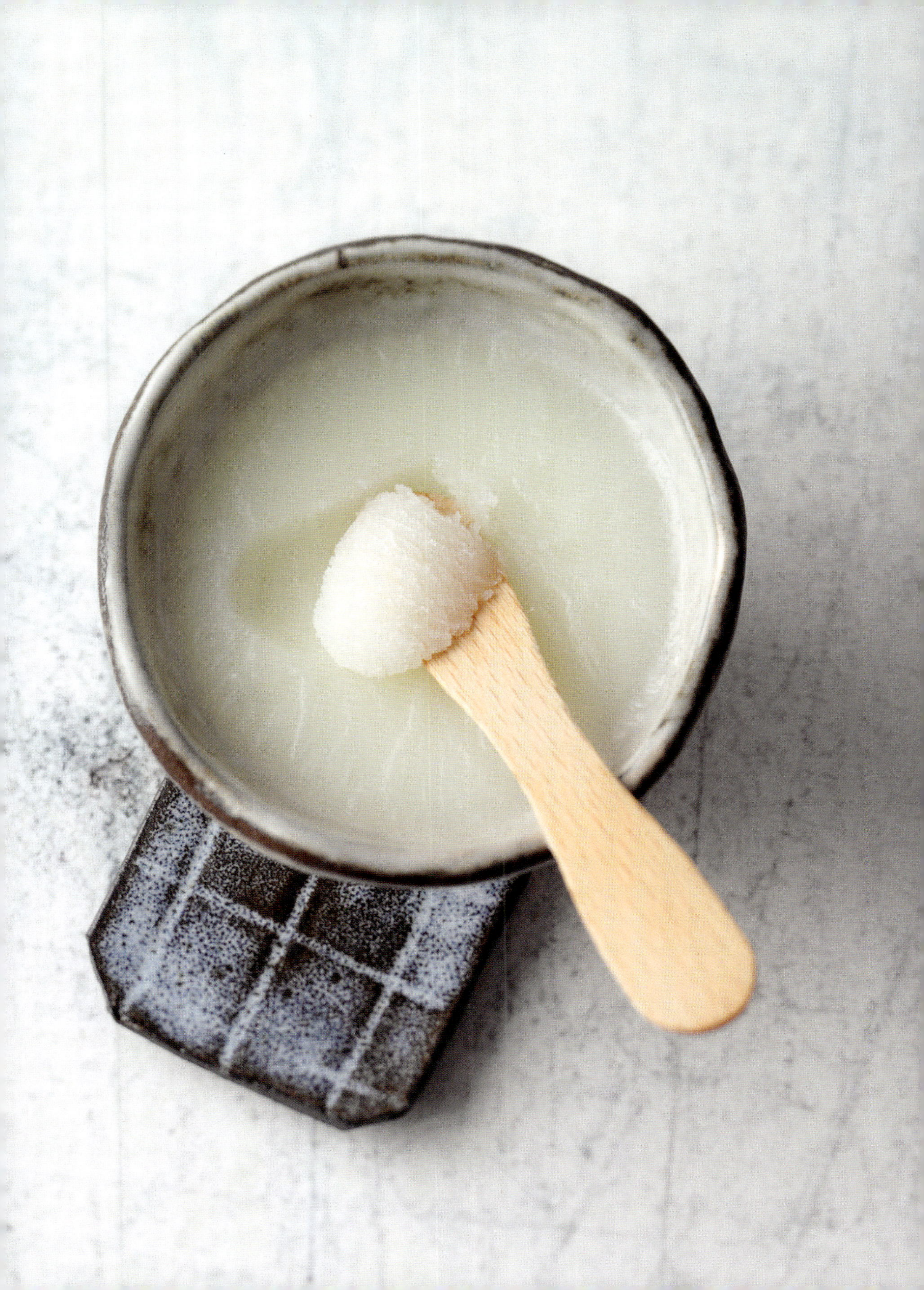

FEUCHTIGKEITSSPENDENDES GESICHTSWASSER

FÜR ALLE HAUTTYPEN

2 TL grüner Tee (Blätter) • 200 g Hamamelis-wasser (ersatzweise abgekochtes Wasser) • Saft von 1 Bio-Zitrone
Außerdem: kleiner Topf • feines Sieb • kleiner Trichter • Flasche mit Sprayaufsatz

1. Blätter vom grünen Tee und Hamamelis-wasser in einen Topf geben, auf ca. 70° erhitzen und 5 Min ziehen lassen.
2. Die Flüssigkeit durch ein feines Sieb abseihen und mithilfe eines kleinen Trichters in eine saubere Sprühflasche füllen.
3. Die Mischung etwas abkühlen lassen, dann den Zitronensaft dazugeben und kräftig schütteln.

ANWENDUNG

Morgens und abends auf die gereinigte Haut sprühen, trocknen lassen und dann die gewohnte Pflege auftragen.

HALTBARKEIT

Das Gesichtswasser hält sich im Kühlschrank etwa 2 Wochen.

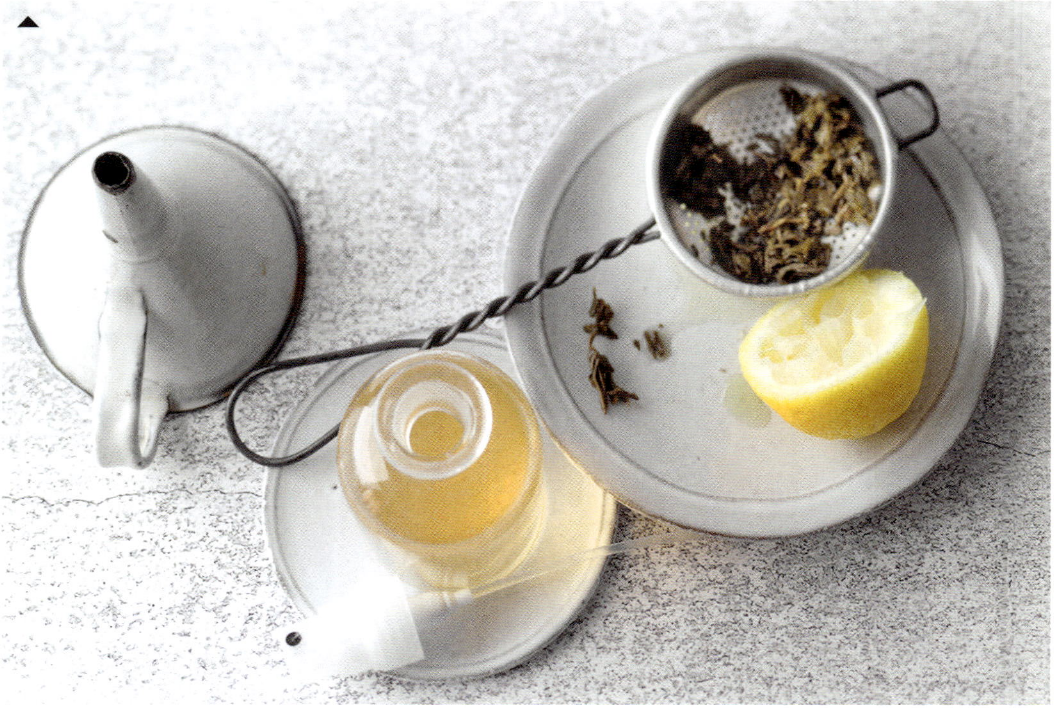

ZUCKERPEELING

SANFTE REINIGUNG

100 g Kokosöl • 50 g Rohrohrzucker • 25 g dickflüssiger Bio-Honig • ein paar Tropfen ätherisches Öl zum Beduften (nach Belieben)
Außerdem: Schälchen • Löffel

1. Alle Zutaten in einem Schälchen gründlich miteinander vermischen.

ANWENDUNG
Tragen Sie das Peeling mit den Fingerspitzen auf das gereinigte Gesicht auf und massieren Sie es sanft ein. Sparen Sie dabei die empfindliche Augenpartie aus. Hals und Dekolleté können Sie dagegen gerne miteinbeziehen. Lassen Sie das Peeling 1 Min. einwirken und spülen Sie es dann mit reichlich warmem Wasser wieder ab. Jetzt können Sie Ihre gewohnte Pflege oder – wenn Ihre Haut recht trocken ist – ein Öl auftragen.

HALTBARKEIT
Das Peeling wird jedes Mal neu angemischt.

WICHTIG
Das Kokosöl sollte fest sein. Stellen Sie es daher vorher eventuell in den Kühlschrank.

▲

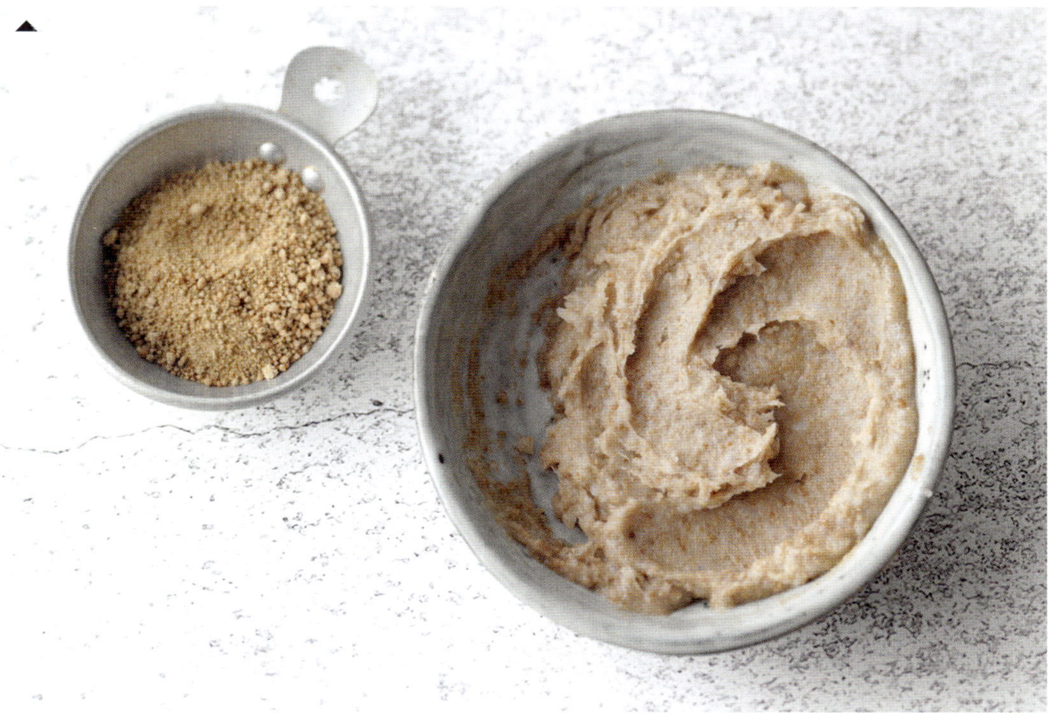

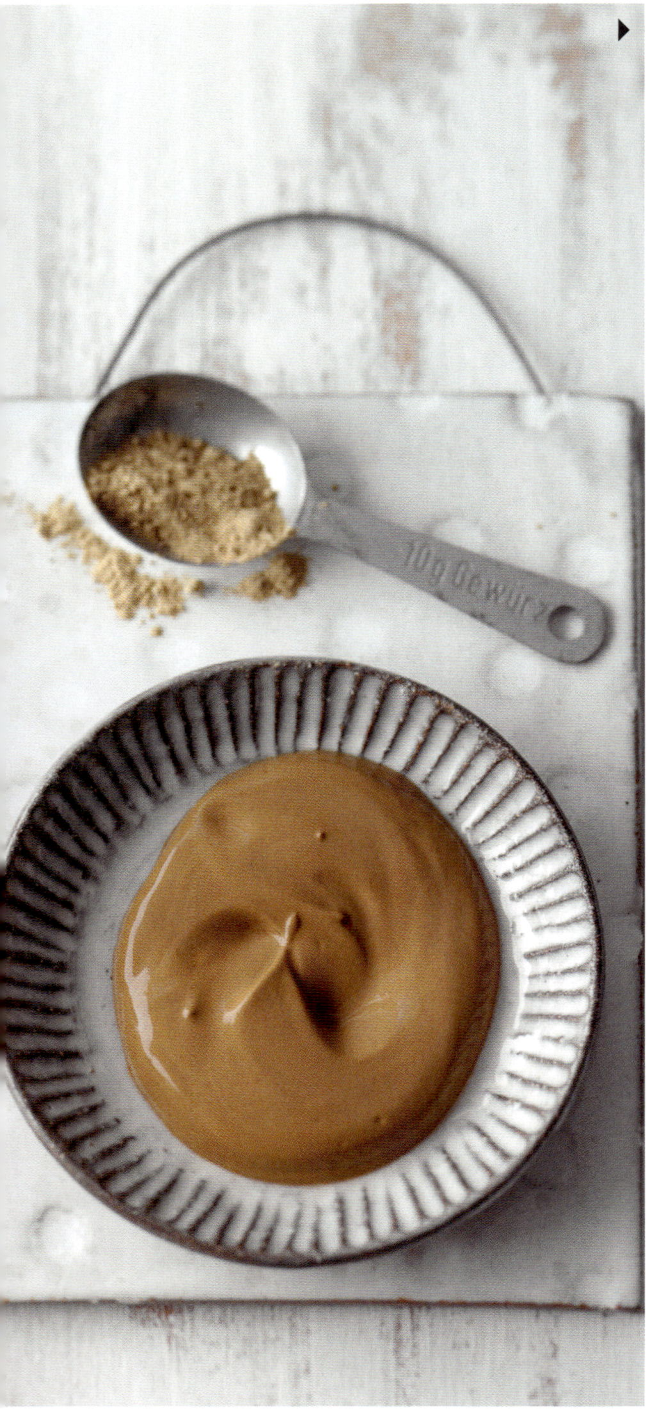

DETOX-MASKE

ZUR TIEFENREINIGUNG

40 g Lavaerde (Ghassoul; bekommt man im Bioladen oder übers Internet)
Außerdem: Schälchen • Löffel

1. Die Lavaerde mit 20 ml warmem Wasser in einem Schälchen vermischen. Die Masse sollte cremig sein und sich gut verteilen lassen. Sie darf aber nicht so flüssig sein, dass sie »läuft«. Daher gegebenenfalls weitere Lavaerde oder noch etwas Wasser zufügen, bis die Konsistenz stimmt.

ANWENDUNG

Verteilen Sie die Maske auf dem gereinigten Gesicht, sparen Sie dabei die empfindliche Augen- und Lippenpartie aus. 10 Min. einwirken lassen, dann mit viel klarem, warmem Wasser wieder abnehmen. Anschließend können Sie Ihre Haut wie gewohnt pflegen. Bei trockener Haut empfiehlt sich eine Anwendung pro Woche, unreine Haut verträgt auch zwei Masken wöchentlich gut.

HALTBARKEIT

Die Maske wird jedes Mal frisch angerührt.

REGERNERIERENDE MASKE

TIEFWIRKSAME PFLEGE

1 Avocado • 1 EL kalt gepresstes Olivenöl • Saft von ½ Bio-Zitrone
Außerdem: Löffel • Schüssel • Mixstab

1. Die Avocado halbieren, entsteinen und das Fruchtfleisch aus der Schale lösen. In einer Schüssel mit dem Mixstab fein pürieren (ersatzweise mit einer Gabel möglichst fein zerdrücken). Mit dem Olivenöl und dem Zitronensaft zu einer homogenen Creme vermengen.

ANWENDUNG

1- bis 2-mal pro Woche auf dem gereinigten Gesicht verteilen und 15 Min. einwirken lassen. Anschließend überschüssige Reste mit einem Kosmetiktuch abnehmen. Danach brauchen Sie keine zusätzliche Pflege mehr aufzutragen.

HALTBARKEIT

Die Maske wird vor jeder Anwendung frisch angerührt.

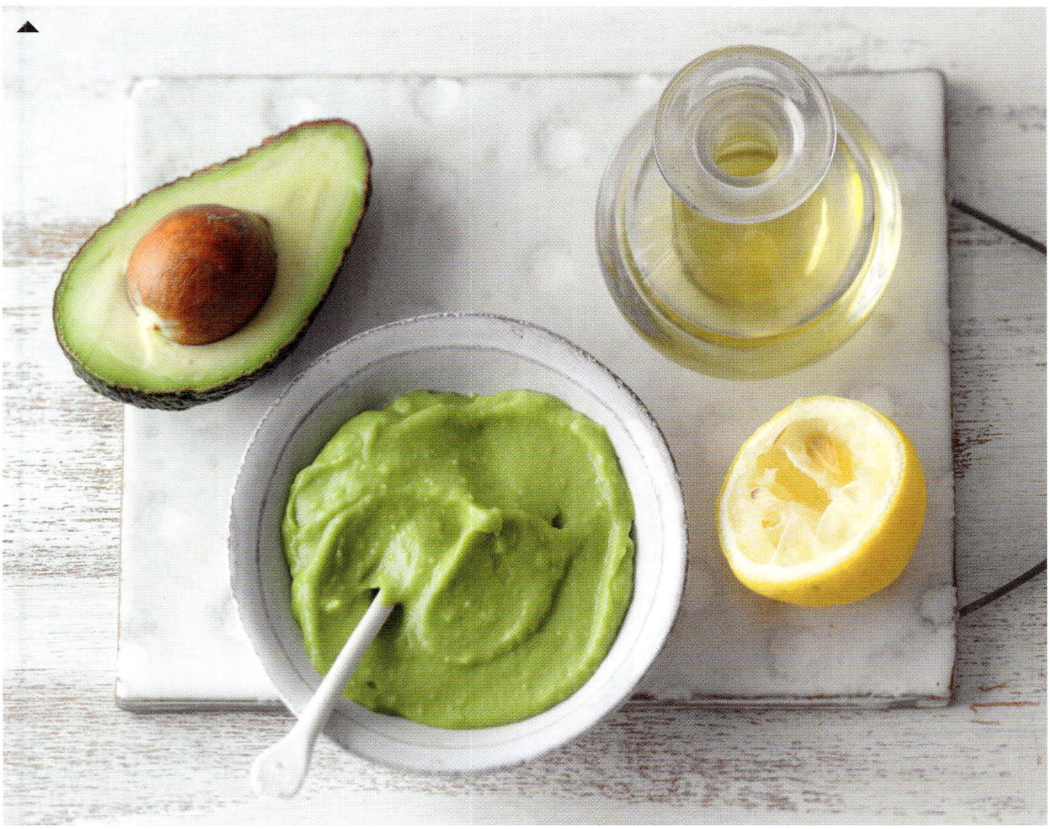

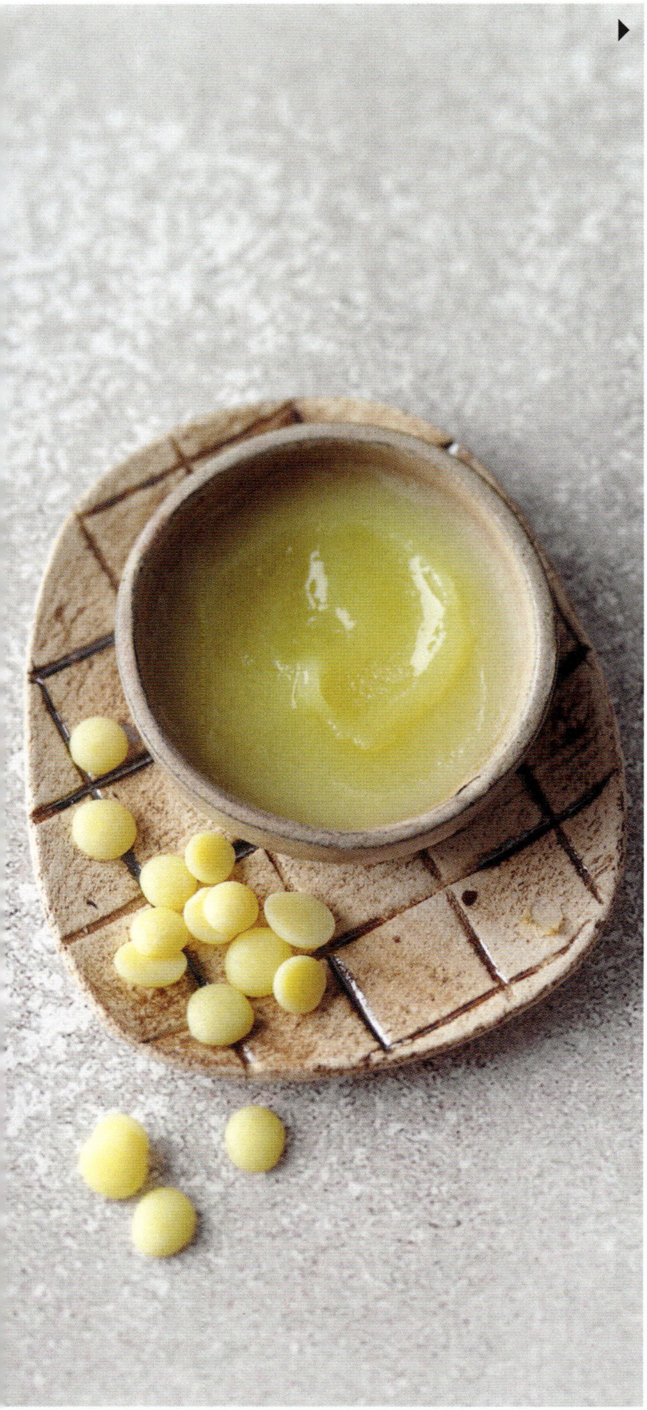

AUGENPFLEGE

FÜR DIE REIFE HAUT

½ TL Bienenwachs • 10 g Kokosöl • 10 g Kakaobutter • 10 g Jojobaöl • 5 g Wildrosenöl • 5 g Arganöl • 4 Tropfen Vitamin E (Kapseln aus dem Drogeriemarkt)
Außerdem: Schüssel • Topf • Löffel • Cremedöschen

1. Bienenwachs, Kokosöl und Kakaobutter in einer Schüssel über dem heißen Wasserbad schmelzen. Dabei gelegentlich umrühren.
2. Die restlichen Zutaten hinzufügen und alles gut verrühren.
3. Die Creme in ein sauberes Döschen füllen und bei geöffnetem Deckel vollständig abkühlen lassen. Erst dann die Dose verschließen.

ANWENDUNG

Tragen Sie die Creme 1- bis 2-mal täglich auf die Augenpartie auf und klopfen Sie sie vorsichtig mit den Fingerspitzen ein.

HALTBARKEIT

Die Creme hält sich im Badezimmer etwa 4 Monate.

LIPPENBALSAM

MIT RÖTLICHEM SCHIMMER

15 g Bienenwachs • 30 g Kokosöl • 5 g Kakaobutter • 1 TL Rote-Bete-Pulver (siehe Bezugsquellen, ***Seite 266****)*
Außerdem: Schüssel • Topf • Löffel • Cremedöschen

1. Bienenwachs, Kckosöl und Kakaobutter in einer Schüssel über dem heißen Wasserbad schmelzen.
2. Das Rote-Bete-Pulver zugeben und gründlich unterrühren, bis es sich gleichmäßig verteilt hat.
3. Das Balsam in ein sauberes Döschen füllen und ohne Deckel erkalten lassen.

ANWENDUNG

Mehrmals täglich auf die Lippen auftragen.

HALTBARKEIT

Der Lippenbalsam hält sich etwa 6 Monate.

ROTE ABLAGERUNG

Es kann sein, dass sich beim Erkalten Partikel des Rote-Bete-Pulvers am Boden des Döschens absetzen. Das macht aber nichts, denn die Farbstoffe darin haben den Balsam bereits zart gefärbt.

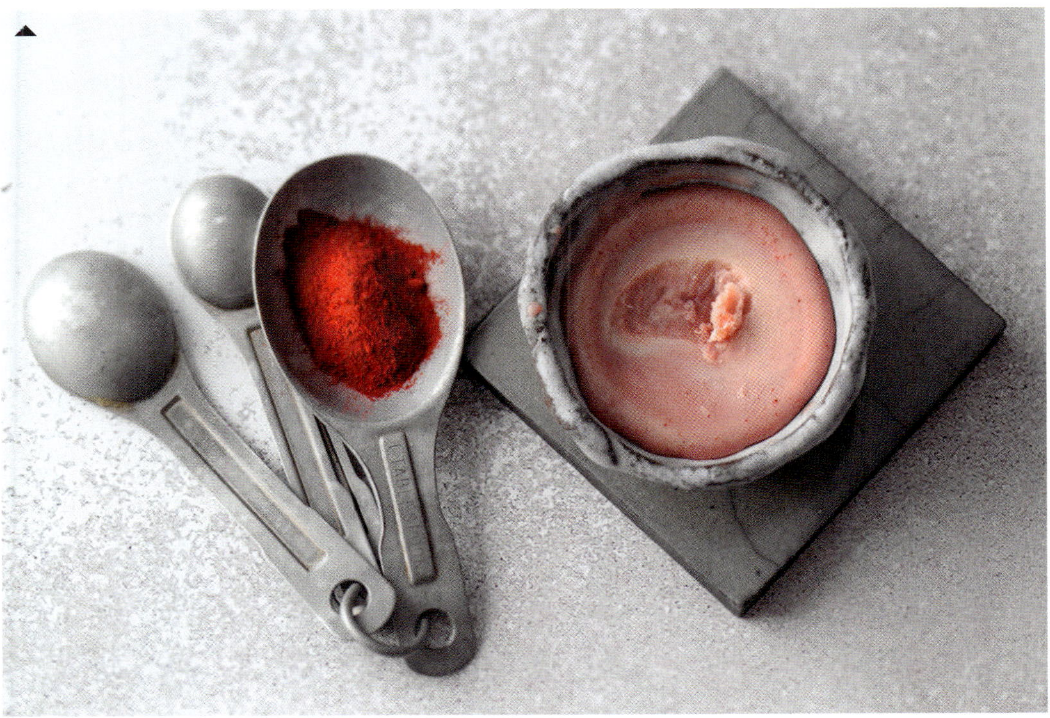

HANDCREME

FÜR GESCHMEIDIGE HÄNDE

15 g Kokosöl • 20 g Sheabutter • 5 g Bienenwachs • 5 Tropfen ätherisches Öl zum Beduften (nach Belieben)
Außerdem: Schüssel • Topf • Löffel • Cremedose

1. Kokosöl, Sheabutter und Bienenwachs in einer Schüssel über dem heißen Wasserbad schmelzen.
2. Die Schüssel herausnehmen, das ätherische Öl hinzufügen und alles gründlich miteinander vermischen.
3. Die Masse in eine saubere Dose füller und ohne Deckel vollständig erkalten lassen. Erst dann verschließen.

ANWENDUNG

Entnehmen Sie bei Bedarf einen Klecks Creme und massieren Sie sie in die Hände. Am besten verbinden Sie das Eincremen gleich mit einer kurzen Handmassage.

HALTBARKEIT

Die Creme hält sich ca. 6 Monate.

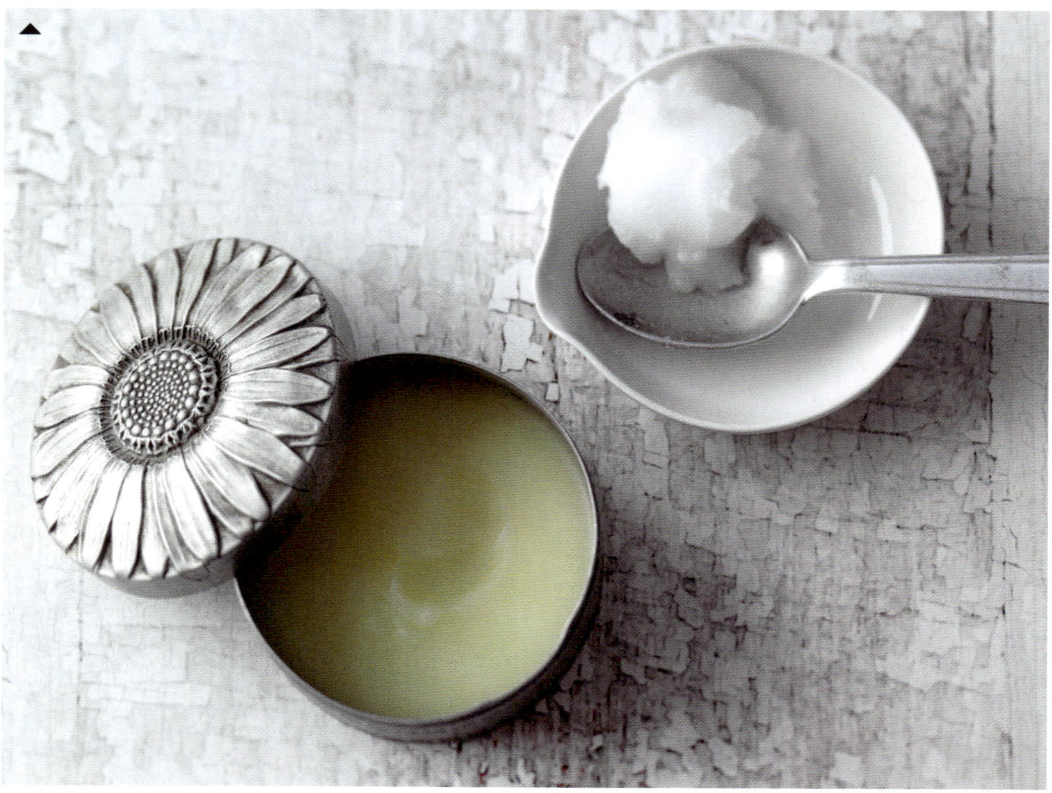

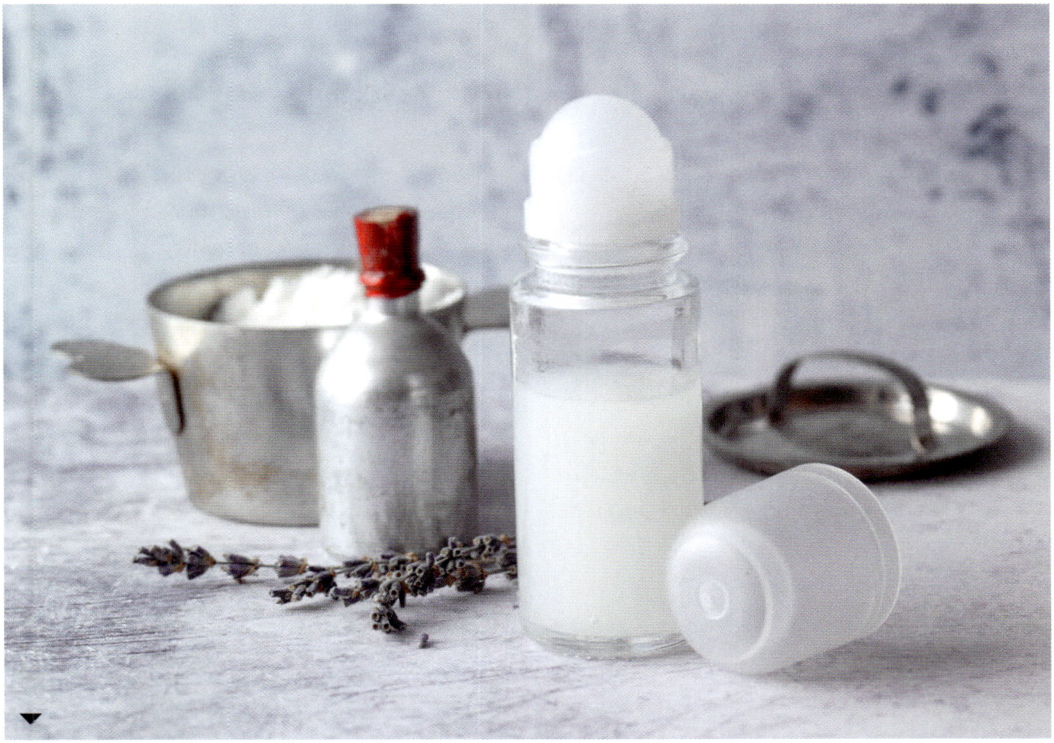

DEODORANT

FÜR DIE ACHSELN

5 g Speisestärke • 2 TL Natron • 3 Tropfen ätherisches Salbei- oder Lavendelöl
Außerdem: kleiner Topf • Trichter • Roll-on Behälter (am besten von einem leeren Deoroller)

1. Speisestärke mit 100 ml Wasser in einem Topf zum Kochen bringen und ca. 5 Min. leise köcheln lassen, bis sich die Stärke gelöst hat. Das Ganze sollte nun eine sirupartige Konsistenz haben.
2. Die Flüssigkeit 5 Min. abkühlen lassen, dann Natron und Salbei- oder Lavendelöl zufügen und alles verrühren.
3. Das Deo mithilfe eines Trichters in den Roll-on-Behälter füllen.

ANWENDUNG

Einfach wie gewohnt ein paarmal unter den Achseln hin und her rollen.

HALTBARKEIT

Das Deo hält sich etwa 6 Monate.

PARFÜM

FÜR BETÖRENDE DÜFTE

30 g Weingeist (aus der Apotheke) • je 20 Tropfen ätherisches Mandarinen- und Neroliöl • 15 Tropfen ätherisches Geraniumöl • 10 Tropfen ätherisches Rosenholzöl
Außerdem: kleiner Trichter • Parfümzerstäuber (50 ml)

1. Alle Zutaten mithilfe eines Trichters in einen Parfümzerstäuber füllen, diesen dann verschließen und kräftig schütteln.
2. Das Parfüm etwa 2 Wochen lichtgeschützt »reifen« lassen. Dabei zwischendurch immer wieder mal durchschütteln.

ANWENDUNG

Wann immer Ihnen danach ist, sprühen Sie einfach ein paar Pumpstöße auf die Haut (ideale Stellen: am Puls, in den Armbeugen und hinter den Ohrläppchen, denn hier ist die Haut gut durchblutet und der Duft entfaltet sich schön), auf die Haare oder auf die Kleidung sprühen. Vorsicht: Bei heller Kleidung können Flecken zurückbleiben.

HALTBARKEIT

Das Parfüm hält sich, kühl und dunkel aufbewahrt, etwa 1 Jahr.

ÄTHERISCHE ÖLE

Greifen Sie beim Kauf nur zu Produkten, auf deren Flasche »100 Prozent reines ätherisches Öl« steht. Verwenden Sie keine Öle, die als »naturidentisch« (nur ein anderes Wort für »synthetisch«) oder »Parfümöl« bezeichnet werden. Wenn das Öl verdünnt wurde, was bei sehr teuren Ölen wie Iris schon mal der Fall sein kann, kommt es darauf an, mit welchem Öl verdünnt wurde. Je hochwertiger dieses ist, desto besser – so wie beispielsweise Jojoba- oder Mandelöl.

Auf dem Etikett eines hochwertigen Aromaöls finden Sie sowohl den deutschen als auch den lateinischen Namen der Pflanze. Die Bezeichnung »g&a« bedeutet »genuine« und »authentisch« und weist auf ein unverändertes, reines Öl hin.

In der Regel können Sie ätherische Öle kühl, trocken und lichtgeschützt 1 Jahr aufheben, ohne dass sie an Qualität einbüßen (aber nicht in den Kühlschrank stellen, Kälte bekommt ihenen nicht). Blütenöle wie Rose oder Lavendel lassen sich sogar 3 Jahre und noch länger benutzen. Im Zweifelsfall genügt es, an dem Öl zu schnuppern. Verändert sich der Geruch, ist dies ebenso wie eine veränderte Konsistenz ein Zeichen dafür, dass das Öl »umgekippt« ist. Weg damit!

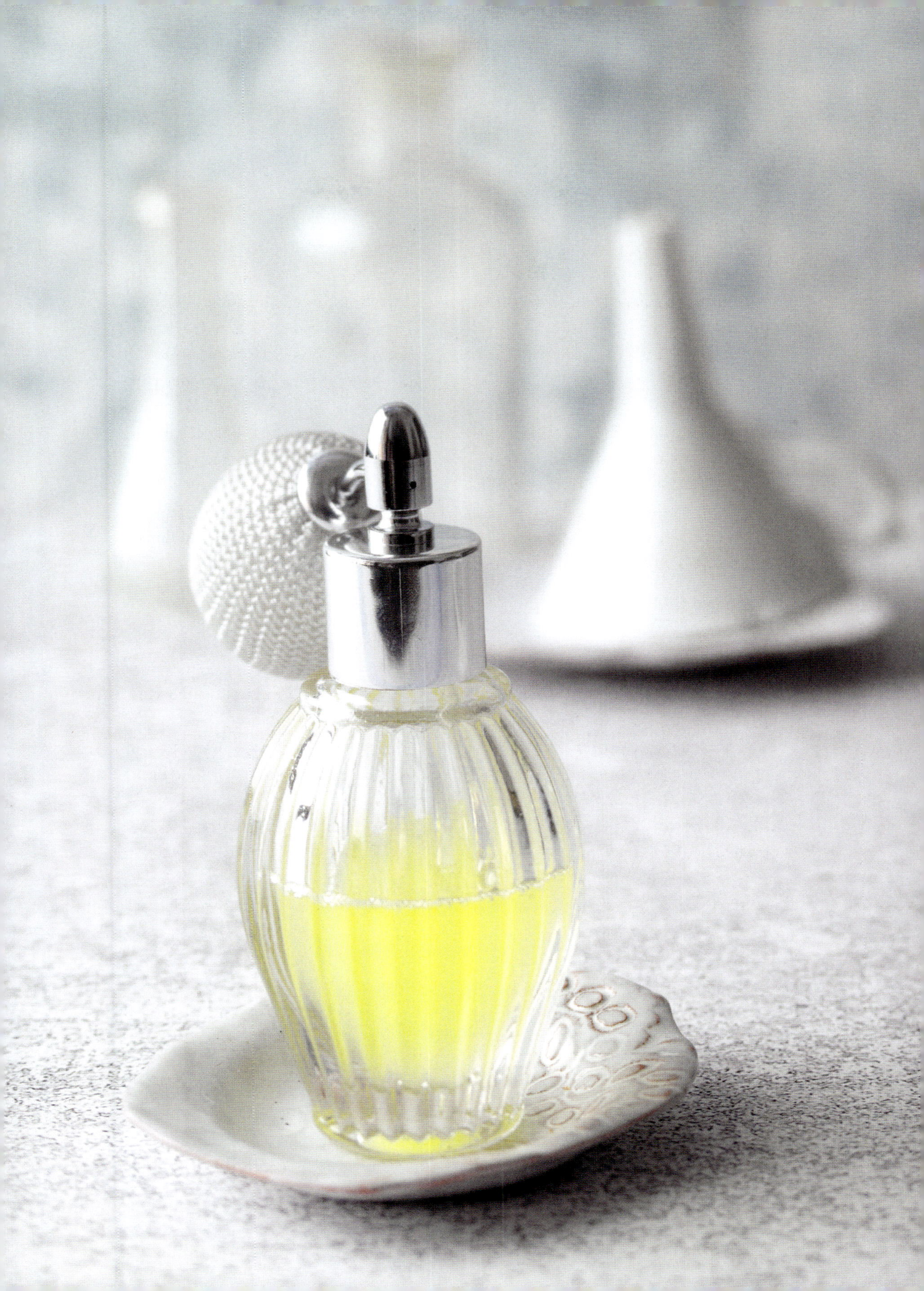

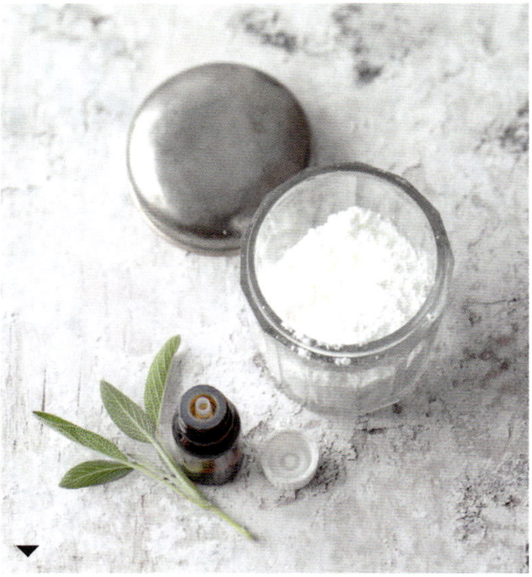

FUSSPUDER

FÜR FRISCHE FÜSSE

100 g Natron • 100 g Maisstärke • 10 Tropfen ätherisches Salbeiöl
Außerdem: Schraubglas (mind. 200 g Fassungsvermögen) • Löffel

1. Alle Zutaten in ein trockenes Schraubglas füllen, umrühren, dann das Glas zuschrauben und nochmals kräftig schütteln, damit sich alles gut vermengt.

ANWENDUNG

Stauben Sie morgens vor dem Anziehen eine Prise Puder auf Ihre nackten, trockenen Füße. Und bevor Sie später in die Schuhe schlüpfen, geben Sie auch noch eine Prise hinein und verreiben sie ein bisschen.

HALTBARKEIT

Trocken aufbewahrt: mindestens 6 Monate.

SALBEIFUSSBAD

GEGEN SCHWEISSFÜSSE

1 EL getrocknete Salbeiblätter (oder die doppelte Menge frische Blätter) • 1 TL Natron • 5 Tropfen Teebaumöl
Außerdem: kleiner Topf • feines Sieb • Löffel

1. Salbei mit 200 g Wasser in einem kleinen Topf zugedeckt ca. 10 Min. leise köcheln lassen.
2. Den Tee abseihen und das Natron und das Teebaumöl unterrühren.

ANWENDUNG

Die Mischung in eine große Schüssel mit warmem Wasser geben und die Füße 15 Min. darin baden. Um Schweißfüße dauerhaft zu bekämpfen, »fußbaden« Sie über mehrere Monate mindestens 2-mal pro Woche.

HALTBARKEIT

Immer frisch ansetzen.

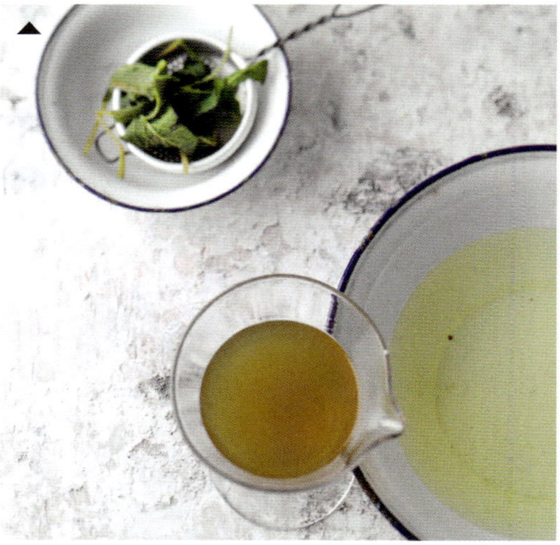

MUNDSPRAY

FÜR FRISCHEN ATEM

½ TL Natron • 2 Tropfen ätherisches Pfefferminzöl
Außerdem: kleiner Topf • Löffel • kleiner Trichter • kleine Flasche mit Sprayaufsatz

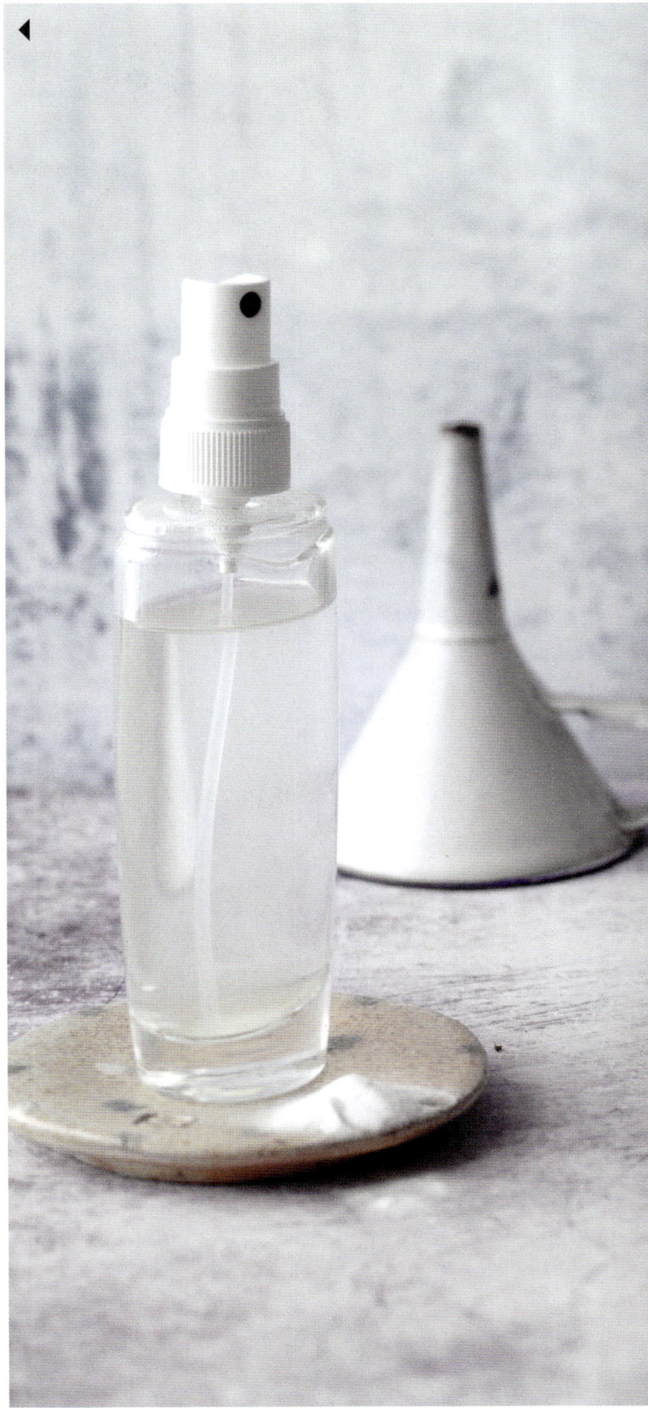

1. In einem kleinen Topf 50 ml Wasser auf ca. 60° erwärmen. Natron und Minzöl unterrühren.
2. Die Flüssigkeit mithilfe eines kleinen Trichters in ein Sprühfläschchen füllen.

ANWENDUNG

Sprühen Sie bei Bedarf 1–2 Stöße in den Mund – insgesamt bis zu 3- bis 4-mal täglich.

HALTBARKEIT

Das Spray hält sich etwa 2 Wochen.

ANTI-KNOFI-FAHNE

Sie mögen Knoblauch und andere stark gewürzte Speisen? Aber nicht so gern, dass danach noch alle Stunden lang riechen können, was Sie gegessen haben? Dann kauen Sie zum »Nachtisch« einfach ein paar Blättchen frische Petersilie oder frisches Basilikum. Genauso gut: ein paar Kardamomsamen »knabbern«.

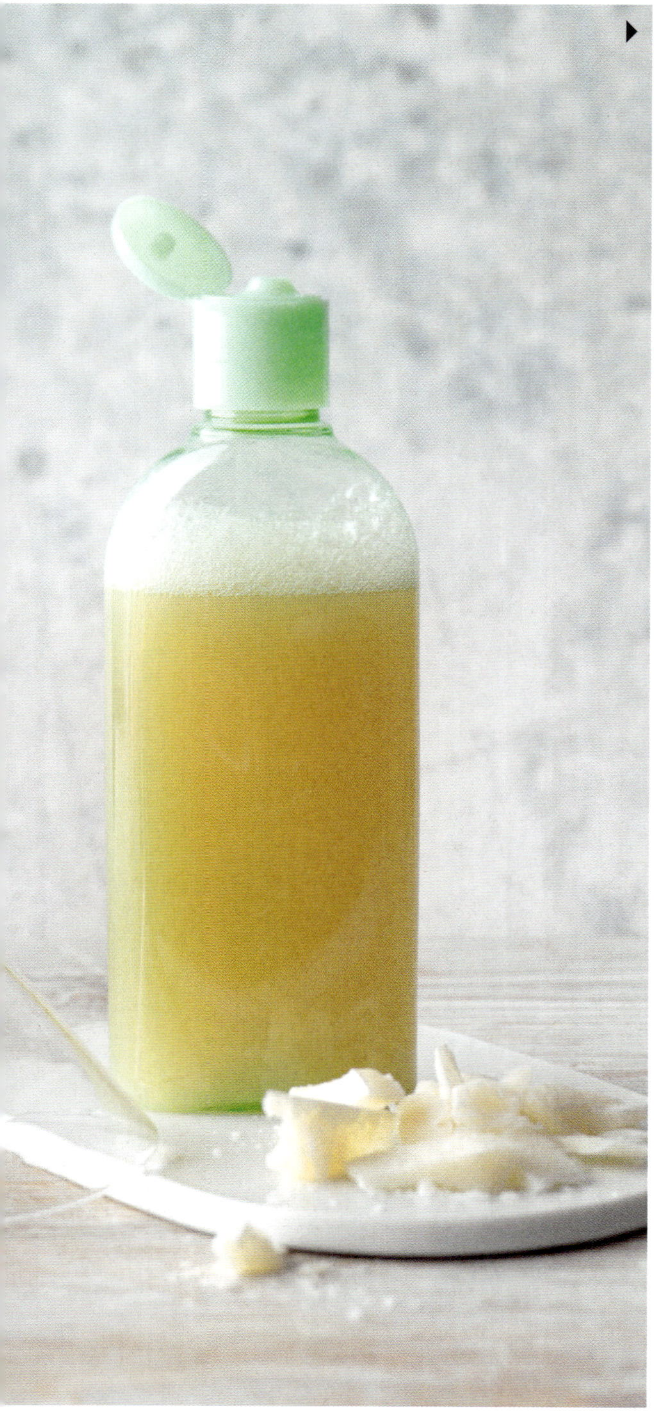

MILDES SHAMPOO

SANFTE REINIGUNG VON HAAR UND KOPFHAUT

30 g echte Kernseife oder Alepposeife (aus dem Bioladen) • 600 g frisch gebrühter Kamillentee
Außerdem: Gemüsereibe • Topf • Trichter • leere Shampooflasche

1. Die Seife mit der Gemüsereibe grob raspeln. In einen Topf füllen, den Kamillentee dazugeben und alles auf mittlerer Hitze erwärmen, bis sich die Seife vollständig aufgelöst hat.
2. Das Shampoo mithilfe eines Trichters in eine leere Shampooflasche füllen.

ANWENDUNG

Vor jedem Haarewaschen die Flasche kräftig schütteln. Dann etwa 1 TL Shampoo entnehmen, in den Händen verteilen und sanft in Haar und Kopfhaut einmassieren. Anschließend wie gewohnt mit klarem Wasser ausspülen. Vorsicht: Das Shampoo ist zwar mild, brennt wegen der Seife jedoch ganz schön, wenn es in die Augen kommt.

HALTBARKEIT

Das Shampoo hält sich etwa 2 Monate.

SCHLANKÖL

BEI CELLULITE UND ZUR STRAFFUNG DES HAUTBILDS

40 g getrocknete Efeublätter • 40 g getrocknetes Gundermann-Kraut • 20 g getrocknetes Schöllkraut • 600 ml Rapsöl (oder ein anderes Pflanzenöl) • 5 Tropfen ätherisches Rosmarinöl
Außerdem: *Schraubglas (mind. 500 ml) • Topf • Teesieb oder Kaffeefilter, Trichter • dunkle Flasche (mind. 100 ml)*

1. Die Kräuter in ein Schraubglas füllen und mit Rapsöl übergießen.
2. Das fest verschlossene Glas 15 Min. in einen Topf mit kochendem Wasser stellen und erhitzen.
3. Das Glas mit der heißen Kräuter-Öl-Mischung vorsichtig aus dem Topf heben und für 3 Tage an einen warmen Ort stellen. In dieser Zeit regelmäßig schütteln.
4. Nach 3 Tagen das Öl durch ein Teesieb oder einen Kaffeefilter in eine dunkle Flasche füllen. Rosmarinöl zufügen und nochmals schütteln. Fertig!

ANWENDUNG

Massieren Sie Ihre Problemzonen 1- bis 2-mal am Tag kräftig knetend mit dem Öl.

HALTBARKEIT

Das Schlanköl hält sich dunkel gelagert mindestens 1 Jahr.

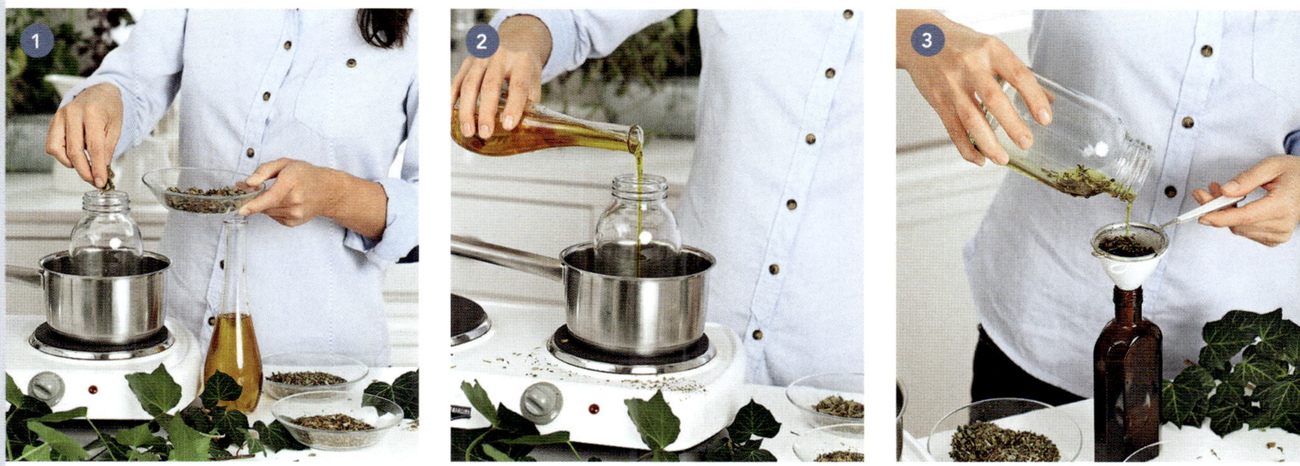

1. Kräuter in Glas geben. 2. Mit Öl begießen und im Wasserbad erhitzen. 3. In eine Flasche füllen.

BEZUGSQUELLEN

Die meisten Zutaten, die Sie für die Rezepte in diesem Buch benötigen, bekommen Sie in der nächsten Gärtnerei, im Gartencenter oder auf dem Wochenmarkt, im Kräuterhaus, Reformhaus oder Bioladen – und manches sogar im Supermarkt um die Ecke oder auf der grünen Wiese.
Für ein paar wenige Rezepte brauchen Sie besondere Zutaten, die man nicht einfach so auf dem Wochenmarkt, im Drogerie- oder Supermarkt bekommt – nicht mal in jeder Apotheke. Hier finden Sie sie in guter Qualität:

Ätherische Öle
www.youngliving.com

Amlapulver
www.khadi.de

Arnikaöl
www.dragonspice.de

Baobabpulver
www.baobab.org

Burgunder- bzw. Fichtenharz
www.dragonspice.de

Bienenwachs
www.imkergut.de
www.aspermuehle.de

Gänsefingerkraut
www.tee24.de

Grapefruitkernextrakt
www.myfairtrade.com

Jiaogulan-Kraut
www.shop.kraeuterhaus-hackenberg.de
www.gartencenter-shop24.de

Kokosöl
www.100-pro-bio.de

Kräuter und Gewürze aus aller Welt
www.kraeuterhaus-eder.de

Kristallsalz
www.salzhaeusl-shop.de
www.haefnerwelt.de

Moringa
www.feelgood-shop.com

Natron
www.purux.de
www.paracelsus-versand.de
(Kleine Portionen gibt es in jedem Drogeriemarkt)

Propolis
www.imkergut.de
www.aspermuehle.de

Rote-Bete-Pulver
www.vom-achterhof.de

Sanddornfruchtfleischöl
www.dragonspice.de

Sheabutter
www.tiroler-kraeuterhof.com

Tegomuls
www.spinnrad.de

Topinamburprodukte
www.topinambur-manufaktur.de

Weihrauchöl
www.tiroler-kraeuterhof.com

Zubehör
www.meinekosmetik.de
www.paracelsus-versand.de

ÖSTERREICH UND SCHWEIZ

Seltene Kräuter
www.arche-noah.at
www.kraeuter-direkt.at

Frische Heilpflanzen
www.heilpflanze.ch

Infos über Heilkräuter und Heilpflanzen (mit Bestellmöglichkeit)
www.kraeuterbeer.ch

BÜCHER, DIE WEITERHELFEN

Adler, Dr. med. Yael:
Haut nah. Alles über unser größtes Organ
Droemer, München

Amarell, Dr. med. Catharina/ Dietrich, Angelika:
So bleibt mein Kind natürlich gesund
ZS Verlag, München

Bechloch, Anita:
The Glow. Naturkosmetik selber machen
GRAEFE UND UNZER Verlag, München

Brumm, Vreni/Ducommun-Capponi, Madeleine:
Wickel und Kompressen
AT Verlag, Aarau

Chevallier, Andrew:
Das große Lexikon der Heilpflanzen
Dorling Kindersley, München

Drexel, Monika:
Geheimnisse aus meiner Naturheilpraxis
GRAEFE UND UNZER Verlag, München

Emmrich, Peter:
Heilpflanzensäfte
GRAEFE UND UNZER Verlag, München

Heepen, Günther H.:
Natürliche Virenkiller
GRAEFE UND UNZER Verlag, München

Jänicke, Christof/Grünwald, Dr. Jörg:
Grüne Apotheke
GRAEFE UND UNZER Verlag, München

Kerckhoff, Annette/Elies, Michael:
Tee zum Heilen und Genießen
KVC Verlag, Essen

Madejsky, Margret:
Praxishandbuch Frauenkräuter
AT Verlag, Aarau

Ritter, Claudia:
Natürliche Stresskiller
GRAEFE UND UNZER Verlag, München

Rubin, Dr. med. Franziska:
Heilen mit Lebensmitteln
ZS Verlag, München

Schaenzler, Dr. Nicole:
Magen & Darm natürlich behandeln
GRAEFE UND UNZER Verlag, München

Siewert, Aruna M.:
Gesund älter werden mit den besten Heilpflanzen
GRAEFE UND UNZER Verlag, München

Siewert, Aruna M.:
Natürliche Schmerzkiller
GRAEFE UND UNZER Verlag, München

Wenzel, Melanie:
Meine schnelle Naturapotheke
GRAEFE UND UNZER Verlag, München

Wenzel, Melanie:
Natürlich und gesund entgiften
GRAEFE UND UNZER Verlag, München

Wenzel, Melanie:
Nie wieder Pillen
GRAEFE UND UNZER Verlag, München

REGISTER

A
Abwehrkräfte 48
Allergien 216
Ängste 100 f.
Anspannung 94 f.
Apfelessig 248 f.
Appetitlosigkeit 103, 117
Arthrose 227
Atem 263
Atemwege 17, 43, 45
Augenentzündung 136
Augenpflege 256

B
Babymassage 119
Badezusatz 118, 234
Baldrian 88
Bart 74, 76
Beine, schwere 184
Blähungen 200, 201
–, Baby 125
Blasenentzündung 62, 63
Blaue Flecken 236
Bronchitis 28 f., 35

C/D
Candida-Infektion 60
Cellulite 265
Couperose 167
Darmbeschwerden 216
Darmflora 214
Depressive Verstimmung 98, 100 f.
Durchfall 140, 141, 142, 206, 207

E
Energielosigkeit 110
Entgiftung 67, 162, 197, 215
Entzündungen 238
–, Gelenke 224
–, Mund-Rachen-Raum 20, 237
Erbrechen 209
Erkältung 11 ff., 16, 30, 35, 38, 42, 44, 47
Erschöpfung 108 f.

F
Fasten 162
Fieber 30
Flüssigkeitsverlust 143
Fruchtbarkeit (beim Mann) 79
Frühjahrsmüdigkeit 102
Fußpilz 155
Füße 262

G
Geburtsvorbereitung 190
Gelenke 216, 222 f., 224, 227, 228, 233
Gewichtsreduktion 68
Gicht 225
Gliederschmerzen 30
Grippe 30
Gurgeln 19

H
Haarausfall 77, 78
Halsschmerzen 19, 20, 21, 23, 25
Hämorrhoiden 61, 179, 192 f.
Haut 147 ff., 258
–, barrieregestörte 164
–, empfindliche 164
–, normale 166 ff.
–, trockene 163, 168 f., 171
–, unreine 166 ff.
Hautausschlag 135, 153
Hautprobleme 162, 216
Hautschutz 120, 121
Hauttypen 149 f.
Heilerde 248
Heiserkeit 19, 36
Herpes 159
Herzbeschwerden 97, 107
Heuschnupfen 40
Hexenschuss 229
Hopfen 88
Husten 17, 26, 27, 28 f., 31, 33, 35 36, 37, 38 f., 42

I/J
Ingwer 177
Innere Unruhe 91, 97, 107
Insektenstiche 139, 158
Ischias 229
Johanniskraut 87
Johhanniskrautöl 222

K
Kehlkopfentzündung 20
Knochenheilung 133
Kolloidales Silber 14 f.
Konzentrationsförderung 241
Kopfhaut 264
Kopfschmerzen 97, 108 f., 223, 240, 241, 242
Kost, magenfreundliche 199
Kraut der Unsterblichkeit 88

L/M
Läuse 131
Lavendel 87
Magenbeschwerden 97, 216
Magenfreundliche Kost 199
Magenkrämpfe 201
Magenschleimhautentzündung 204
Make-up 250, 257
Mandelentzündung 20
Meditation 89
Menstruationsbeschwerden 56, 57, 58
Migräne 240
Milchschorf 135
Mittelohrentzündung 12
Mückenstiche 139
Muskelkater 97, 233, 234
Muskelschmerzen 221 f., 234

N/O
Nase, verstopfte 32, 40, 42, 43
Nebenhöhlenentzündung 32, 43, 44
Nervosität 107
Neurodermitis 134
Ohrenschmerzen 43, 122, 123, 239

P/Q
Paukenerguss 123
Pickel 166 f.
PMS 58
Prellungen 133, 233
Prostata 83
Psoriasis 156
Quetschungen 133, 236

R
Rachenentzündung 20
Rasur 74, 76
Reizdarm 205
Reizhusten 31
Rheuma 225
Rückenschmerzen 230, 232

S
Salz 13 f.
Scheide, trockene 59
Scheidenpilz 59
Schlafstörungen 93, 94 f., 97
Schmerzen 219 ff., 234
–, Gelenke 224, 228, 233
Schnupfen 17, 40, 43, 47, 124
Schorf 152
Schuppenflechte 156
Schwangerschaft 175 ff.
Schwangerschaftsstreifen 182 f.
Schwere Beine 184
Sexuelle Unlust 81
Sheabutter 74
Sodbrennen 178, 180, 187, 189
Sonnenbrand 139, 160, 161
Spermienqualität 79
Splitter 130
Stillen 191
Stimmungstief 94 f., 98
Stirnhöhlenentzündung 32
Stress 91, 92, 96
Stuhlgang 197 f.

T/U
Trockene Scheide 59
Übelkeit 209
–, Schwangerschaft 184
Unruhe, innere 91, 92, 97, 107

V
Veilchenwurzel 137
Verdauungsförderung 202
Verspannungen 144 f.
Verstopfte Nase 32, 40, 42, 43
Verstopfung 211, 212, 213
Vitalität 105

W
Wachstumsschmerzen 144 f.
Warzen 154
Wechseljahrbeschwerden 65, 66
Wickel 221 f.
Wohlbefinden 106
Wunden 120, 126, 127, 128, 152

Z
Zahnungsbeschwerden 137
Zerrungen 133, 233, 236
Zupfmassage 183

REZEPTREGISTER

A
Abführhilfe 212
Abnehm-Kur 68
Abschminköl 250
After Shave 76
After-Dinner-Shot 202
After-Sun-Auflage 161
After-Sun-Pflege 160
Aloe-Minze-Drink 205
Aloe-Minze-Spray gegen schwere Beine 184
Anti-Aging-Kur 172 f.
Anti-Arthrose-Trunk 227
Anti-Fußpilz-Kur 155
Anti-Haarausfall 78
Anti-Kopfschmerz-Kissen 240
Anti-Läuse-Shampoo 131
Anti-Pickel-Kur 166 f.
Anti-Stress-Tee 92
Anti-Übelkeit-Getränk 209
Arnikasalbe 127
Auflage bei Ischias und Hexenschuss 229
Auflage bei Zerrungen und Quetschungen 236
Augenpflege 256
Augentropfen 238
Augentrost-Kompresse 136

B
Babyöl 119
Bärentraubenblätter-Tee 62
Bartöl 76
Bartwachs 76
Beinwellsalbe 133
Beruhigungsbad 118
Blutwurztee 140
Bockshornklee-Auszug 103
Brennnesselwein 83
Brustbalsam 17
Brustwickel 26

C
Calendulasalbe 120
Chilisalbe 232

D
Dammöl 190
Darmreinigungskur 216
Deodorant 259
Detox-Kur 67
Detox-Maske 254
Durchfall-Stopp 206

E
Elektrolytlösung 143
Energydrinks 110
Entgiftungstrunk 215
Entkrampfungsauflage 201
Entschlackungsbäder-Kur 162
Entspannungsbad 234
Erkältungsbalsam 45

F
Feigen- und Pflaumentrunk 213
Feigensirup 211
Fenchelhonig 38 f.
Feuchtigkeitsspendendes Gesichtswasser 252
Fichtennadel-Badesalz 144 f.
Franzbranntwein 233
Frühlingstee 102
Fußpuder 262

G
Gesichtsdampfbad 166
Gesichtswasser 168, 172
–, feuchtigkeitsspendendes 252
Grippetee 30
Gurgellösung 19

H
Haarwasser 77
Halswickel 20
Hämorrhoiden-Sitzbad 61
Handcreme 258
Hautcreme 163
Hautöl 182
Heidelbeer-Auszug 207
Heilpaste 152
Herpespaste 159
Herz-Nerven-Tonikum 107
Honigmaske 169
Hustendrink 27

I/J
Immunboosterkur 48
Ingwersirup gegen Übelkeit 184
Intensivpflegecreme 164
Intimpflege 59
Johanniskraut-Tinktur 100 f.

K
Kartoffelsud 187
Klärende Maske 169
Kraut-der-Unsterblichkeit-Tee 105
Kristallsalzsole 44

L
Lavendel-Roll-on 241
Lavendelöl 94 f.
Lavendelriechpulver 96
Liebeslikör 81
Lippenbalsam 257

M
Magenbitter 202
Majoransalbe 124
Mandelcrisp 189
Maske, Honig- 169
–, nährende 173
–, regenerierende 255
Meerrettich-Hustensaft 35
Melissengeist 97
Milch mit Gänsefingerkraut 57
Mildes Shampoo 264
Mischung zum Inhalieren 42
Möhrensuppe nach Dr. Moro 141
Mönchspfeffer-Heilessig 58
Moringa-Nachtcreme 171
Moringa-Smoothie 106
Mundspray 263
Mundspülung 237

N
Nährende Maske 173
Nasendusche 44
Nasensalbe 47
Nasenspray 40
Natronerkältungskur 16
Nebenhöhlentee 32
Nelkenkissen 137
Neurodermitis-Bad 134
Nieren- und Basentrunk 63

P
Parfüm 260
Paste bei Ekzemen 153
Paste gegen Insektenstiche 158
Peeling 168, 172
Petersilienkissen 123
Pickelkiller-Paste 167
Psoriasismaske 156

R
Rasierseife 74
Regenerierende Maske 255
Reinigungsmaske 167
Reisschleim 142
Reizhustentee 31
Rettich-Honig-Saft 36
Rheumatinktur 225
Rollkur 204
Rosen-Riechpulver 91
Rosenbad 91
Rosengel 139
Rosmarinwien 108 f.
Rückensalbe 230

S
Salbei-Propolis-Spray 21
Salbeibonbons 25
Salbeifußbad 262
Salz-Inhalationslösung 43
Salzsäckchen 122
Säureregulator 180
Schafgarbensalbe 192 f.
Schlanköl 265
Schleimlösertee 33
Schlummertrunk 93
Schöne-Haut-Kur 168 f.
Shampoo, mildes 264
Spitzwegerich-Hustensaft 37
Stiefmütterchen-Umschlag 135
Stilltee 191

T/U
Thymiancreme 28 f.
Topinambur-Flohsamen-Kur 214
Traubensilberkerzen-Tinktur 65
Tulsitrank 98
Umschläge bei rheumatischen Beschwerden 224

V
Vaginalsalbe 60
Vanillemilch 242
Vier-Winde-Tee 125
Vier-Winde-Trunk 200
Virilitätstee 79

W
Wärmepflaster 234
Warzen ade 154
Wechseljahrtinktur 66
Weihrauchsalbe 228
Wickel bei Menstruationsbeschwerden 56
Wind- und Wetter-Creme 121
Wundreiniger 126
Wundsalbe 128

Z
Zitronenwickel 23
Zuckerpeeling 253
Zugsalbe 130
Zwiebelhustensaft 36
Zwiebelsäckchen 239

Widmung

Für Marcus – ich könnte mir keinen besseren Bruder vorstellen.

Bildnachweis

Alle Bilder stammen von Kramp + Gölling, Reeßum mit Ausnahme von Adobe Stock: S. 4; Astrid Obert: S. 19, 23–25, 28–33, 35, 38, 39, 42, 58, 62, 65, 77, 79, 81, 82, 91, 92, 94, 95, 97, 100–103, 105–109, 123–126, 131, 133, 135–137, 139, 140, 144, 145, 170, 182, 183, 187, 190–193, 211, 225, 241, 265; Schneider Photography München: S. 272.
Cover: The noun project
Syndication: www.seasons.agency

MEHR ENERGIE, MEHR WOHLBEFINDEN!

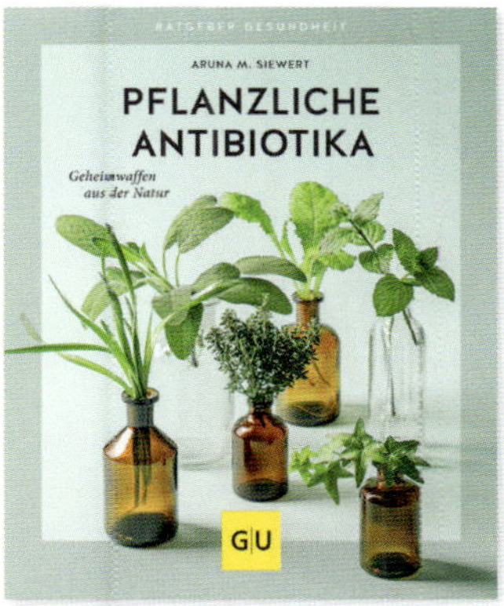

ISBN 978-3-8338-7593-9

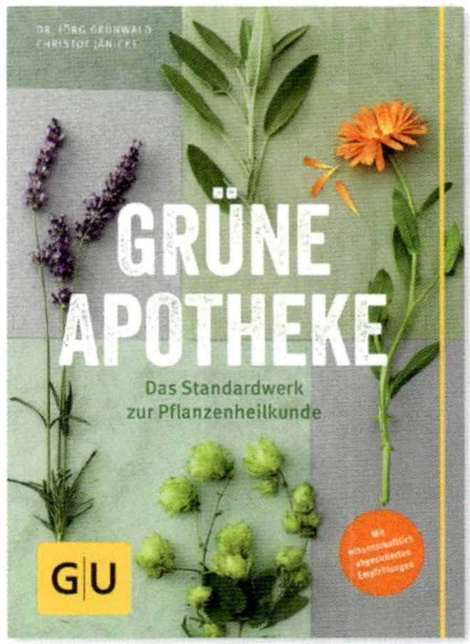

ISBN 978-3-8338-4541-3

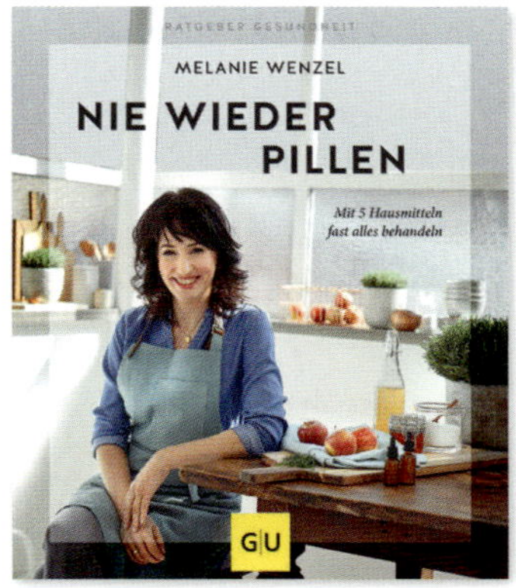

ISBN 978-3-8338-6916-7

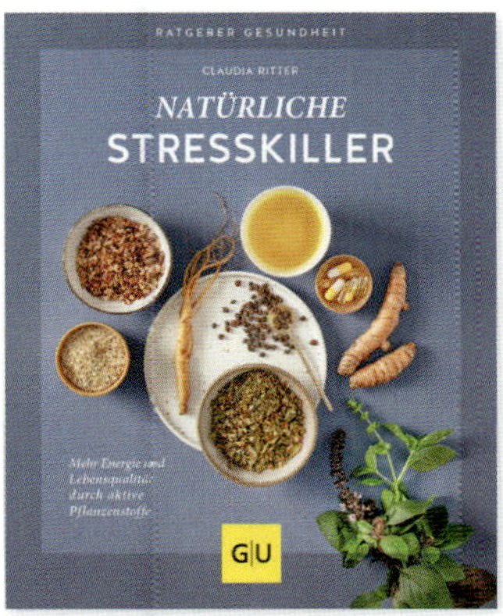

ISBN 978-3-8338-7550-2

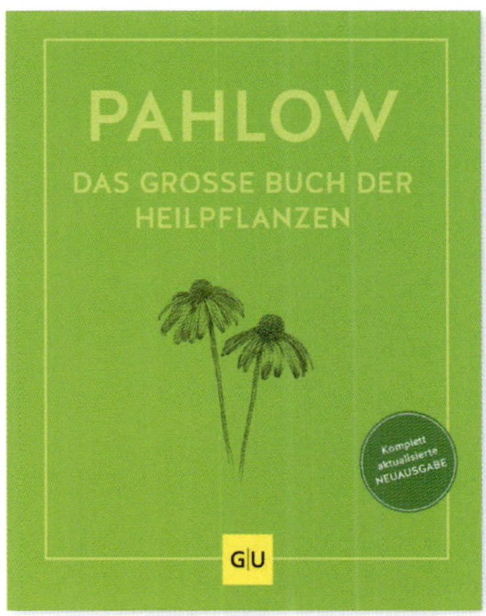

ISBN 978-3-8338-7926-5

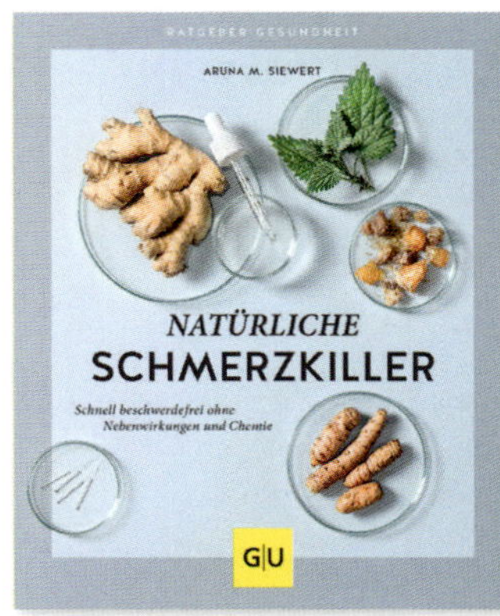

ISBN 978-3-8338-7312-6

Alle hier vorgestellten Bücher sind auch als eBook erhältlich.

GU

Mehr von GU auf **www.gu.de** und **facebook.com/gu.verlag**

G|U QUALITÄTS GARANTIE

LIEBE LESERINNEN UND LESER,

wir wollen Ihnen mit diesem Buch Informationen und Anregungen geben, um Ihnen das Leben zu erleichtern oder Sie zu inspirieren, Neues auszuprobieren. Wir achten bei der Erstellung unserer Bücher auf Aktualität und stellen höchste Ansprüche an Inhalt und Gestaltung. Alle Anleitungen und Rezepte werden von unseren Autoren, jeweils Experten auf ihren Gebieten, gewissenhaft erstellt und von unseren Redakteur*innen mit größter Sorgfalt ausgewählt und geprüft.

Haben wir Ihre Erwartungen erfüllt? Sind Sie mit diesem Buch und seinen Inhalten zufrieden? Wir freuen uns auf Ihre Rückmeldung. Und wir freuen uns, wenn Sie diesen Titel weiterempfehlen, in Ihrem Freundeskreis oder bei Ihrem Online-Kauf.

Sollten wir Ihre Erwartungen so gar nicht erfüllt haben, tauschen wir Ihnen Ihr Buch jederzeit gegen ein gleichwertiges zum gleichen oder ähnlichen Thema um.

KONTAKT ZUM LESERSERVICE

GRÄFE UND UNZER VERLAG
Grillparzerstraße 12
81675 München
www.gu.de

IMPRESSUM

G|U

GU ist eine eingetragene Marke der GRÄFE UND UNZER VERLAG GmbH, www.gu.de

ISBN 978-3-8338-8017-9
1. Auflage 2021

Projektleitung: Barbara Fellenberg
Lektorat: Sylvie Hinderberger
Einleitung und einführende Kapiteltexte: Sylvie Hinderberger
Bildredaktion: Simone Hoffmann
Layout: independent Medien-Design, Horst Moser, München
Umschlaggestaltung: ki36
Herstellung: Petra Roth
Satz: Christopher Hammond
Reproduktion: Medienprinzen GmbH, München
Druck und Bindung: Firmengruppe APPL, aprinta druck, Wemding

Umwelthinweis

Nachhaltigkeit ist uns sehr wichtig. Der Rohstoff Papier ist in der Buchproduktion hierfür von entscheidender Bedeutung. Daher ist dieses Buch auf PEFC-zertifiziertem Papier gedruckt. PEFC garantiert, dass ökologische, soziale und ökonomische Aspekte in der Verarbeitungskette unabhängig überwacht werden und lückenlos nachvollziehbar sind.

Die GU-Homepage finden Sie unter www.gu.de

Wichtiger Hinweis

Die Gedanken, Methoden und Anregungen in diesem Buch stellen die Meinung bzw. Erfahrung der Verfasserin dar. Sie wurden von der Autorin nach bestem Wissen erstellt und mit größtmöglicher Sorgfalt geprüft. Sie bieten jedoch keinen Ersatz für persönlichen kompetenten medizinischen Rat. Jede Leserin, jeder Leser ist für das eigene Tun und Lassen auch weiterhin selbst verantwortlich. Weder Autorin noch Verlag können für eventuelle Nachteile oder Schäden, die aus den im Buch gegebenen praktischen Hinweisen resultieren, eine Haftung übernehmen.

Die Autorin

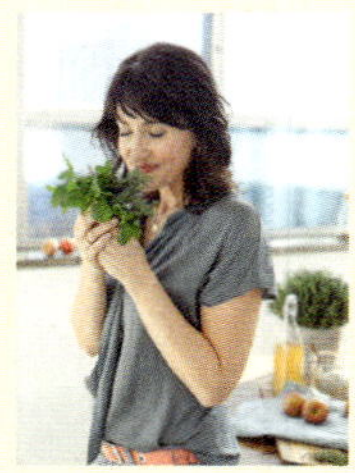

Melanie Wenzel hat ursprünglich eine Ausbildung als Ergotherapeutin gemacht und lange in einem Krankenhaus gearbeitet. 2001 spezialisierte sie sich auf die Klassische Homöopathie und machte sich als Heilpraktikerin mit eigener Praxis in Köln selbstständig. Melanie Wenzel wurde durch ihre Großmutter schon als Kind ans Thema Naturheilkunde herangeführt und verfügt über ein breites Wissen und viel Erfahrung auf diesem Gebiet. Sie ist regelmäßig als Expertin in der Fernsehsendung »ARD-Buffet« tätig. Melanie Wenzel hat ihre eigene zertifizierte Naturkosmetik-Linie.

GRÄFE UND UNZER

Ein Unternehmen der
GANSKE VERLAGSGRUPPE